AF625588

E-Book inside

Mit dem Kauf dieses Buchs erhalten Sie das zugehörige E-Book gratis. Sie können dabei aus drei Dateiformaten wählen: EPUB (gängiges Format für E-Reader und Tablets), PDF (für PC und Laptop) oder MOBI (für den Amazon Kindle). So kommen Sie an Ihr kostenloses E-Book:

Rufen Sie im Internet diese Website auf:
↗ http://www.junfermann.de/ebook-inside

Geben Sie den unten stehenden Code in das dafür vorgesehene Feld ein und klicken Sie → Code einlösen. Nach Eingabe Ihrer E-Mail-Adresse und Auswahl des E-Book-Formats erhalten Sie sofort einen Download-Link für das gewünschte E-Book an Ihre E-Mail-Adresse.

Bitte beachten Sie, dass der Code für Sie personalisiert wird und nur einmal gültig ist. Die Datei müssen Sie zunächst auf Ihrem Computer speichern, bevor Sie sie auf ein mobiles Endgerät überspielen können.

SA4U9Q8H

Hiltrud Bierbaum-Luttermann & Siegfried Mrochen

Klinische Hypnose und Hypnotherapie mit Kindern und Jugendlichen

www.junfermann.de

blogweise.junfermann.de

www.facebook.com/junfermann

twitter.com/junfermann

www.youtube.com/user/Junfermann

www.instagram.com/junfermannverlag

HILTRUD BIERBAUM-LUTTERMANN & SIEGFRIED MROCHEN

KLINISCHE HYPNOSE UND HYPNOTHERAPIE MIT KINDERN UND JUGENDLICHEN

Junfermann Verlag
Paderborn
2019

Copyright © Junfermann Verlag, Paderborn 2019

Coverfoto © davidpalau – www.stock.adobe.com

Covergestaltung / Reihenentwurf JUNFERMANN Druck & Service GmbH & Co. KG, Paderborn

Satz & Layout JUNFERMANN Druck & Service GmbH & Co. KG, Paderborn

Bibliografische Information der Deutschen Nationalbibliothek
Die Deutsche Nationalbibliothek verzeichnet diese Publikation in der Deutschen Nationalbibliografie; detaillierte bibliografische Daten sind im Internet über http://dnb.d-nb.de abrufbar.

ISBN 978-3-95571-905-0
Dieses Buch erscheint parallel als E-Book.
ISBN 978-3-95571-920-3 (EPUB), 978-3-95571-922-7 (PDF), 978-3-95571-921-0 (MOBI).

Inhalt

Einleitung

In den letzten Jahren hat die Anwendung hypnotherapeutischer Methoden in therapeutischen und Beratungskontexten stetig zugenommen. Verschiedene Therapierichtungen wie beispielsweise die Verhaltenstherapie, die Schematherapie oder die Familientherapie nutzen hypnotherapeutische Methoden als „Tools", also Werkzeuge, zur Intensivierung ihrer Vorgehensweisen. Unser Anliegen mit diesem Buch ist, neben der Vermittlung hypnotherapeutischer Herangehensweisen, deutlich zu machen, dass Hypnotherapie mit Kindern und Jugendlichen oder auch ihren Familien nicht nur ein „Tool" ist, sondern ein Konzept mit einer klienten- und entwicklungsorientierten Grundhaltung und den damit verbundenen Prämissen, die unter anderem von Milton Ericksons Ansatz der modernen Hypnose und Hypnotherapie geprägt sind:

Entwicklungsorientierung

Zu diesen Prämissen gehört die Idee, dass die Entwicklungsmotivation und die ursprüngliche Lust an „Wachstum und Meisterschaft" (wie Daniel Kohen es in seinen Workshops nennt) in jedem Menschen grundsätzlich angelegt sind.

Ressourcenorientierung

Des Weiteren wird davon ausgegangen, dass der Organismus über unbewusste Fähigkeiten und Ressourcen zur Selbstorganisation verfügt, die durch die hypnotherapeutische Arbeit aktiviert werden können.

Bedürfnisorientierung

Um diese Methodik anwenden zu können, bedarf es daher einer guten therapeutischen Arbeitsallianz (Rapport), einer klaren Orientierung an den Bedürfnissen der Betroffenen sowie die Wahrnehmung des Patienten in seinem Weltbild, mit seinen Erklärungsmodellen und nicht zuletzt den damit zusammenhängenden Lösungsmustern und Bewältigungsstrategien.

Lösungsorientierung

Diese Strategien zu erkennen, zu würdigen und Entwicklungsziele zu formulieren ist ein wesentlicher Teil des prozessorientierten Vorgehens.

Prozessorientierung

In der Hypnose und Hypnotherapie liegt der Ablauf und das, was passiert, vor allem beim Klienten oder Patienten[1] und dessen inneren Prozessen, die therapeutisch aufgegriffen und „angestoßen“ werden. Da die Hypnotherapie mit Trancezuständen arbeitet, ist auch die Sprache und Kommunikation eine, die sich von der Alltagskommunikation abhebt. Die Wirkung von Sprache auf den Patienten in Trance ist oftmals eine wortwörtliche. So werden z. B. negative Formulierungen („Stell dir keinen rosa Elefanten vor“) oder Konjunktive („Stell dir vor, die Angst hätte dich nicht blockiert“) nicht als solche verarbeitet, innere Bilder oft direkt assoziiert und mit dem entsprechenden Erleben verknüpft. Dies zu beobachten und auf z. T. minimale Reaktionen zu achten oder unwillkürliche Bewegungen aufzugreifen, intensiviert die Kooperation wie auch die Ausrichtung der Aufmerksamkeit und Wahrnehmung auf die inneren Prozesse.

Selbstregulation und Selbstheilungspotentiale fördern

Die therapeutische Intention besteht oft eher darin, innere Suchprozesse auszulösen, als Antworten vom Kind oder den Eltern zu erhalten, und die Entwicklung sowie den Prozess in Gang zu halten. Eine kleine Geschichte von Milton Erickson illustriert dies treffend (Rosen, 2009): Er beschreibt darin, wie er als Kind ein einsames freilaufendes Pferd in der offenen Landschaft fand, von dem er nicht wusste, wem es gehörte. Er setzte sich auf das Pferd, trieb es an und ritt mit ihm mit, bis sie an einer Farm ankamen. Der Farmer bedankte sich und fragte den Jungen, woher er denn gewusst habe, wohin das Pferd gehöre. Das habe er gar nicht gewusst, antwortete Erickson daraufhin, er habe das Pferd einfach nur zurück auf die Straße gelenkt und dort in Bewegung gehalten.

Es kommt also nicht nur darauf an, die „Werkzeuge“ zu kennen, sondern vor allem, deren Nutzen für den Patienten in seinem Kontext und im therapeutischen Prozess zu erfassen. Besonders bedeutsam wird dies, wenn bezüglich formulierter Ziele ein Ambivalenzkonflikt besteht und zunächst eher eine Haltungsänderung als eine

1 Die Bezeichnungen „Patient“ und „Klient“ werden in diesem Buch nebeneinander bzw. im losen Wechsel verwendet.

*Ver*haltensänderung die Entwicklung ermöglicht. Das gilt sowohl für die Haltung der Eltern gegenüber den Kindern als auch für die Haltung innerhalb einer Person.

Systemische Orientierung

Somit kann sich das hypnotherapeutische Herangehen sowohl auf das interpersonelle System, das heißt die unterschiedlichen bedürfnisorientierten Anteile oder auch Ich-Zustände (oder Ego-States) einer Person beziehen, wie auch auf das intrapersonelle System, also die Familie, Gruppe etc., in der der Klient sich bewegt. Dies spiegelt der von Gunther Schmidt geprägte Begriff der hypnosystemischen Therapie wider.

Das vorliegende Buch soll vor allem einen Einblick in die Grundlagen der Klinischen Hypnose mit Kindern, hypnotherapeutische und systemische Settings sowie die direkten und indirekten Anwendungsmöglichkeiten geben. Ausgehend von diesen Grundlagen, dem Herstellen einer Arbeitsallianz, Fördern der Motivation, Erarbeiten von maßgeschneiderten Zielen, Nutzen hypnotischer Sprachmuster, werden zunächst direkte, klassische Tranceinduktionen anhand von Fallbeispielen und die Anwendung bei spezifischen Störungsbildern vorgestellt. Dann geht es über die Arbeit mit Teilen zu komplexeren indirekten Verfahren wie dem hypnotherapeutischen Spiel und hypnosystemischen Herangehensweisen mit Familien sowie Hypnose mit Familien und dem Kind in der Familie.[2]

---

2 Die dargestellten Fälle wurden anonymisiert und geben Ausschnitte der Behandlungen wieder.

1. Klärung von Erwartungen und Erklärung von Hypnose

„Hypnosis is Daydreaming with a Purpose.“

(Daniel P. Kohen)

Die Erwartungen, die an eine Behandlung mit Hypnose herangetragen werden, sind oft geprägt von Bühnenhypnose oder anderen effektstarken Darstellungen, „Wunderheilungen“ oder auch Heilungsversprechen durch Therapeuten oder Hypnotiseuren. Sendungen im Fernsehen und YouTube-Videos von Hypnotiseuren, die teilweise pseudowissenschaftliche „Fakten“ vermitteln, tragen dazu bei, dass Hypnose vor allem seitens des Patienten als passive Methode eingestuft wird: Die Macht liegt in der mysteriösen Energie des Therapeuten, der den Patienten willenlos manipulieren kann. Die Idee, dass dadurch Symptome, Gedanken oder Schmerz beseitigt werden, ist oft vorhanden. Ebenfalls gibt es mitunter die Hoffnung, dass durch Hypnose Erinnerungen oder verborgene Wahrheiten über die Vergangenheit oder vergessene, verdrängte Traumata ins Bewusstsein geholt werden können.

Ein elfjähriger Junge, der als Findelkind aus Südamerika von deutschen Eltern adoptiert worden war, meldete sich selbstständig bei uns, um zu erfahren, wie seine echten Eltern wohl aussähen und wie sie wohl wären: Er hatte im Fernsehen und auf YouTube gesehen, dass durch Hypnose Erinnerungen wieder präsent gemacht werden könnten und man so die Wahrheit über sein Leben erfahre.

Solche Versprechungen sind irreführend und mit großer Vorsicht zu genießen, da Erinnerungen durch Suggestionen manipuliert oder erst erschaffen werden können. Dazu gibt es inzwischen klare Erkenntnisse aus der neuropsychologischen Forschung. Klinische Hypnose vermittelt hingegen vor allem Selbsthilfestrategien, die dem Patienten Möglichkeiten eröffnen, seinen Einfluss auf körperliche und mentale Zustände durch die eigene Vorstellungskraft zu erfahren.

1.1 Trance als Alltagserleben und heilsamer Prozess

Trancen sind in erster Linie Alltagszustände, die jeder kennt – und herstellen kann! Um Eltern und Kindern Hypnose als Methode näherzubringen, kann man im Rückgriff auf Erkenntnisse der Hypnoseforschung den Wechsel von einem normalen Wachzustand in einen Trancezustand als normales Phänomen beschreiben. Trancezustände im Alltag finden sich wieder in Tagträumen, im entspannten Dösen, beim Erleben automatisierter Tätigkeiten mit geteilter Aufmerksamkeit (wie beim Busfahren und Joggen), im gelöst konzentrierten Hören von Musik, beim absorbierenden Betrachten eines spannenden Films, während des Anhörens einer spannenden Schilderung oder dem gebannten Lauschen von Märchen und Geschichten, beim dissoziierten Erleben im Spiel oder auch durch ein intensives erotisches Erlebnis.

Neben diesen Zuständen gibt es allerdings auch die, die eine andere Qualität haben. Unangenehme Erlebnisse oder bevorstehende belastende Situationen und Nachrichten, die uns existenziell berühren, wie eine ungünstige medizinische Diagnose, Zwangserleben, eine Trennung, ein Verlust, ein heftiger Streit, eine bevorstehende Prüfung oder Operation, können uns ebenfalls in besondere Zustände mit allen psychophysiologischen Merkmalen von Trance befördern. Wir sprechen dann, je nach den Umständen bzw. den Ursachen, von Angst- oder Problemtrancen (Schmidt, 2018).

Ein Beispiel aus der Spieltherapie:
Ein neunjähriges Mädchen sitzt am Rand des Sandkastens im Therapiezimmer und malt mit einem Zauberstab aus Plastik langsam die Namen seiner Familienangehörigen in den Sand. Seine Lippen bewegen sich, zu hören ist jedoch nichts. Die Therapeutin schaut aus geringer Entfernung zu, bewegt ihren Kopf leicht im Rhythmus der Schreibbewegung des Mädchens und sagt etwas wie: „Du denkst jetzt an zu Hause …?" Das Kind schaut nicht auf und reagiert auch sonst nicht unmittelbar auf die Erwachsene, fährt eine Weile mit dem Schreiben im Sand fort und beendet seine Tätigkeit nach einigen Minuten, indem es das Geschriebene mit Schlangenlinien langsam unleserlich macht. Es legt den Stab auf den Holzrand des Sandkastens, fokussiert die Therapeutin für einen Augenblick und sagt dann: „Papa hat eine neue Wohnung …"

Je nach eingenommener Perspektive könnte das Verhalten des Kindes beschrieben werden als „[d]etachment from one's physical surroundings, as in contemplation or daydreaming" (Thompson, 1993) oder als eine spezifische Wachheit und Konzentration auf einen begrenzten Teilbereich der Aufmerksamkeit. Für Außenstehende sieht es so aus, als sei die Aufmerksamkeit (nach außen) reduziert, d. h., man kann nicht unbedingt erkennen, auf welches innere Geschehen die Aufmerksamkeit dessen gerichtet ist, der sich in einem solchen Zustand befindet. Im Erleben solcher Zustände gibt es individuelle Unterschiede. So können sich Atem- und Pulsfrequenz bei den Betroffenen unterschiedlich entwickeln. Bei der einen Person sinken sie zu Beginn einer Trance deutlich ab, bei der anderen steigen sie an, erkennbar am Pulsieren der Halsschlagader. Oft kommt es in Zusammenhang mit Trancen zu einer deutlichen Reduzierung des Schluckreflexes, zu einer Veränderung der Pupillengröße, des Lidschlags und des REM-Reflexes. Wir registrieren Veränderung der Hautfarbe und des Muskeltonus im Gesicht. Seltener sind passager auftretende Starrezustände und Levitationen (z. B. einer Hand). Für die Betroffenen sind fast alle der oben genannten Veränderungen, einschließlich veränderter Temperatur- und Gewichtsempfindungen, wahr- bzw. spürbar. Darüber hinaus erleben wir in Trancen psychologisch bedeutsame Unterschiede, z. B. in der sinnlichen Wahrnehmung. Die Außenwahrnehmung wird diffuser, die Innenwahrnehmung fokussierter. Die Richtung der Wahrnehmung ändert sich von außen nach innen. Viele Menschen tendieren in Trancen zu einer literalen Wahrnehmung von Außen- und Innenreizen. Sie nehmen das, was zu ihnen gesagt wird oder was sie zufällig hören, oft ganz wortwörtlich und haben darüber hinaus die verstärkte Tendenz, das Gesagte unmittelbarer auf sich zu beziehen als in einem klaren und wachen Zustand. Daher sind Kinder in lernoffener Haltung oder auch Krisen und ähnlichen Zuständen hochsuggestibel. Das heißt, sie glauben, was sie hören, sodass manchmal unbedacht geäußerte Bemerkungen von Lehrern oder Eltern eine dauerhaft tiefe Wirkung auf das Selbstkonzept und ihr Weltbild haben können. Von außen über das EEG messbar sind verstärkt auftretende Alphamuster in den Gehirnwellen.

Psychophysiologische Merkmale von Trancen

Folgende Anzeichen *(minimal cues)* sind von außen zu beobachten:

- Deutliche Reduzierung des Schluckreflexes
- Veränderungen der Pulsfrequenz (Halsschlagader)
- Veränderungen der Atemfrequenz
- Veränderungen der Pupille / defokussierter Blick
- Veränderungen des Lidschlags und des REM-Reflexes (bei geschlossenen Augen)
- Veränderungen der Hautfarbe im Gesicht
- Veränderungen in der Symmetrie der Gesichtshälften (Tonus der Gesichtsmuskeln)
- Gelegentlich auftretende Levitationen (meist eines Armes)
- Gelegentlich auftretende Starrezustände
- Von außen messbar sind auch Veränderungen der Gehirnwellenmuster

Wirkungstheoretische Überlegungen gehen davon aus, dass die Zustandsveränderung bei den intendierten bzw. zufällig stattfindenden inneren Prozessen eine erhebliche Rolle spielt und wahrscheinlich die Voraussetzung dafür ist, dass inhaltliche

Aspekte eine klarere bzw. größere Bedeutung gewinnen (Halsband, 2004). Es geht also um Zustände des Bewusstseins und der Aufmerksamkeit – noch genauer: um veränderte oder unterschiedliche Zustände und Befindlichkeiten. Diese Veränderungen spiegeln sich als Vorgänge in der Körperchemie und in den Nervenzellen des Gehirns wider.

Roth (2003) und andere haben überzeugend nachgewiesen, dass „gute" und „schlechte" Zustände signifikante Einflüsse auf die Speicher- und Reproduktionsprozesse im Gehirn haben. Belastende Inhalte bewirkten deutliche Aktivierungen in den Mandelkernbereichen mit reduzierten Austauschmöglichkeiten zu potentiell korrespondierenden Gehirnspeichern. Erfreuliche und positiv anrührende Inhalte wurden in Zwischenhirnarealen abgelegt, wo sie mehr Möglichkeiten hatten, sich mit anderen bereits gespeicherten positiven Inhalten zu verbinden. Diese Erkenntnis ist insofern wichtig, als dass wir mit ihr zusätzliche neuropsychologische Parameter erhalten, um die Existenz und Bedeutung unterschiedlicher Zustände und Befindlichkeiten besser verstehen und nutzen zu können.

1.2 Imaginationen und Fantasie – die Inhalte von Tranceprozessen

Erzieher, Lehrer und Therapeuten machen diese Erfahrung täglich: Es gibt Situationen, Kontexte, Stimmungen und Aktivitäten, durch die Kinder und Jugendliche animiert werden, „nach innen" zu gehen und ihre Aufmerksamkeit auf eine besondere Weise zu fokussieren. Stefan Schmidtchen hat dieses Phänomen für die von ihm vertretene Kindertherapie einmal als „Spieltrance" (Schmidtchen, 2001) bezeichnet.

Neben dem „dissoziierten Erleben im Spiel" (Borg-Laufs, 2007) fallen uns zudem tagträumende Kinder ein, neben solchen, die lesen und von dieser Tätigkeit in starkem Maße absorbiert werden. In solchen und ähnlichen Fällen können wir ebenfalls von veränderten Zuständen der Aufmerksamkeit und des Bewusstseins ausgehen. Veränderungen, die sich beim Aufzeichnen des elektrischen Hautwiderstandes ebenso zeigen wie im EEG oder in den Ergebnissen bildgebender Verfahren.

Die verbindenden Mechanismen zwischen Tranceprozessen und Fantasien sind also neuronale Aktivitäten, die mit inneren Bildern einhergehen.

Unter entwicklungspsychologischen Gesichtspunkten gelten die Grenzen zwischen fantasiertem und realem Erleben bei Kindern bis ca. 12 Jahren ohnehin als fließend, bei jüngeren Kindern freilich stärker als bei älteren (Olness & Kohen, 2006).

Kindliche Imagination und Fantasie – Funktion und Bedeutung wissenschaftlich betrachtet

Nach Hüther und Bonney sind Imagination und Fantasie ein Ergebnis von Gehirnaktivität, Bindungssicherheit und individueller Entwicklung (Hüther & Bonney, 2002). Anna Freud nahm an, dass Fantasien sich aus Deprivationserfahrungen des Kindes heraus entwickeln und die Reaktion auf unbefriedigte Bedürfnisse und unerfüllte Wünsche darstellen (Freud, 1964). Für Bettelheim wirkte Fantasie sowohl bei der Entstehung als auch bei der Bewältigung kritischer Entwicklungsaufgaben mit: Inmitten erlebter Ohnmacht und Abhängigkeit wecke Fantasie Hoffnungen und rette das Kind vor Verzweiflung über sein Versagen. Aber auch subjektiv erlebte Abhängigkeit und Ohnmacht würden durch Fantasien befördert und fokussiert. Im Übrigen sei Fantasie an Entwicklungsstufen gebunden und hilfreich dafür, mit den charakteristischen emotionalen und psychologischen Problemen umzugehen, die während dieser Phasen aufträten (Bettelheim, 1976). Maria Montessori hingegen hielt Fantasie für eine unglückliche pathologische Tendenz der frühen Kindheit, durch welche spätere Charakterschwächen gefördert würden (Montessori, 1914).

Piaget weist der Fantasie eine wichtige Aufgabe bei der kognitiven und sensomotorischen Entwicklung zu: Fantasie sei die Grundlage des symbolischen Spiels, mit dem das Kind seine elementaren motorischen, sensorischen und kognitiven Fähigkeiten entwickele. Aus Salzstreuern werden Autos, im Sandkasten entstehen Burgen und im Vollzug dieser Aktivitäten würden – gebunden an Entwicklungsphasen – die kindlichen Imaginationen zu Vorlagen für die kognitiv-räumliche Wahrnehmung (Piaget, 1992, 2009).

Axeline fordert den Therapeuten auf, offen zu sein für den freien Fluss des Fantasiespiels, ohne ihm dabei eine eingegrenzte Bedeutung zuzuweisen. Richtig und beachtenswert ist ihr Hinweis, dass Fantasien und ihre spielerischen Umsetzungen, die für das Kind eine kreative und korrigierende Bedeutung haben, von Erwachsenen häufig gar nicht in dieser Bedeutung erkannt werden (Axline, 1955).

Nach Hilgard (1970) können die Kinder Fantasie einmal als Vehikel benutzen, um sich unbefriedigte Bedürfnisse zu erfüllen und unangenehme Situationen zu wenden. Zum anderen diene die Fantasie zur Entwicklung des kreativen Potentials. Karen Olness (Olness & Garner, 1988) stellt fest, das eigentliche Problem sei die Abwesenheit von Fantasie. Olness und Gardner vermuten, dass die Geringschätzung der Fantasie in westlichen Kulturen zur Entstehung und Verlängerung von Pubertätskonflikten beitrage, und für Olness und Kohen (2001) liefern die Fähigkeiten des Kindes zu imaginieren und zu fantasieren die eigentliche Voraussetzung dafür, in der von ihnen beschriebenen Mischung aus Verhaltenstherapie und Trance mit ihren Klienten zu arbeiten.

Für Violet Oaklander (2016) spielt Fantasie eine überragende Rolle. Sie stellt das eigentliche Arbeitsmaterial für therapeutisches Arbeiten mit Kindern dar. Fantasie sei eine Quelle der Freude und ein Spiegel der inneren Lebensprozesse des Kindes. Verborgene Ängste können ebenso ausgedrückt wie unausgesprochene Ängste dargestellt und Probleme ausagiert werden; alles mithilfe der Fantasie. Und zuletzt soll Milton H. Erickson erwähnt werden. Er trifft (1980) die Unterscheidung zwischen bewusster und unbewusster Fantasie. Die bewusste Fantasie sei eine einfache Form der (vorgestellten) Wunscherfüllung: Wir sehen uns selbst Taten vollbringen und Meisterwerke schaffen, für deren Umsetzung wir wahrscheinlich kaum gerüstet sind. Unbewusste Fantasien jedoch, so Erikson, seien Mitteilungen unbewusster Wünsche und Kräfte über tatsächliche, aber noch verborgene Möglichkeiten. Sie weisen darauf hin, was möglicherweise erreichbar wäre, wenn die inneren Umstände für eine Realisierung günstig sind. Unbewusste Fantasien sind psychologische Konstrukte in unterschiedlicher Ausformung, für die das Unbewusste bereit ist oder tatsächlich auf eine gute Gelegenheit wartet, um sie zu einem Teil der Wirklichkeit zu machen (Erickson, 1980).

Kinder leben in fantastischen Welten: Tagsüber kämpfen sie gegen Drachen und Monster und spielen ihre Allmachtsfantasien aus. Dieselben Helden, die am Tag ihre abenteuerlichen Taten vollbringen, geraten, wenn es dunkel wird, in Nöte. Tagsüber können wir offenbar leichter von der Fantasie zur Realität hinüberwechseln und umgekehrt. Nachts jedoch, wenn alles undeutlicher, konturloser und schattenhafter ist, fällt eine Realitätsprüfung schwerer. Wir sehen schlechter, und was wir nicht sehen, füllen wir mit unseren inneren Bildern, mit der Fantasie aus. Die Bilder oder Vorstellungen entscheiden wiederum neuropsychologisch gesehen über unser Erleben und über unsere Körperreaktionen – nicht unbedingt die Realität. Das ist schnell zu erkennen, wenn wir einem Kind ein Monster unter dem Bett ausreden wollen oder erklären, dass eine Spinne ungefährlich ist.

Demnach sind auch Angst- und Katastrophenfantasien, Versagens- und Suizidfantasien Fantasien, mit denen wir arbeiten müssen im Sinne einer „Dehypnose“ oder Veränderung der damit einhergehenden Vorstellungen. Die Erfahrung von Fachleuten mit Kindern, die sich in Krisen befinden, zeigt oftmals, wie hartnäckig sich das Erleben von Verletzungen der Grundbedürfnisse in Form von Vermeidungszielen (Grawe, 2004) in inneren Überzeugungen manifestiert. Soziale Phobien z. B. führen durch die Fokussierung auf die „vermutete negative Sicht der anderen auf sich selbst“ zu permanent eingeschränktem Selbsterleben. Anorektische oder auch depressive Jugendliche wenden ihr Wissen, ihre Intelligenz und letztlich auch ihre Interessen gegen sich und nutzen weitgehend unbewusst ihre Fantasie und Vorstellungskraft dazu, sich immer tiefer in den Sumpf ihrer negativen Befindlichkeiten zu manövrieren. Das heißt, dass solcherlei Erleben immer wieder reproduziert wird.

Traumatische Erfahrungen, Verletzungen und abwertende Selbstbildaspekte sorgen kognitiv und emotional dafür, dass innere Bilder, erinnerte Situationen, Gefühle, Vermutungen und Missverständnisse in einer Art Problemtrance (Seite 14) kombiniert und verschmolzen werden, die auch aus einer vernunftgeleiteten Erwachsenenperspektive nicht oder nur schwer aufgelöst werden kann, zumindest solange sie erkennbar in diesem Ich-Zustand verharren (siehe hierzu Kapitel 7 „Teilearbeit mit Kindern").

Der „Klebstoff" liegt im veränderten Zustand. Ein Trancezustand sorgt im Gehirn für eine Verschmelzung von Inhalten (gleichgültig, ob positiv oder negativ), die eigentlich logisch nichts oder nur wenig miteinander zu tun haben müssen. Das passiert ähnlich wie ein Konditionierungsgeschehen oft unbewusst, sodass ein Auslösereiz, der nicht immer gleich identifizierbar ist, eine komplexe Problemtrance auslösen kann. In der Traumatherapie spricht man hier von Triggern.

Insbesondere gestresste Kinder verbinden in ihrer Fantasie Sachverhalte miteinander, die gar nicht zusammengehören: etwa den Streit der Eltern mit einem vermeintlichen, bis dahin unentdeckten eigenen Vergehen. Kinderpsychotherapeuten erleben immer wieder, dass besonders jüngere Kinder aus Trennungsfamilien die Verantwortung übernehmen für das Scheitern der elterlichen Beziehung und sich (nicht nur in der Fantasie) „Buße" auferlegen für ihre empfundene Schuld. Im Grunde verbirgt sich hinter diesem Schuldgefühl eine Art Kontrollillusion, die in gewisser Hinsicht ein selbsthypnotischer Zustand ist. Das Kind hat die Idee, dass es etwas hätte richtig oder besser machen können und dann die Eltern zusammengeblieben wären. Das Schuldgefühl korrespondiert also mit der Idee von „Einfluss / Spielräume haben", denn für etwas, auf das ich keinen Einfluss habe, kann ich schließlich auch keine Verantwortung (Schuld) tragen (vgl. Abbildung 1.1).

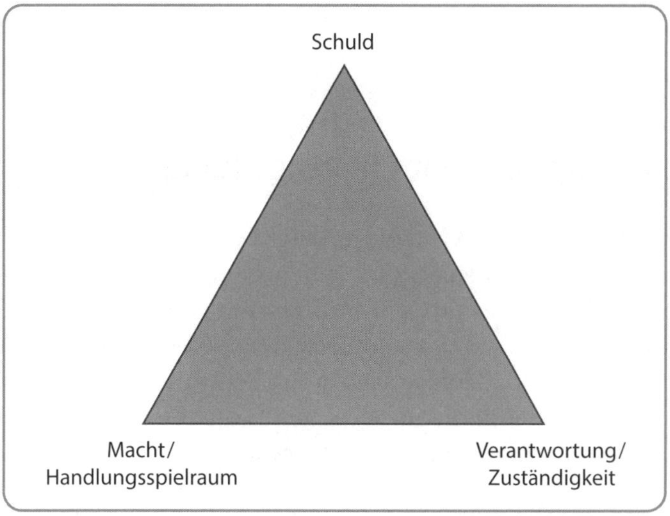

Abbildung 1.1: Kindliche Kontrollillusion: Die Illusion, „schuld zu sein", ist besser zu ertragen als völlige Hilflosigkeit.

Offenbar ist aber die Illusion, „schuld zu sein“ an der Trennung der Eltern, besser zu ertragen als die völlige Hilflosigkeit, dem Geschehen ausgeliefert zu sein. Um diese Kontrollillusion aufrechtzuerhalten, werden magische Zusammenhänge („Wenn ich X tue, passiert die Katastrophe Y nicht“) hergestellt. Diese Konstruktion ist der Nährboden für Zwänge. Die Fantasien, Imaginationen und Emotionen verbinden sich in assoziativen Trancezuständen zu einer brisanten Mischung von Bekanntheit (durch Erfahrung) und Intensität, die bisweilen auch Suchtcharakter annehmen kann.

Traumatische Erfahrungen sind gekennzeichnet von dem gleichzeitigen Verlust an Kontrolle und Bindung. Wenn das Kind in der Klasse gehänselt, traktiert oder gemobbt wird, muss es die Möglichkeit haben, sich verbal abzugrenzen, in der Fantasie für Gerechtigkeit zu sorgen und sich körperlich zu wehren, wenn es angegriffen wird. Geschieht dies nicht durch entsprechende Unterstützung, führt es dazu, dass Kinder und Jugendliche sich auf unterschiedliche Weise, nicht zuletzt mithilfe der neuen Medien, fantasierte Realitäten und dauerhafte Trancen schaffen, die je nach Qualität und Richtung günstig (Ressourcenförderung) oder ungünstig (Suchtentwicklung) für Wohlbefinden, Verhalten und erwünschte Veränderungen sind. Gelingt keine „Versöhnung“ oder Wiedergutmachung der erlebten Verletzungen, Akzeptanz und Würdigung des Geschehenen, kann ein solcher Zustand dauerhaft in eine Verbitterungsstörung (Linden, 2017) übergehen. Die Betroffenen sind dann nur noch schwer zu erreichen, verbleiben in destruktiven, negativ konservierten Zuständen und kognitiven Mustern, die im schlimmsten Fall zu Menschenhass und Amokläufen führen können.

1.3 Von Hopeless Helpless Attitude (HHA) zu Control Commitment Challenge (CCC)

Im Grunde geht es bei jeder hypnotherapeutischen Intervention um die Entwicklungsrichtung, die aus der gegenüber der Symptomatik erlebten hilflosen hoffnungslosen Haltung (HHA) herausführt, um die Erfahrung von Gestaltungsmöglichkeiten und Selbstwirksamkeit (Control) zu initiieren. Dazu gehören auch Selbstverantwortung und ein Sich-zuständig-Fühlen auch in sozialer Hinsicht, sich etwas zuzu*mut*en (Commitment) und Herausforderungen als etwas Interessantes und zu Erforschendes zu erleben, mit Neugier an Neues heranzugehen. Sich also nicht zu fragen, *ob* ich etwas schaffe oder löse, sondern *wie*. Die Formulierung „wie“ löst andere Suchprozesse aus als das „ob“.

Neugierig sein

Ein guter Kontakt oder das Anregen von Suchprozessen durch maßgeschneiderte Interventionen ist nicht nur ein Resultat therapeutischer Erfahrung. Das Einfließenlassen von interessanten Impulsen oder hypnotisch wirksamen Formulierungen entsteht vor allem durch genaues Beobachten sowie Wahrnehmen des Wertesystems und der Weltsicht des oder der Betroffenen.

Das aufmerksame interessierte Zuhören, was die Eltern oder Kinder verbal oder nonverbal ausdrücken, liefert die Hinweise und Informationen, die später in die Tranceprozesse eingewoben werden. Dazu dienen die Vorbereitung und der Rapport (Beziehungsaufbau und Resonanz) in der Eingangsphase und im Verlauf der Behandlung. Rapport und das Herausarbeiten von Zielen sowie das Formulieren der Entwicklungsrichtung sind dabei eng miteinander verzahnt und überspannen den gesamten gemeinsamen Prozess.

Die Perspektive der Betroffenen auf das Problem verstehen und einbeziehen

Émil Coué, ein Vertreter der Schule von Nancy, prägte bereits im 19. Jahrhundert den Satz: „Entgegen dem, was gemeinhin angenommen wird, ist nicht etwa der Wille des Menschen oberstes Vermögen, sondern vielmehr die Vorstellungskraft. Wenn diese beiden Kräfte in Widerstreit geraten, ist es die Vorstellungskraft, die den Sieg davonträgt“ (vgl. Künzel, 2018).

Diese erfahrungsgeleitete Idee hat sich in der Praxis der klinischen Hypnose und ebenso in anderen therapeutischen Kontexten wie z. B. in Raucherentwöhnungstrainings oder bei der Behandlung von Zwängen und Ängsten immer wieder bestätigt. Einem Kind, das einnässt und das keine Vorstellung davon entwickelt hat, dass und wie es in der Lage ist, die Vorgänge in Blase und Schließmuskel zu beeinflussen, wird es nicht gelingen, allein mithilfe von Willensanstrengungen trocken zu werden. In einem hypnotischen Zustand hingegen öffnet sich unser Gehirn den Vorstellungen vom Gelingen, was Motivation und Optimismus in Richtung des gewünschten Verhaltens fördert. Wir haben darüber hinaus vielfach in der Praxis die Beobachtung gemacht, dass auch die Zuversicht oder Resignation der Eltern bezüglich der Symptomatik suggestiven Einfluss auf die Fortschritte des Kindes hat. Ist die fehlende Zuversicht offensichtlich, tut man daher gut daran, auch die Einstellung und den Hoffnungspegel der Eltern zu verändern.

Wenn Paulchen (neun Jahre) gefragt wird, ob er sich vorstellen könne, in Zukunft in seinem warmen, trockenen Bett aufzuwachen, und der Blick geht zuerst fragend zum Vater oder zur Mutter, kann das ein Hinweis darauf sein, dass er wenig Zutrauen zur eigenen Selbstwahrnehmung hat und sich eher am Ausdruck – auch dem nonverbalen – der Eltern orientiert.

Die Idee von Veränderbarkeit ist eine wichtige Grundlage des Therapieerfolges und Teil des gesamten zu eruierenden Störungskonstruktes. Kanfer (Kanfer, Reinecker & Schmelzer, 2012) nennt diesen Prozess: das HBM (Health-Belief-Modell) erfragen und verstehen. Die Bedeutung des eigenen Störungsverständnisses für die Compliance und den Verlauf der Zusammenarbeit wird in seiner Bedeutung oft unterschätzt, wenn nicht sogar übersehen. Scott Miller, der seit Jahren Wirksamkeitsforschung von Psychotherapie betreibt, hat eine starke Bedeutung der „Client's Theory of Change" festgestellt und diese in Form eines dreibeinigen Hockers (siehe Abbildung 1.2) anschaulich gemacht, bei dem die therapeutische Bindung, gemeinsame Ziele und das Einverständnis bezüglich der Methodik die drei Standbeine darstellen (Miller, Duncan & Hubble, 2004). Fehlt eine der drei Komponenten, kippt der Hocker um – ebenso wie der Glaube des Klienten an den Therapieerfolg stark einbüßt.

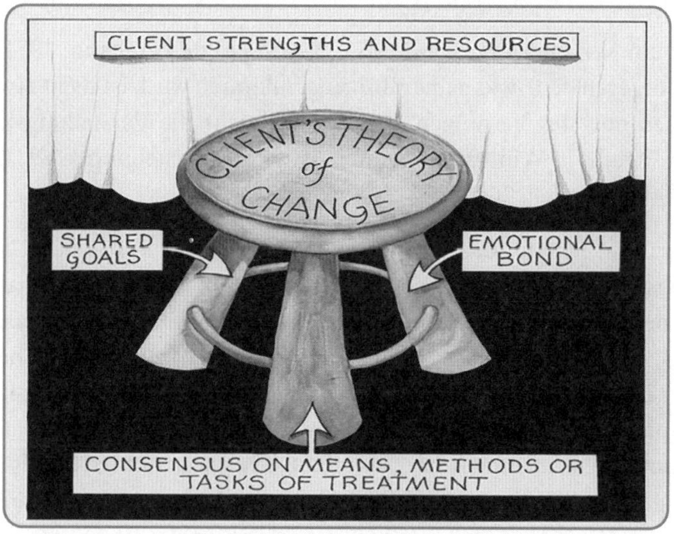

Abbildung 1.2

Diese Metapher kommt der hypnotherapeutischen Herangehensweise sehr entgegen, weil sie Ressourcen, Klientenzentriertheit, gemeinsames Erarbeiten des Vorgehens und das Gelingen eines Arbeitsbündnisses (Rapport) miteinander verbindet. Zudem enthält sie die Idee, den Prozess durch gemeinsames Feedback möglichst hilfreich zu gestalten.

Es ist also unbedingt sinnvoll, bei einer Einführung in oder Information von Eltern über die Möglichkeiten einer hypnotischen Behandlung, auf die Bedeutung von Vorstellungen, Widerständen und damit verbundenem Glauben an die Möglichkeit von Veränderung hinzuweisen bzw. diese zu erfragen oder gegebenenfalls zu fördern. Das kann zum einen durch das Verfassen von Briefen an den Therapeuten vor Beginn der Behandlung erfolgen, wozu Eltern und betroffene Kinder / Jugendliche gleichermaßen eingeladen werden: Die Aufforderung lautet, eine Art Entwicklungsbericht zu erstellen (siehe ausführlicher Leitfaden im Anhang), ein eigenes Erklärungsmodell für den als problematisch erlebten Zustand und die erwünschte Zielvorstellung kurz zu beschreiben. Aus diesen Briefen, manchmal auch Zeichnungen von Kindern, ergeben sich in der Regel wichtige Informationen über die biopsychosoziale Entwicklung aus Sicht der Betroffenen, die Einstellung zum Problem und angenommene Entstehungsbedingungen (Attribuierungen), manchmal auch direkte Schuldzuweisungen, die unterschiedlich starr oder veränderbar sein können, sowie Wunschvorstellungen, die als Entstehungsbedingungen gewertet werden können. Wenn eine Mutter schreibt: „Ich hatte mir sehr gewünscht, dass mein Sohn im Sternzeichen des Löwen geboren wird, doch er ist eine Jungfrau geworden, und mit Jungfrauen hatte ich schon immer Probleme …“, ist das eine ziemlich grundlegende Einstellung zum Kind, die erst einmal wenig Spielraum für Vorstellungen von der Veränderbarkeit der Beziehungsqualität vermuten lässt.

Eine Jugendliche schreibt: „Ich habe Angst, dass ich mich in Luft auflöse, wie totale Resignation, wenn ich die Angst vor Spritzen hinter mir lasse …“

Dies ist eventuell ein Hinweis auf eine identitätsstiftende Funktionalität (z. B. das Kontrollbedürfnis) der Symptomatik.

Ein Jugendlicher, der stark adipös ist, schreibt, er habe das Gefühl, dass sein Kopf und seine „Psyche“ nicht zusammenarbeiten und etwas in ihm immer dann, wenn er grade nicht aufpasse, Pommes mit Majo und Cola kaufe, worüber er dann immer sehr verzweifelt und sauer auf sich sei. Er habe schon mehrere Kuren hinter sich, was nichts genutzt habe. Er müsse eben seinen inneren Schweinehund in den Griff bekommen, wobei er sich Unterstützung wünsche. Hier deutet sich ein „Teilemodell“ an, dass der Patient selbst schon erfasst hat und welches eine grundlegende Vorgehensweise der hypnosystemischen Therapie repräsentiert, die ausführlicher in Kapitel 7 beschrieben wird.

Besonders hilfreich ist es, wenn alle Familienmitglieder etwas zum erlebten Problemzustand schreiben oder malen, manchmal auch basteln.

Nelly (5) ist sehr eingeschränkt durch viele Allergien und Unverträglichkeiten sowie Asthma. Durch das starke Asthma hat sie Angst, nachts einzuschlafen und zu ersticken. Sie versucht daher, wach zu bleiben. Sie stellt sich in der Zeichnung im erlebten Ist-Zustand und mit ihrer Angst dar (Abbildung 1.3, links). *Sie malt Lungen und Darm sehr dominant und insgesamt „wie durchsichtig" wegen der vielen Arztbesuche und Untersuchungen. Ihr Wunschbild* (rechts) *ist eine stabile, normale und geschützte Nelly.*

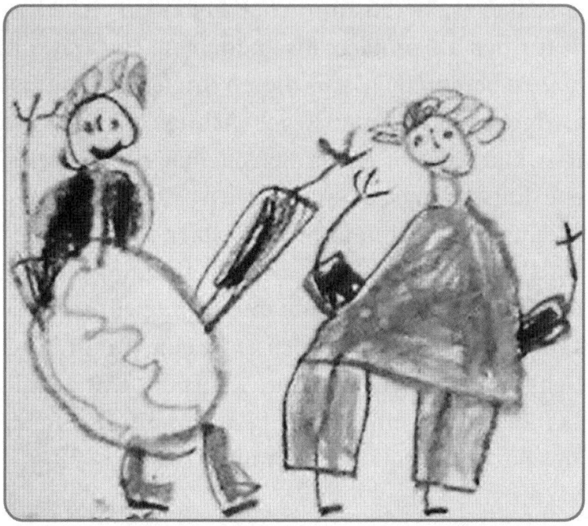

Abbildung 1.3: Ist- und Soll-Zustand von Nelly: links, wie es ist, und rechts, wie sie es sich wünscht

Im folgenden Beispiel wird deutlich, wie überraschend unterschiedlich Einschätzungen bezüglich der Problematik sein können:

Sabine (11) kam wegen einer Enuresis zur Therapie. Ihre Eltern schrieben zur Idee, wie es komme, dass das Problem immer noch bestehe: „… mit unserer Trennung kann es eigentlich nichts zu tun haben, denn wir haben alles sehr einvernehmlich und für Sabine optimal geregelt, wir sind noch immer befreundet, also denken wir, es hat eher was mit Stress in der Schule zu tun."

Sabine schrieb zum gleichen Thema „… ich glaube, es hat mit der Trennung meiner Eltern zu tun, sie haben alles ganz gut geregelt, aber es fühlt sich trotzdem bis heute schlecht und falsch für mich an."

In einer später durchgeführten Arbeit mit dem „Teil", der für das nächtliche Einnässen stand, wurde eine große Wut darüber deutlich, dass die Eltern wenig Raum für den Zorn von Sabine über die Trennung der Eltern gelassen hatten.

Die Briefe dienen somit sowohl der Vorbereitung des Therapeuten und als Grundlage für die Erstgespräche als auch der Aktivierung der Beteiligten zu Beginn der Behandlung. Vor allem soll deutlich werden, dass die eigenen Ideen über die Entstehung und Aufrechterhaltung der Problematik in die Vorgehensweise einbezogen werden sollen. In der Therapie der 80er-Jahre wurde dies mit der Einstellung „den Klienten dort abholen, wo er steht" beschrieben. In der Hypnose greift hier das Utilisations- und Pacingprinzip (Abschnitt 2.5), also die Idee, mit dem Vorhandenen und nicht gegen das, was vermeintlich fehlt, zu arbeiten. Anders ausgedrückt: nicht gegen den vermeintlichen Widerstand zu arbeiten, der oft ein Hinweis darauf ist, dass Glaubenssysteme, persönliche Werte oder Erfahrungen übergangen werden, sondern diese auch als Ressource zu erkennen, eventuell zu reframen (umzudeuten) und zu nutzen.

Ein sehr kritischer Vater, dessen Sohn mit elf Jahren noch häufig nachts einnässte, wurde nach seinem Beruf gefragt und gab an, Materialprüfer für Hochdrucktanks zu sein. Insofern war Genauigkeit in seinem beruflichen Kontext unbedingt erforderlich und sinnvoll. Bezogen auf die Erziehung eines Kindes ist diese perfektionistische Haltung jedoch nicht entwicklungsfördernd. Er wurde zunächst mit humorvoller Haltung gefragt, was der Unterschied zwischen einem Tank und seinem Sohn sei. Er antwortete, dass sein Sohn beweglich und lebendig sein, aber auch doch viel Druck aushalten müsse im Leben. Weiter wurde er gefragt, ob er auch manchmal gefordert sei, gutes Material oder Brauchbarkeit im positiven Sinne zu prüfen, was der Vater bejahte. Dann wurde er angeregt zu überlegen, was sich verändern würde, wenn er auf diese Weise auf seinen Sohn blicken würde. Der Vater wurde nachdenklich und sagte schließlich: „Da würde ich mich ganz schön umstellen müssen, aber ich glaube, da ist auch eine Menge zu finden …"

Je nachdem, wie umfassend die Problematik ist, erfordert jede Veränderung die mehr oder weniger aufwendige Integration in die gesamte Persönlichkeit des Patienten, manchmal auch in das gesamte System, wenn durch eine Symptomatik wie z. B. Zwänge, Bauch- oder Kopfschmerzen die Eltern oder Geschwister in die symptomatischen Muster einbezogen sind oder diese befüttern. Die Zielvorstellungen müssen letztlich kompatibel und erweiternd für die Person oder auch das familiäre System sein. Das schließt eine altersgerechte und situationsspezifische Kompatibilität ein, oder einfacher ausgedrückt: Die so formulierten Zielvorstellungen können z. B. dahingehend überprüft werden, ob das, was gewünscht wird, auch entwicklungs- und kontextbedingt machbar und attraktiv erscheint. Eine Mutter schreibt nach einem Suizidversuch der Tochter, den sie als „Vorfall" bezeichnet: „Ich möchte 1000-prozentiges Vertrauen und eine dicke Freundschaft mit meinem Kind, dass sie wieder fröhlich und neugierig ist und alles mit der Familie teilt – schwere wie schöne Dinge." Diese Erwartung an eine 17-jährige Tochter, die mit der Mutter zeitweise alleine lebt, ist in Hinblick auf die Autonomieentwicklung der jugendlichen Tochter kaum angemessen und realistisch. Gleichzeitig lässt diese Äußerung Hypothesen über das familiäre Bindungsgeschehen zu, die dann im direkten Kontakt angeboten oder überprüft werden können.

Die Informationen dienen darüber hinaus dazu, auf dem Hintergrund des Störungsverständnisses der Patienten und ggf. zusätzlicher Informationen kongruente differenzierte Zielformulierungen gemeinsam zu erarbeiten. Das ist ein wesentlicher Baustein der hypnotischen Herangehensweise (**I**nterview + **I**nformation = **I**ntervention), da Zielformulierungen bereits suggestiven Charakter haben. Es macht einen Unterschied, ob der gewünschte Zustand im Konjunktiv („Wenn du es schaffen würdest, gelassen an einem friedlichen Hund vorbeizugehen …"), im Futur („Wie wird es sein, wenn du es schaffen wirst …") oder in der Gegenwartsform („Wie fühlt es sich an, wenn du gelassen an dem friedlichen Hund vorbeigehst?") imaginiert wird. Das kann man die Betroffenen auch selbst erfahren lassen, indem man alle drei Versionen anbietet und sich Unterschiede beschreiben lässt. Dabei löst die Aufforderung je nach Formulierung – „Sag mir dann, *welche* Unterschiede du bemerkst" anstelle von „Sag mir dann, *ob* du Unterschiede bemerkst" – einen anderen Suchprozess aus.

Bei hochmotivierten und zur Veränderung entschlossenen Kindern, die auch eindeutige positive somatische Resonanz wie Freude, Neugier und Begeisterung bei der Benennung des Zieles zeigen (vgl. Abbildung 1.4), kann die Behandlung direkt erfolgen. Sie reagieren positiv und interessiert. Wenn man sie fragt, warum sie gekommen sind, schildern sie in der Regel ein Anliegen. Imsoo Kim Berg vergleicht diese Haltung mit der eines Kunden, der neugierig und zielstrebig etwas für ihn Interessantes lernen möchte. Seine Ziele werden als Ziele erster Ordnung eingestuft:

- „Ich will in einem warmen, trockenen Bett aufwachen."
- „Ich möchte lernen, mutiger mit Wasser umzugehen."
- …

Im Gegensatz hierzu gibt es den „Besuchertypus", der uns in der Kindertherapie oftmals begegnet. Da die Motivation von Kindern und Jugendlichen durch die negative Erwartung und Erfahrung, „nicht okay zu sein", oft sehr „durchwachsen" ist, kommen sie zwar in die Therapiestunde, verweigern aber – manchmal offen , manchmal durch passives Demonstrieren von Desinteresse oder „Unwissenheit" – die Mitarbeit, sind quasi nur als unbeteiligte Zuschauer (Besucher) dabei. Veränderung in Richtung Normalität und erwünschten Verhaltens wird gerade von älteren, problem- und krisenbehafteten Kindern oft als diffuses Risiko oder „Angriff" auf die Autonomie wahrgenommen. Daher werden hier eher Ziele zweiter Ordnung (Schmidt, 2018) formuliert, also: „Dein Ziel ist nicht, mit dem Kiffen aufzuhören, aber du möchtest, dass deine Eltern dich mit ihren Sorgen nicht länger nerven. Was kannst du möglicherweise dafür tun, dass sie damit aufhören?"

Somit erfolgt ein Perspektivwechsel in Richtung auf die Lösung. Der Fokus verlagert sich weg von dem geschilderten Problem auf für den Jugendlichen interessantere Motive. So kann man die „Problemhypnose" schon zu Beginn durchbrechen, indem man durch etwas andere Fragen, auch durch zirkuläres Fragen, Überraschung und nach Möglichkeit lösungsorientierte Suchprozesse anregt. Fragen wie: Was könnte bei dem Gespräch jetzt – heute – herauskommen, sodass du denkst: „War ganz okay … oder nicht ganz umsonst, dass ich hier war"? Oder: „Auf einer Skala von 0–10, wie gerne bist du heute hergekommen? Wie wichtig ist es dir? Wem ist es am wichtigsten aus deiner Familie?" Und: „Was deine Eltern wollen, wissen wir / kann ich mir schon denken. Mich interessiert, ob, und wenn ja, was du an deinem Verhalten oder in deinem Erleben verändern oder lernen möchtest."

Dabei ist es mitunter hilfreich, durch Vorschläge den Suchprozess anzustoßen: „Ich kann mir vorstellen, dass du Lust hast, wieder mehr Kontakt mit deinen Freunden / mehr Ruhe zu Hause / weniger Ärger in der Schule etc. zu haben."

Letztlich ist das Kriterium, wie bereits angedeutet, eine kongruente Zustimmungsphysiologie des Klienten. Das bedeutet, dass Therapeuten die somatischen Markierungen beobachten, die mit einer Formulierung einhergehen. Wenn ein Kind mit ADHS-Diagnose vorgestellt wird, antwortet es in der Regel auf die Zielfrage: „Ich muss mich besser konzentrieren, ruhig sitzen bleiben, keine Schimpfwörter sagen, mich benehmen, nicht ausrasten etc." Beobachtet man die Begleitreaktionen, sieht man hier selten eine begeisterte Zustimmungsphysiologie. Das Kind schaut sogar häufig dabei auf den Boden oder wirkt angespannt und resigniert, windet sich und weicht dem Kontakt aus. Solche Zielformulierungen eignen sich kaum für hypnotherapeutische Interventionen. Auch negativ formulierte Zielaussagen wie „nicht ausrasten" werden nicht akzeptiert bzw. geduldig bearbeitet und in sogenannte Annäherungsziele umgewandelt (vgl. Grawe, 2004). Da unser Gehirn keine negativen Formulierungen umsetzen kann, brauchen wir Zielvorstellungen, die den gewünschten oder ersehnten Zustand repräsentieren. Auf Formulierungen wie „nicht ausrasten" sollte also die Suche nach akzeptablen und vorstellbaren alternativen Verhaltensweisen folgen:

Lukas reagierte auf die Frage, was er denn ändern wolle, mit Abwehr und Scham, begann seine Schnürsenkel zu binden und murmelte: „Na, nicht mehr rumhauen, ausrasten und so."

THERAPEUT: *„Wenn ich dich jetzt frage, wie interessant das für dich ist …"*

LUKAS *(zuckte mit den Schultern): „Ich probier's ja, aber es klappt halt nicht. Es passiert doch wieder …"*

THERAPEUT: *„Du meinst, es passiert, ohne dass du es willst?"*

LUKAS: *„Hmmm ..."*

THERAPEUT: *„Könnte es für dich interessant sein, Lukas, zu lernen, der Chef deines Körpers und deiner Muskeln zu werden ...?"*

LUKAS *(schaut überrascht zu seiner Mutter): „Chef, ja, Chef klingt gut ... Du meinst, dass ich der Chef bin? Das will ich schon! Das fühlt sich gut an."*

Lukas folgt nun aufmerksam dem Geschehen.

Das Aushandeln von Entwicklungsrichtungen hat besonders dann eine wichtige Funktion, wenn es ein sogenanntes *hidden curriculum* (Mrochen) bezogen auf das symptomatische Verhalten gibt. Das ist ein anderer Begriff für „verdeckte Ziele" oder „Ziele mit kritischer Funktionalität", die Ausdruck von meist unbewussten Bedürfniskonflikten sind (siehe hierzu auch Kapitel 5):

Martin, ein durch das Leben mit der alleinerziehenden Mutter parentifiziert erscheinender Zwölfjähriger, hat seit einigen Jahren einen nervösen Husten entwickelt – wahrscheinlich kurz nachdem seine Eltern sich getrennt haben. Bis der Junge ins Gymnasium kam, hatten alle etwas von diesem Symptom. Martin konnte seine leistungsorientierte Mutter „anbellen", auf sie reagieren, ohne sich inhaltlich festzulegen. Wenn sie sich durch seine Geräuschkaskaden zu sehr terrorisiert fühlte, hatte sie Grund, mit dem Vater des Jungen Kontakt aufzunehmen, um ihn in der Verantwortung für das gemeinsame Kind zu halten. Der Wechsel zur höheren Schule trug dann zu einer Veränderung bei. Der Klassenlehrer (Zitat: „Der Junge hustet uns hier alles kurz und klein!") bat die Mutter, mit dem Jungen zum Arzt zu gehen, um „diese Geräusche abzustellen".

Der HNO-Arzt stellte nichts fest („Es muss etwas Psychisches sein") und schickte die Mutter zur Kinderneurologin. Diese schaltete nach kurzer Anamnese einen Psychologen ein. Worum es gehe, fragte dieser die Mutter. „Der Husten soll weg!", sagte sie. Der Junge fing an, das Symptom zu verteidigen, indem er es verharmloste („Die übertreiben alle!"). Nach einigen Rating- und Symbolisierungsanläufen war er bereit, an folgender Zielformulierung mitzuarbeiten: „Ich möchte lernen, darüber zu entscheiden, wann, wo und wie doll ich huste und wem ich was ‚husten' will."

Die hier enthaltene Autonomie und Kontrolle waren für den zwölfjährigen Jungen attraktiv genug, um eine Veränderungsmotivation zu etablieren, die sich auf das störende Verhalten bezog.

Auch überhöhte Erwartungen sind hinderlich für die Attraktivität von Zielen. Kinder möchten in der Regel „nie wieder Angst haben", „sich nicht mehr räuspern müssen", „keine Kopfschmerzen mehr haben" etc. Ähnlich wie im Beispiel von Martin ist eine präzisere und realistische Umformulierung ermutigend und reduziert die Diskrepanz zwischen Wunsch und Hoffnung.

Oliver (8 Jahre) kam im „Besuchermodus" zum Erstkontakt, der wegen einer stark ausgeprägten Geräuschphobie (Knallen und Krachen jeder Art) von der Kinderärztin angeregt worden war. Ihm sei es „egal, ob er zu Kindergeburtstagen gehe", und auch das Spielen mit Knallpistolen fand er „uninteressant". Sein Wunsch, „Knallen zu ertragen", war mit 5 von 10 skaliert, die Hoffnung, „diese Angst loszuwerden", mit 3 Punkten. Er gab an, dass ihm laute Geräusche einfach sehr wehtun im Ohr, worauf die Therapeutin fragte, wieso er denn keine Ohrstöpsel verwende, wenn es laut würde. Erstaunt fragte er, ob das auch „gelten" würde. Dies wurde bejaht und betont, dass es gut sein könne, seine Ohren zu schützen, zum Beispiel an Silvester. Daraufhin machte sich große Erleichterung breit und Oliver malte sich begeistert aus, wie er dann Silvester auch mitmachen könne „beim Knallen". Die Zielsetzung wurde umformuliert in: „Ich möchte hingehen, wo ich Lust drauf habe, und es okay finden, mich ausreichend vor zu lautem Knallen zu schützen (auch wenn die anderen das uncool finden), und mich an weniger laute Knallgeräusche gewöhnen." Dies steigerte seine Motivation erheblich und er nahm die Interventionen mit großem Interesse an (vgl. auch Abbildung 1.4).

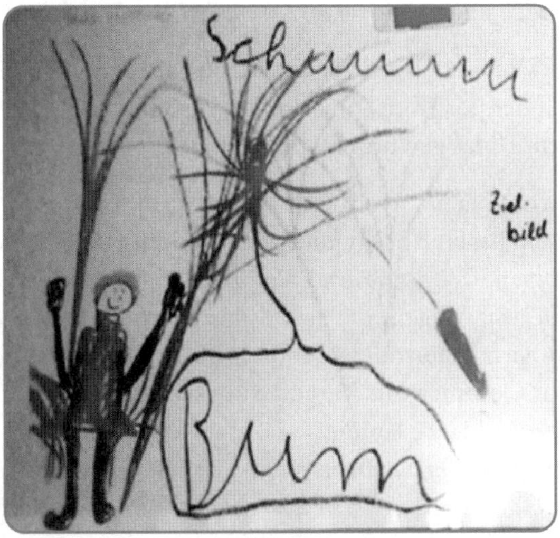

Abbildung 1.4: Zielbild von Oliver (8) mit „Knallphobie"

In beiden dargelegten Fällen liegt die Attraktion des Zieles in einer Steigerung von Autonomie und Kontrolle aufseiten des Klienten.

Grundsätzlich kann man zwar Motivation nicht direkt „herbeihypnotisieren". Jedoch lassen sich therapeutische Geschichten, Visualisierungen und (manchmal beiläufige) Suggestionen zur Steigerung der Neugier und zur Entwicklung von Zielbildern nutzen, um die Sehnsucht nach Akzeptanz durch Peers, nach dem Respekt relevanter Erwachsener und einer entsprechenden Veränderung im eigenen Verhalten zu stimulieren.

Bei der mentalen Visualisierung zur Entwicklung des gewünschten neuen Verhaltens können zusätzlich hypnotische Passagen in Form von Minitrancen eingesetzt werden:
„Schließ, wenn das in Ordnung für dich ist, für einen Moment deine Augen und stell dir eine Situation vor, in der du dieses neue Verhalten einsetzt … Wo genau bist du …? Wie viel Zeit ist bis dahin vergangen? Wie fühlt sich das von innen an, in deinem Körper … und wie siehst du von außen dabei aus, wenn du dich wie in einem Film siehst?"

Zur Anregung der Wahrnehmung von Submodalitäten (VAKOG, siehe auch Seite 48) eignen sich Fragen wie:
- *„Was siehst du genau (Farben etc.)?"* (Visuell)
- *„Was hörst du vielleicht?"* (Auditiv)
- *„Was spürst du / tust du?"* (Kinesthetisch)
- *„Was riechst oder schmeckst du?"* (Olfaktorisch / gustatorisch)
- *„Und wie sehen dich andere, wenn du … machst / bist?"* (Ziele einweben)

Diese Trance dient, wie im Beispiel von Oliver, sowohl der Überprüfung der Vorstellungskraft wie auch der positiven somatischen Resonanz des Zieles und der Intensivierung der „Zugkraft" des gewünschten Zustandes.

Das Visualisieren von Skalen (Hoffnung + Motivation / Wunsch) vor und nach einer Arbeit kann ebenfalls eine prähypnotische Wirkung im Klienten auslösen. Diese Form, die Hoffnungen, Wünsche und Veränderungsvorstellungen anzusprechen, erfolgt durch Skalierungsfragen, die schon immer zum Handwerkszeug der Hypnotherapie mit Kindern gehörten, wie im folgenden Fall eines Mädchens mit einer Spritzenphobie: Das Gespräch zur Veränderungsmotivation Majas (13) ist klar und relativ kurz. Die Fragen hierzu lauten:
„Bei welcher Zahl liegst du mit deinen Wünschen und Vorstellungen auf einer Skala von null bis zehn mit der Überschrift ‚Wie wichtig ist mir eine positive Veränderung?'? Null heißt, ich habe kein Interesse an einer Veränderung meiner Ängste. Zehn bedeutet: Das ist das Wichtigste auf der ganzen Welt. Die zweite Skala bezieht sich auf Fragen zur Hoffnung und Gewissheit einer Veränderung: Null heißt, ich habe keine Hoffnung, dass ich es schaffe, dass es klappt; Zehn bedeutet, ich bin mir sicher, dass ich es schaffen werde … Wo liegst du hier?"

Die Skalierungen „Veränderungsmotivation" und „Hoffnung auf Veränderung" Majas lagen bei 8 zu 5. Das bedeutet, dass der Wunsch recht hoch ist, Maja jedoch ihrer Selbstwirksamkeit gegenüber ambivalent eingestellt ist. Hier kann man weiter fragen, welche Erfahrungen die fünf Hoffnungspunkte ausmachen: „Fünf ist schon die

Hälfte, wie kommst du darauf? Wofür stehen diese fünf?" Oder aber: „Was müsste passieren, damit der Pegel von fünf auf vielleicht sechs steigt?"

Mitunter werden von den Kindern Skalierungen gewählt, die zunächst paradox erscheinen:
Michael wurde wegen Einkotens (Enkopresis) und Einnässens (Enuresis) tagsüber vorgestellt. Auf der Skala von 0–10, bezogen auf den Wunsch, seinen Stuhlgang kontrollieren zu können, wählte er die 1, auf der Hoffnungsskala hingegen die 10.
Nun lassen sich unterschiedliche weitere Fragen stellen, etwa: „Gibt es etwas, was für dich wichtiger ist als 1?" Oder: „Wie kommst du auf 10?"
In diesem Fall gab Michael an, dass er die zehn Punkte dafür vergeben würde, dass „seine Eltern aufhören, sich so krass zu streiten", aber hier sei die Hoffnung bei null. Die Symptomatik hatte also den klassischen „Notsignalcharakter", da Michael keine Chancen sah, seine Situation direkt zu verändern. Die deutlich auffällige Symptomatik erzeugte hingegen Handlungsdruck bei den Eltern. Er malte diesen Konflikt passenderweise als Alarmsirene in sein Bild (vgl. Abbildung 1.5).

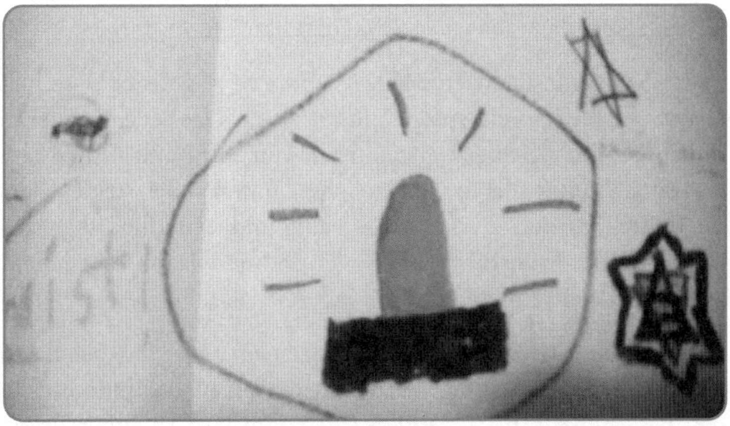

Abbildung 1.5: Alarmsirene

Nele (8), die ebenfalls tagsüber sehr häufig einnässte, antwortete mit 5 auf der Wunschskala und mit 9 auf der Hoffnungsskala. Sie konnte auf Nachfrage gut formulieren, dass sie nicht auf das Einnässen verzichten möchte, weil dann alles noch hektischer werde und ihre Mutter nicht merken würde, dass sie nicht so viele Termine haben wolle. Beide Eltern waren beruflich stark eingespannt, die Kinder hatten viele Termine und es gab viele Konflikte innerhalb der Familie.

Auch zirkuläre Fragen sind in solchen Fällen aufschlussreich: „Was denkst du, auf der Skala von 1–10: Wie sehr glaubt dein Vater / deine Mutter, dass du es schaffen kannst? Wer in deiner Familie wünscht es sich am meisten etc.?"

Leo, ein Elfjähriger, der schon immer nur sehr ausgewählte Dinge aß (Pommes, Milchreis und Nudeln mit Butter ohne Soße), gab auf die Frage, wie sehr sich seine Mutter wünsche, dass er mehr verschiedene Sachen esse, an, dass sie „bei 10" sei. Sein Vater bei 5 und er selbst bei 4,5. Auf der Hoffnungsskala schätzte er die Mutter auf 0–1 ein, den Vater auf 5 und sich selbst auf 6. Letzteres sei so hoch, weil sein Vater ja auch irgendwann angefangen habe zu essen und jetzt stattlich und stark sei.

Überprüfen, wie wichtig und erreichbar den Betroffenen das Ziel erscheint, lässt sich zudem über die dargestellte Klarheit oder Lebendigkeit einer Vorstellung vom ersehnten Zustand. Eine häufig angewandte Technik ist in diesem Kontext die sogenannte Wunderfrage, die seit langem in lösungsorientierten und systemischen Ansätzen in Familien genutzt wird: „Stellen Sie sich vor, es gäbe einen Zauber, eine Fee, die Wünsche erfüllt, oder sonst eine Art von wundersamer Verwandlung über Nacht, wie würden Sie am nächsten Morgen aufwachen, den Tag beginnen, wann würden Sie bemerken, dass sich etwas verändert hat?"

Je klarer hier positive Resonanzen erfolgen und eine angeregte Unterhaltung entsteht, desto besser ist die prognostische Einschätzung. Das bedeutet aber nicht, dass alle in der Familie die gleichen Vorstellungen von solch einem „Wunder" haben: Zwei elfjährige (Zwillings-)Brüder, die sehr viel miteinander stritten, fanden zum Beispiel die Vorstellung der Eltern, dass es ruhig und freundlich zugehe, schon bei der Visualisierung des Frühstücks langweilig und öde: Dann rede „man ja wahrscheinlich gar nicht mehr miteinander".

Wenn die Vorstellungen sehr verschieden sind, ist ein erster möglicher Schritt, eine Intervention zur „Synchronisation" von Vorstellungen zur Veränderung anzuregen. Hier hat sich die „Zaubertrank"- Methode (Bierbaum-Luttermann in Brächter, 2017) bewährt, die auch schon zu Beginn der Behandlung mit einer hypnotischen Sequenz verbunden werden kann. Eine ausführliche Darstellung der Methode findet sich in Kapitel 9 (Seite 175 ff.).

Je klarer, erreichbarer und attraktiver die Zielvorstellungen sind, je intensiver die damit verbundene Imagination, desto eher wirken diese. So fasste es ein jugendlicher Patient zusammen: wie „eine Art Navigationseingabe für das unbewusste GPS".

Sehr gute Anregungen vor allem zum Entwickeln von Motivzielen oder sogenannten Mottozielen finden sich im auch ZRM Züricher Ressourcen Modell (Krause & Storch, 2018), das auf die Aktivierung von Ressourcen durch das Unbewusste mithilfe von ausgesuchten animierenden Foto-Bildkarten baut.

Um es mit den Worten von Paul Hammerschlag auszudrücken, gilt für jedes qualitative Lernen: „If you want to grow, you have to leave the comfort zone." Wenn man wachsen, etwas Neues lernen, sich entwickeln möchte, muss man die Komfortzone, das Bekannte und damit oft als sicher abgespeicherte oder erlebte Muster verlassen, verändern, Neues ausprobieren. Und das fühlt sich, eben weil es anders ist als gewohnt, erst einmal „falsch" oder komisch an. Es entsteht ein sogenannter Arousalzustand im Gehirn. Eine einfache Übung, um solch einen Zustand zu erfahren, besteht z. B. darin, Ja zu sagen und dabei den Kopf zu schütteln (oder umgekehrt), an einer anderen Stelle als gewohnt über die Straße zu gehen oder mit dem „ungewohnten" Arm zuerst in die Jacke zu schlüpfen. Diese Handlungen erzeugen in der Regel ein solches komisches, fremdes oder sogar als unangenehm „falsch" erscheinendes Gefühl. Ein wesentliches Reframing dieser „Falschmeldung" ist, zu erklären, dass genau dieses Gefühl ein Zeichen dafür ist, dass das Gehirn beginnt zu lernen. Ohne dieses Arousal gibt es keine Neuordnung und keine qualitativen Lernprozesse.

1.4 Diskrepanzen erzeugen

Sowohl Systeme (Familien, Gruppen, Gesellschaften) als auch einzelne Personen neigen dazu, sich in solchen „Komfortzonen", die nicht immer komfortabel im eigentlichen Sinne sind, aber eben bekannt und irgendwie sicher, einzurichten. Oftmals halten sich die vorgestellten Vor- und Nachteile einer Veränderung die Waage. Erst wenn diese prekäre „Balance" durch irgendetwas in Schieflage gerät, durch veränderte Bedürfnisse, durch die Pubertät oder eine Trennung der Eltern, entsteht eine Veränderungs- oder Entwicklungsmotivation. Unter Umständen ist es sinnvoll, diese Schieflage „anzustupsen", die Muster „freundlich zu stören" und damit die Komfortzone unbehaglicher zu machen.

Ein elfjähriger Junge schläft hartnäckig im Bett seiner Eltern und antwortet auf die Frage, wie lange er das noch so machen möchte: „Für immer!" „Tatsächlich ...", sagt die Therapeutin. „Also, du bist jetzt elf Jahre. Ein elfjähriger Junge und für dich ist es okay im Bett deiner Eltern zu schlafen ..." „Genau ..." „Und wenn du mal – sagen wir fünf Jahre weiterdenkst, dann bist du 16, gewachsen ... und alles ist so geblieben, du schläfst jede Nacht bei deinen Eltern, ist das okay?" „Ja!" „Und noch mal fünf Jahre weiter mit 21 ... Vielleicht hast du die Schule hinter dich gebracht ..." Etwas schnippisch sagt er wieder: „Jaa!" „Und mit – sagen wir 38?" Er lacht auf und schüttelt sich: „Nee, also echt, nee, da habe ich doch schon selbst Kinder ..." „Oh", sagt die Therapeutin überrascht, „wie ist das passiert?"

Eine sehr eindrückliche Form des „Störens“ der Komfortzone in diesem Sinne kann durch sogenannte Impact-Techniken, wie vor allem Dr. Danie Beaulieu sie bekannt gemacht hat, erfolgen. Dabei werden Handlungsabläufe mit Alltagsgegenständen in Form metaphorischer Aktionen genutzt, um über konkrete überraschende Erfahrungen eingefahrene Verhaltensweisen oder Beliefsysteme zu irritieren und eine Neuordnung, Entwicklung, eine Veränderungsmotivation anzuregen.

Eine sehr oppositionelle Jugendliche verhält sich gegenüber der Mutter im Gespräch harsch, fordernd und stark abwertend bzw. vorwurfsvoll.

„Ja siehste, du hörst mir eben nicht zu! Du kriegst gar nichts mit! Du hast nie was mitgekriegt, voll verplant!“ „Ich hab keine Lust, so mit dir zu reden und mich so behandeln zu lassen …“ „Ich seh nicht ein, was ich ändern soll, bist doch selbst schuld!“, sagt die Tochter. Auf diese Weise eskalieren die Konflikte. Die Therapeutin nimmt ein Glas vom Tisch und füllt etwas Wasser hinein. Dann sucht sie beiläufig Dreck aus dem Blumentopf, Mülleimer, Fusseln, Haare und tut dies ebenfalls in das Glas. Dann bietet sie dies der Jugendlichen an. „Da, trink mal …“, sagt die Therapeutin. „Ich, nee, wie ekelig ist das denn?“ „Du willst das nicht schlucken?“ „Nein!“ „Wieso nicht?“ „Das ist voll widerlich! Was soll das? Würden Sie doch auch nicht trinken.“ „Stimmt genau, auf keinen Fall würde ich das schlucken …“, erwidert die Therapeutin. „Was soll das denn dann?“ „Weißt du, so ist das in etwa, was du deiner Mutter anbietest. Was meinst du, wie würde sie eher positiv aufnehmen, was du vermitteln möchtest …?“ Die Therapeutin nimmt ein weiteres Glas mit klarem Wasser: „… das aus diesem oder dem anderen Glas?“ Die Jugendliche ist sichtlich irritiert, etwas ungehalten, aber auch nachdenklich.

Weiterführende Literatur zu diesen Interventionen finden Sie bei Danie Beaulieu (2013) und auf ihrer umfangreichen Webseite.

2. Beziehungsaufbau und Rapportstrategien

„Resonanz [ist] ein Schwingungsverhältnis, das uns mit der Welt um uns herum emotional verbindet. Sie ist wie ein Klebstoff, der verhindert, dass die Welt in hunderttausend unzusammenhängende Einzelteile, anders ausgedrückt, in neutrale, unzusammenhängende Informationen zerfällt. Resonanz ist das Element des Berührt- und Ergriffenseins. (...) [Z]ugleich spüre ich, dass ich andere erreiche und in der Welt etwas erreichen kann.

(Armbruster et al., 2015)

2.1 Dem Kind Rückmeldung geben über das, was man bereits von ihm weiß

Da der erste Kontakt mit dem Kind und den Eltern erfahrungsgemäß eine prägende Wirkung hat, kommt es in dieser Phase der Behandlung besonders darauf an, dem Betroffenen kongruent das Gefühl zu vermitteln, willkommen und interessant zu sein. „Get their Attention" betont Kinderarzt Prof. Dr. Daniel P. Kohen, der als einer der international renommiertesten Begründer der Klinischen Hypnose für Kinder und Jugendliche nach Milton Erickson bezeichnet werden kann, in all seinen Workshops. Gemeint ist damit, die Aufmerksamkeit des Kindes für den Prozess zu gewinnen, es neugierig auf sich selbst und seine (unbewussten) Fähigkeiten zu machen sowie seinen Entwicklungsprozess zu aktivieren. Dem Kind in seinem Weltbild und persönlichen Referenzrahmen zu begegnen, seinen natürlichen Wunsch nach Wachstum und Meisterschaft anzusprechen ist vor allem sein Anliegen. *Help children to help themselves* ist seine grundlegende Idee von Hypnotherapie.

Dafür ist es hilfreich, zunächst etwas zu finden, was man an dem Kind mag, besonders oder anrührend findet. Das ist natürlich weniger ein Problem, wenn das Kind ohnehin sympathisch, aufgeweckt und zugewandt ist. Wenn aber ein Kind oder Jugendlicher auf den ersten Blick unsympathisch, provokant, desinteressiert, abweisend oder gelangweilt erscheint, bekommt diese Suche nach Ressourcen eine besondere Bedeutung.

Christoph ist übergewichtig, verweigert die Begrüßung, bemängelt sofort Staub am Boden und betont, dass er jetzt schon wisse, dass es hier langweilig ist. Er setzt sich hin, verschränkt die Arme und guckt zur Decke. Der Therapeut wartet eine Weile, betrachtet ihn und sagt: „Christoph, so heißt du doch, Christoph, oder?"

Keine Reaktion, außer deutliches Wippen auf dem Stuhl.

THERAPEUT: *„Ich hab das mitbekommen, verstanden, dass du wahrscheinlich nicht selbst auf die Idee gekommen bist, hierherzukommen."*

CHRISTOPH: *„Nee, echt nicht!"*

THERAPEUT: *„Und mir fällt auf, dass du ein genauer Beobachter bist. Und ehrlich. Kann man das so sagen von dir?"*

CHRISTOPH *(leicht irritiert, grinst etwas): „Könnte man so sagen, ja. (Und dann wieder etwas schnippisch:) Sehen aber nicht alle so als Vorteil."*

THERAPEUT: *„Und ist das manchmal ein Problem?"*

Christoph zuckt mit den Schultern.

THERAPEUT: *„Ich persönlich, Christoph, finde es interessant zu erfahren, was du so mitbekommst, und vielleicht bist du auch ein bisschen stolz darauf, ein guter Beobachter zu sein. Ich kann mir vorstellen, dass es Spaß machen kann, sich mit dir zu unterhalten ..."*

Die Frage, ob das Kind wisse, wofür dieses Treffen gut sein soll, oder was man ihm gesagt habe, wo „man hingeht", wird oftmals mit Schulterzucken oder „Hab ich vergessen!" / „Weiß ich nicht" beantwortet.

Bewährt hat sich, beim Erstkontakt mit einer kurzen Rückmeldung über das zu beginnen, was man vom Kind oder Jugendlichen bereits erfahren hat, weil man einen Brief (s. o.) bekommen hat oder mit den Eltern z. B. schon telefonisch im Kontakt war. Dabei nutzt man die für die Hypnotherapie spezifische Sprachgestaltung, d. h. bedeutungsvolle Pausen und Wiederholungen. Auch sogenannte Yes Sets können hilfreich sein. Yes Sets sind eine Reihe von Fragen, von denen man weiß, dass der Klient sie mit Ja beantworten wird. Das fördert die Zustimmungshaltung für dann folgende offenen Fragen.

Paul wird unter anderem wegen seiner Streitereien mit der kleinen Schwester vorgestellt. Therapeut: „Ich weiß von dir, Paul, dass du zehn Jahre bist und dass du gerne Fußball spielst. (Yes Set) Und dass du eine Schwester hast. (Pause und Wahrnehmen der Reaktion: Paul rümpft leicht die Nase) ... eine kleine Schwester, die drei Jahre jünger ist ..."

„Vier Jahre jünger!", sagt Paul bestimmt (manchmal erhöht es die Aufmerksamkeit, wenn man kleine „Fehler" einbaut). „Also vier Jahre ... Dann bist du ganze vier Jahre älter also! Ich nehme mal an, dass dir das wichtig ist. Ein großer Bruder ... (einweben von Botschaften, die Suchprozesse auslösen) Und ich frage mich, Paul ... ob du manchmal schon gemerkt hast, wie wichtig große Brüder für so kleine Schwestern sind ... Sie möchten alles tun, was die Brüder tun, und dass sie deswegen auch manchmal nerven ...

Auch die Technik der angefangenen Sätze erhöht die Aufmerksamkeit und Beteiligung am Prozess. *„Kevin … du bist acht … und jetzt in der …“ – „Dritten Klasse“, ergänzt das Kind. „Also in der dritten Klasse, und ich hab schon gehört von dir, dass du gerne …“ Kind: „Fußball spielst?“ „… dass du gerne Fußball spielst …“*

Die Verwendung von Yes Sets kann helfen, einen Prozess in Gang zu bringen. Solche Yes Sets können sich darauf beziehen, was ein Kind allgemein in dem entsprechenden Alter bereits kann. So werden die Fragen mit Ja beantwortet:
Ich nehme mal an, Lukas … also du bist acht Jahre alt, richtig? Dann geh ich mal davon aus, dass du in die zweite oder dritte Klasse gehst, dass du schon passabel mit Zahlen und Buchstaben zurechtkommst, einen Ball auffangen und vielleicht sogar schwimmen kannst (lesen, zählen, Schuhe binden, Rad fahren …)

Darauf kann eine weitere zielführende Anmerkung folgen wie: *„Und ich kann mir vorstellen, dass es für dich – du kannst lesen, Rad fahren, schwimmen … – dass es für dich auch interessant sein kann, zu lernen, in einem warmen, trockenen Bett aufzuwachen …“* Das hier ebenfalls eingewobene zusammenfassende Wiederholen und Aufzählen von Informationen erhöht die Bedeutungsstiftung und Aufmerksamkeitsfokussierung besonders bei jüngeren Kindern.

Die Kennlernsequenz kann auch durch ein **Ressourceninterview** angereichert werden:
- „Was machst du gerne, wenn du Zeit hast?“
- „Seit wann kannst du schwimmen / skaten …?“
- „Was, denkst du, mögen deine Freunde / Eltern an dir?“
- „Was fällt dir leicht …?“
- „Gab es mal einen Moment, in dem du richtig stolz auf dich warst, dich etwas Neues getraut hast oder das Gefühl hattest, dass dir was gelungen ist?“

Die weitaus meisten Kinder können irgendetwas: zum Beispiel Fahrrad fahren, inlineskaten, Skateboard oder Ski fahren oder etwas ganz anderes aus den Bereichen alltäglicher Spiel-, Sport- und Interessenserfahrungen.

Beiläufig, aber interessiert fragt man nach solchen alltäglichen Lernerfahrungen. Bezogen auf das Fahrradfahren könnte man beispielsweise fragen:
- „Wann hast du das gelernt?“
- „Kannst du dich noch erinnern, ob mit oder ohne Stützräder?“
- „Auf einem alten Damenrad?“
- „Mit Festhalten oder ohne?“

Dann folgt eine weitere Ausführung: „Nach Stürzen bist du wieder aufgestanden, hast vielleicht geweint, dann aber gleich oder später weitergemacht, du hast es so lange probiert, bis du es konntest. Du hast dich nicht entmutigen lassen. Wenn du heute auf dein Rad steigst, denkst du darüber keine Sekunde mehr nach … Warum ich das alles erzähle? Weil du, wie die meisten gescheiten, normalen Menschen als Kind, irgendwann mal sehr komplizierte Dinge gelernt hast. Du hast dich nicht entmutigen lassen, hast vielleicht auch gar nicht so viel drüber nachgedacht und weitergemacht, bis es eine Selbstverständlichkeit war."

An dieser Stelle kann eine hypnotische Sequenz eingewoben werden:
„Ich möchte dich daran erinnern, was du vorher schon gelernt hattest … als Baby … und Kleinkind … Du hast gelernt, dich zu drehen … zu sitzen … dich aufzurichten … und zu stehen … erst wacklig … und dann immer sicherer … Irgendwann bist du das erste Mal allein die Treppe runter … vielleicht rückwärts … und über die Umrandung eines Sandkastens geklettert … Du hast gelernt, einen Turm zu bauen … und Bälle zu fangen … Alles das hast du gelernt, lange bevor du in die Schule gekommen bist … Du hast alles oder vieles gelernt, um all das zu tun, was du vielleicht noch lernen möchtest …"

Dies ist der Stoff einer Early-Learning-Experience-Induktion, wie sie uns Milton Erickson in einigen Variationen überliefert. Es handelt sich dabei um eine positiv aufgeladene Regression, eine eigentlich selbstverständliche Erfahrung, die – wie das Laufenlernen – naturgemäß mit vielen Versuchen und Fehlschlägen einhergeht. Und trotzdem wird das Ziel „aufrecht laufen, sich selbständig fortbewegen" unbeirrt und unermüdlich verfolgt. Das Aktivieren dieser Ressource schließt an die ursprüngliche Motivation jeden Kindes nach Wachstum und Entwicklung an und fungiert somit als Ressourcentransfer in vielleicht aktuelle resignative Haltungen. Mitunter wenden die betroffenen Klienten ein, das es doch normal sei, dass das doch jeder könne … Der Therapeut antwortet dann: „Na klar ist das normal, du hast gelernt, was normalerweise normale Kinder lernen."

Das Aussprechen des Namens des Kindes – wohlwollend und bedeutungsvoll, eventuell wie in den aufgeführten Beispielen, etwas häufiger als im normalen Sprachgebrauch – erhöht die Aufmerksamkeit des Kindes und das Gefühl, wirklich gemeint zu sein. Generell führt die Arbeit mit dem Namen oft zu für das Kind interessanten Aspekten des Namenspatrons und dessen Legende. Manche Kinder wissen bereits, was ihr Name bedeutet, dass etwa Victor „der Sieger" heißt, von wem sie ihn bekommen haben, wer in der Familie auch so heißt, mit welchen Vorbildern er verknüpft ist. Henri weiß, dass er wegen Henri Maske so heißt, Mathilda wegen der früh gestorbenen Schwester, Paul, weil er eigentlich Pauline werden sollte. Meist finden die Kinder diese Gespräche spannend, vor allem, wenn man ihnen dadurch neue Ideen vermitteln kann. Wesentlich ist, den Namen zu einer Ressource zu machen, egal, ob das Kind ihn mag oder nicht. Ist Letzteres der Fall, fragt man, wie das Kind denn gerne heißen würde oder ob das Kind die Motive der Eltern wisse, es so zu taufen, ob sie vielleicht jemanden kennen, der auch so heißt, und was sie damit verbinden. Hinweise zur Herkunft und Bedeutung von Namen finden sich in einschlägigen Büchern, zum Beispiel im Vornamenbuch der Duden-Reihe.

Diese Arbeit gibt erneut Aufschluss über das familiäre System, manchmal auch über Werte und „Aufträge", die mit der Namensvergabe verbunden sind.

Markus wird in der Schule gehänselt und gemobbt. Er lebt mit der Mutter zusammen. Der Vater hat eine neue Familie. Markus ist ein guter Schüler, reagiert jedoch recht verzagt auf die Attacken seiner Mitschüler.

THERAPEUT: *„Gefällt dir dein Name?"*
MARKUS *(schaut zu seiner Mutter): „Wieso?"*
THERAPEUT: *„Na ja, deine Eltern haben dir diesen Namen gegeben und vielleicht haben sie sich etwas dabei gedacht. Also, gefällt dir dein Name?"*
Auf diese Frage zuckt der Junge mit den Schultern und blickt noch mal zur Mutter.
THERAPEUT: *„Möchtest du wissen, was Markus bedeutet?"*
Vom Jungen kommen ein neugieriger Blick, ein Schulterzucken und ein Nicken.
THERAPEUT: *„Markus bedeutet ‚der Krieger', und bezeichnet jemanden, der zu Mars, dem Kriegsgott gehört."*
MUTTER: *„Das wussten wir nicht, als er den Namen bekam."*
THERAPEUT: *„Markus, der Krieger, ist einer, der sich wehren und abgrenzen kann, der gelassen und überlegen bleibt, wenn es sich nicht lohnt, zu kämpfen. Markus, der Krieger ist einer, der sich Respekt verschafft."*

In einem anderen Fall hieß das neunjährige Mädchen, das einnässte, öfter Dinge und Geld stahl, oft traurig war, aber auch renitent auftrat, Gabriella Mercedes. Beide Eltern hatten sie verlassen. Sie lebte bei einer Tante, da die Eltern getrennt und nach Spanien zurückgegangen waren. Gabriella war mit ihrem Namen zufrieden, weil er sie an Spanien erinnerte.

THERAPEUTIN: *„Weißt du, Gabriella, ich weiß nicht, was passiert ist, dass deine Eltern fort sind, ich weiß nicht, was sie bewegt hat und wieso sie es für besser hielten, dich hierzulassen, aber was ich weiß, Gabriella, ist, dass sie dir zwei Engel mitgegeben haben, die dich für immer begleiten, die dir niemand nehmen kann und die vielleicht auch auf dich schauen und auf dich aufpassen, dir zur Seite stehen ...."*
GABRIELLA: *„Hä, wieso Engel?"*
THERAPEUTIN: *„Weil Gabriel und Mercedes Engel sind, Schutzengel vielleicht, hast du das gewusst?"*
Das Mädchen ist sichtlich gerührt und verneint das.
THERAPEUT: *„Wenn du magst, können wir das noch genauer nachsehen ... Ich habe da ein Buch mit allen Namen drin ..."*

Interessanterweise berichtete die Ziehmutter, dass Gebriella seit dieser Therapiestunde tagsüber nicht mehr einnässte. Im Verlauf imaginierte sie die Engel oft rechts und links neben sich, sprach mit ihnen, wenn sie traurig war, und fühlte sich „irgendwie sicherer" mit dieser Begleitung.

2.2 Dem Kind Wahlmöglichkeiten geben

Ein weiterer Baustein beim Herstellen von Rapport ist die Einladung an das Kind, aktiv am Prozess teilzunehmen, indem man ihm die Wahl lässt, so oft es geht. Das beginnt damit, dass es entscheiden kann, wo es seine Jacke aufhängt, welchen Stuhl es möchte, ob es mit oder ohne Eltern das Gespräch führen mag, ob es in Ordnung ist, über *(Problembenennung)* zu reden, ob es einen Namen dafür hat oder einen Wunsch, was die Lösung betrifft. In diesem Zusammenhang gibt es auch die Anwendung des therapeutischen Double Binds, das dann hilfreich sein kann, wenn es für das Kind zunächst schwierig ist, sich einzulassen: „Ich weiß nicht, ob du jetzt oder später deine Jacke aufhängen möchtest … ob du lieber hier oder dort sitzen möchtest … ob du möchtest, dass wir direkt über dich sprechen oder ich erst deine Eltern etwas besser kennenlerne … ob du heute oder in der nächsten Stunde etwas mehr über Hypnose erfahren willst …" Solche Sätze mögen manipulativ erscheinen, aber sie erlauben auch, dem Kind seine Beteiligung am Geschehen einzuräumen. Gleichzeitig weisen die so formulierten Fragen auf die Lösungsrichtung hin und können Abwehrmechanismen gegen Veränderung etwas „aufweichen". Kinder, die noch nicht für eine Veränderung offen sind, antworten nach unserer Erfahrung durchaus trotzdem mit: „Keins von beidem, ich will meine Jacke anlassen … Keine Ahnung, was ich hier will … ich will gar nichts, meine Eltern wollen ja nur …" Ähnlich kann man mit Familien, die z. B. sehr festgefahrene Konfliktmuster aufweisen, kommunizieren und zur Wahl stellen, ob sie in der kommenden Stunde das tun möchten, was sie immer tun oder bereits kennen, oder Interesse haben, etwas anderes, vielleicht Neues oder Ungewohntes miteinander zu erleben. Meist entscheidet sich die Mehrheit der Familie für „das andere" und gibt die Erlaubnis, dass eingeschliffene Muster unterbrochen werden dürfen.

2.3 Pacing und Leading

Die Begriffe Pacing und Leading sind vor allem aus dem NLP (Neurolinguistisches Programmieren) bekannt und bedeuten so viel wie mitgehen / begleiten und führen. Diese Vorgehensweise, um den Rapport zu fördern und aufrechtzuerhalten, ist zudem eine Form der hypnotischen Kommunikation: Das Aufgreifen von dem, was man beim Klienten beobachtet, dezentes Mitmachen oder auch Verbalisieren ist einerseits trancefördernd und gleichzeitig klientenzentriert und transparent. Es erweitert den empathischen Moment des Verstehens des anderen und des Sich-verstanden-Fühlens gleichermaßen.

Ein guter Rapport zeichnet sich durch die harmonisch abgestimmte „Choreografie" der Bewegungen, des Körperrhythmus, des Tonfalls und der Stimmung bzw. Resonanz zwischen den beteiligten Menschen aus. Dabei ist dieses Vorgehen ein Phänomen, das in der alltäglichen Kommunikation andauernd auftritt, ein gemeinsamer Bewegungs- oder Atemrhythmus beim Laufen, Rauchen oder Essen, die Körperhaltung in einem Gespräch, die gegenseitige „stimmliche Ansteckung" mit kleinen Kindern, das Öffnen des eigenen Mundes, wenn wir einem Kleinkind beim Füttern den Löffel hinhalten. Letzteres kann sowohl ein Pacing (das Kind öffnet den Mund und wir ahmen es nach) als auch ein Leadingvorgang (der Erwachsene öffnet den Mund, um das Kind dazu zu bewegen, es ihm gleichzutun) sein.

Das Pacing / Leading kann sich in der hypnotherapeutischen Kommunikation auf unterschiedliche Bereiche beziehen:

Verbales Pacing – Das Wiederholen und Aufgreifen von Worten und Sprachmustern ist besonders bei Kindern oder Jugendlichen wirksam, die eher ablehnend und schwer zugänglich sind. Keinesfalls sollte es als „nachäffen" oder beschämendes Hinweisen beim Gegenüber ankommen, sondern als respektvolles Konnotieren dessen, was der andere durch sein gesamtes Verhalten ausdrückt. Wenn also ein Jugendlicher sehr wortkarg und lapidar antwortet, ist es wahrscheinlich förderlicher für den Kontakt, wenn der Therapeut sich ebenfalls etwas sparsamer ausdrückt. In den meisten Fällen animiert ein solches Verhalten von Jugendlichen nämlich zum Gegenteil, da das Schweigen oder Demonstrieren von Langeweile schwer zu ertragen ist. Der Therapeut redet und agiert dann oft besonders viel, was die Dynamik in Richtung Aktivität (Therapeut) und Passivität (Klient) verfestigt.

Depressive Kinder und Jugendliche können eine Art „Sogwirkung" ausüben, die dazu führt, dass die Therapeuten sich angestrengt, hilflos, manchmal auch müde fühlen. Mitunter kommt es zu einer fast hypnotischen Umkehrung: Der junge Patient bringt den Therapeuten in Aktion, manchmal auch in eine Konfusion, indem er sich ihm kurz zuwendet und dann wieder nicht reagiert, ihn agieren und Vorschläge machen lässt und auf diese Weise die Kommunikation und das Geschehen lenkt.

Das sogenannte **Atempacing** ist hilfreich, um Trancen zu induzieren und vor allem zu vertiefen, indem mit dem Ausatmen gesprochen und so der Rhythmus des Klienten aufgegriffen wird. Der Leadingprozess lässt dann zum Beispiel durch leichtes Ausdehnen der Sätze oder vertieftes Einatmen des Therapeuten den Atem ruhiger und tiefer werden. Auch Mimik und Gesten oder Laute wie Seufzer, Stöhnen, Ausrufe wie „oh", „wow", „krass", Gähnen, Wippen mit dem Fuß, können dezent aufgegriffen und bewusst oder auch indirekt spontan in die trancetherapeutische Kommunikation eingewoben werden.

Eine Jugendliche spricht über Versagensängste und negative Selbstbewertungen. Dabei sagt sie öfter: „Baah!", „Das ist so ... baah, ich weiß auch nicht ..." Der Therapeut greift das „Baah" auf, indem er sagt: „Dieses ... Baah ... – ist es das, was dich dann aufgeben lässt?" Sie ist erst etwas irritiert und erwidert: „Ja, nee, das ... Baah ... bringt mich eher weg von dem Versagensgefühl, so wie ‚Ist doch egal!' oder so, erst ist da so eine Art Seufzen so ‚hmm', dann das ‚Baah' ..." Im weiteren Verlauf findet sie auch für Ermutigung und Überraschung entsprechende Geräusche und es werden unterschiedliche Varianten ausprobiert – laut und leise. Sie muss dabei immer wieder lachen, aber findet es so viel leichter, darüber mit dem Therapeuten und mit sich selbst anders zu kommunizieren.

Ein ausführliches Beispiel zum Aufgreifen von unwillkürlichen Bewegungsmustern findet sich in Kapitel 5 (Beispiel Jan, Seite 98 ff.).

Inhaltliches verbales Pacing / Leading kann sich auch auf Sprachmuster oder Alltagsmetaphern beziehen. Neben dem positiven Effekt auf den Rapport ergibt sich die Möglichkeit, durch Entwickeln eines Bildes die mögliche Lösungsrichtung anzustoßen. Denn: Die Imagination von Veränderungen auf der Symbol- oder metaphorischen Ebene verändert das Verhältnis zum Problem.

Hilfreich und anregend ist hier das „limbische" Aufgreifen von alltagssprachlichen Äußerungen: Der Begriff „limbisches Kommunizieren" ist inspiriert durch das Buch von Jonas & Daniels (*Was Alltagsgespräche verraten: Verstehen Sie limbisch?,* 1996), in dem die Autoren mit vielen Beispielen darstellen, wie die spontane Ausdrucksweise von Menschen ihre Vorstellungen und Beliefsysteme widerspiegelt und wie man umgekehrt damit arbeiten kann, diese Vorstellungen aufzugreifen und zu nutzen. Milton Erickson war ein Meister solcher ideolektischen Formulierungen, die in den Beschreibungen seiner Behandlungen häufig auftauchen. Durch genaues Zuhören, was und wie die Klienten formulieren, und das direkte Einsteigen in die metaphorische Ebene werden Imagination und Visualisierungen in einer leichten Trance belebt und festgefahrene Bilder beweglich gemacht. Oft entsteht dabei eine humorvolle Annäherung an das Problem, das Reden darüber wird leichter, auch dadurch, dass durch die bildliche Repräsentanz deutlich mehr Gehirnareale aktiviert werden als bei bloßem problemfokussierten Reden: Wenn ein Kind sagt, es fühle sich zerrissen, kann man fragen, wer oder was da reiße, in wie viele Teile etc.; wenn eine Mutter sagt, sie fühle sich wie ein Mülleimer, kann man dieses Bild weiterentwickeln und fragen, wie voll der Eimer gerade sei, ob der Mülleimer eher für Restmüll oder Recyclingware genutzt werde, wer etwas hineinwerfen dürfe, zu welcher Tageszeit und wie oft er auch mal geleert werde; spricht jemand von Druck, kann man fragen, woher der komme (von oben, von hinten), wie stark er sei und welche Farbe er vielleicht habe.

Oftmals entwickeln sich durch die Belebung dieser Bilder schon kleine, mitunter humorvolle Sequenzen, in denen sich Lösungsansätze und erweiterte Handlungsspielräume spontan eröffnen. Auch bieten solche Bilder eine Möglichkeit, direkt in die hypnotische Arbeit, die Arbeit mit Zuständen einzusteigen. Im folgenden Beispiel geht es um den kleinen Nils, der vor Tests oder Prüfungen einen starken Druck empfindet. Auf Nachfrage beschreibt er den Druck als etwas, was auf seinen Schultern lastet:

THERAPEUT: *„Wenn du diesen Druck auf den Schultern wahrnimmst, wie stark ist der, wie fühlt sich deine Schulterpartie an und was genau drückt da …?“*

NILS: *„Es ist wie ein dicker grauer Sack – wie Sand.“*

THERAPEUT: *„Und kannst du sagen, seit wann dieser Sack da ist? Wenn du dich so fühlst … was macht ihn schwerer? … Und was wäre, wenn du ihn abstellst oder das, was darin ist, langsam herausrieseln würde …? Was würdest du dann tun …, was würde sich zuerst verändern?*

Diese Sequenzen sind vor allem dazu gedacht, beim Patienten Suchprozesse auszulösen und durch das Anstoßen von Veränderungen des geschilderten Bildes suggestiv Bewegung in den oftmals als „festgefahren“ erlebten Zustand (Stuck State) und damit einen Prozess auf den Weg zu bringen. Diese Metaphorik überträgt sich dann wie von selbst auf den Umgang mit der Prüfungssituation und braucht nicht unbedingt konkret verbalisiert zu werden.

2.4 Das Meta-Modell und das Milton-Modell im hypnotherapeutischen Sprachgebrauch

Das Meta-Modell der Sprache, das von Grinder und Bandler in den 70er-Jahren nach Analyse der Sprache von Milton Erickson erarbeitet wurde, ist ebenfalls ein wichtiges sprachliches Element der hypnotherapeutischen Kommunikation. Das Modell beschreibt eine Oberflächen- und eine Tiefenstruktur von Sprache, also die einerseits formulierte wörtliche Aussage und das, was der Empfänger der Botschaft intuitiv wahrnimmt oder hineininterpretiert. Fragt ein Junge seine Mutter, wann das Essen fertig sei, kann diese das je nach Kontext und Erfahrung miteinander auf unterschiedliche Weise filtern: als Vorwurf, dass sie noch nicht fertig ist, als Apell, sich zu beeilen, als Sachfrage nach der genauen Zeit. Sagt ein Partner zu seiner Frau: „Ich nehme heute den Großen", weiß diese, was damit gemeint ist: der große Wagen. Ironie, Scherze, kodierte Jugendsprache etc. sind weitere Beispiele, die zu Diskrepanzen zwischen Oberflächen- und Tiefenstruktur führen können.

Das Meta-Modell kann zur Dehypnose, also zur Auflösung von Problemtrancen (wie „Es wird etwas Schlimmes passieren!" / „Niemand mag mich!" / „Es ist immer das Gleiche …"), genutzt werden. Indem man durch konkretisierendes Nachfragen mit sogenannten W-Fragen (Wie? Wann? Wofür? Was genau? Von wem? …) ein klareres Bild, neue Assoziationen und Handlungsspielräume fördert, werden Wahrnehmungsraster verändert und Unterschiede im Erleben spürbar.

Miriam (12 Jahre) fühlt sich in der Schule nicht akzeptiert. Sie vermeidet Situationen, in denen sie einen Raum oder die Sporthalle betreten muss, wenn schon andere Schüler darin sind. „Dann drehen sich immer alle um und machen Sprüche", sagt sie. Die Therapeutin fragt nach: „Alle? Drehen sich alle um, also zum Beispiel 25 Schüler?" „Nein, also nicht alle", antwortet Miriam. „Wer genau dreht sich um?", hakt die Therapeutin nach. „Na, Merlin vielleicht oder auch Sira." „Und was genau sagen sie dann?", fragt die Therapeutin weiter. „Weiß nicht, so was wie ‚Ah, die Herbstfrau' oder so was, eben was mit meinem Namen … Und die Sira kichert dann." „Und die anderen?" Miriam überlegt: „Hm, eigentlich reden die weiter oder so …" „Passiert das jedes Mal, wenn du einen Raum betrittst?", fragt die Therapeutin dann. „Ja, also nein, nur manchmal, aber es fühlt sich so an …" „Du meinst, du rechnest immer damit und manchmal passiert es auch so?" „Ja, ab und zu …"

In diesem Fall ließ die Therapeutin die Schülerin die Situation im Raum mithilfe von Playmobilfiguren aufstellen und nachspielen, wie sich alle umdrehen. Das brachte Miriam zum Lachen und sie sagte, „Nee, so ist es ja auch nicht, so wichtig finden die mich, glaub ich, nicht alle." Sie fand das insgesamt entlastend.

Manfred Prior hat zu diesem Vorgehen ein kleines, sehr anregendes Buch verfasst (*MiniMax-Interventionen: 15 minimale Interventionen mit maximaler Wirkung*, 2017), in dem dieses Vorgehen ausführlich beschrieben wird.

Das Milton-Modell nutzt genau diese Muster der Generalisierungen, Tilgungen, Verzerrungen (vgl. Tabelle 2.1), um Trancen herzustellen und damit den Raum für Suchprozesse, positive Assoziationen, posthypnotische Botschaften, Ressourcenwahrnehmung und Lösungszuversicht zu öffnen.

Sprachmuster

Es werden im Wesentlichen drei Kategorien von Sprachmustern unterschieden:

1. Generalisierung
2. Tilgungen und
3. Verzerrungen.

Tabelle 2.1 enthält Beispiele zur Verdeutlichung:

Grundmechanismus	Frage zur Dehypnose	hypnotisches Muster / Milton-Modell
1. Generalisierungen „Ich kann nicht ..., es geht nicht ...“	Was genau fehlt dir, um ... Wie entscheidest du, dass es nicht geht?	„... und du kannst tatsächlich aus jeder Situation lernen.“ „... jedes Kind kann lernen, sein eigener Freund zu sein.“
Kausalitäten „Ich muss mich zusammenreißen ...“	„Weil sonst ...?“ „Was passiert, wenn du es nicht tust, wofür ist das wichtig?“	„Es ist gut zu wissen, dass du nur deiner inneren Stimme folgen musst ..., du musst gerade nichts über deine Augen aufnehmen, was wichtig ist ...
Verallgemeinerungen Sätze mit „immer“, „nie“, „jeder“, „alle“, „nichts“	„Wer genau?“ „Wann genau?“ „Welche Ausnahmen gibt es ...?“	„Nichts hindert dich daran, einfach deiner Vorstellung zu folgen ... immer, wenn du diesen Stein ansiehst ...“

Grundmechanismus	Frage zur Dehypnose	hypnotisches Muster / Milton-Modell
2. Tilgungen (Weglassen von Informationen)		
Nominalisierungen „Es gibt keine Hilfe" / „Ich habe kein Vertrauen mehr."	„Wofür / von wem würdest du dir Hilfe wünschen / benötigen?" „Wem vertraust du nicht?"	„Du spürst dieses Vertrauen in dir, dass du aufgehoben bist ... Wann immer du die Hilfe brauchst, kannst du dir vorstellen ..."
Fehlender Inhaltsbezug „Man kann nicht ...!" „Das ist doch ganz leicht ..."	„Wer genau, was nicht?" „Für wen ist das so?"	„... und es ist plötzlich ganz leicht, deine Muskeln zu steuern ... weil man für jedes Kind einen sicheren Raum schaffen muss, du kannst vielleicht schon jetzt spüren ... das zu tu, was zu tun ist ..."
Unbestimmte Verben spüren, ablehnen, glauben	„Was genau...?" „Woran merkst du das ...?" „Wie äußert sich das?"	
Vergleiche Bewertungen „Das ist besser so." „Er ist viel beliebter als ich."	„Woran merkst du das?" „Wie weißt du, dass ..." „Für wen ist das besser?" „Besser als was?"	„Du spürst genau, was besser für dich ist, sich anders anfühlt ... beliebter als früher zu sein ..."
3. Verzerrungen		
Ursache – Wirkung „Sein Lachen lenkt mich ab." Bindewörter wie: aber, eigentlich, darum	„Wie genau macht er das?" Neu formulieren ohne „aber", vervollständigen der Sätze ...	„Und sie spüren, wie das Lachen des Kindes ihr Herz erwärmt, ... wie sein Lachen deinen Schmerz ausblendet ..."

Grundmechanismus	Frage zur Dehypnose	hypnotisches Muster / Milton-Modell
Allgemeinplätze und Zitate ohne Zuordnung „Das weiß doch jeder!" „Es ist gut, sich alles zu erzählen." „Mütter müssen ihre Kinder versorgen ..."	„Was genau und woher wissen das ‚alle' ...?" „Wo steht das geschrieben?"	„Jeder weiß, dass es so ist, dass jedes Kind ein Lächeln im Bauch hat ... Kinder übernehmen Dinge von uns, es sollte für jedes Kind eine Mutter oder ein Vater da sein, die / der zu ihm sagt ..."
Gedanken lesen, Projektionen „Ich weiß, was du gemeint hast!" „Er weiß genau, was ich mir wünsche." „Du wirst so werden wie dein Vater ..."	„Woher weißt du das?" „Wie erkennst du das?" „Was hat er denn genau gemeint?" „Wieso bist du dir so sicher?" „Woran machen Sie das fest?" „An welche Eigenschaft denken Sie?" „Wie wird das geschehen?" „Was tun Sie dafür?"	„Dein Unbewusstes weiß genau, wie du dich wohlfühlen kannst ... Die Vögel und die Tiere haben schon lange verstanden, was du dir tief in Inneren wünschst ... Und du wirst auf deine Weise deinen Weg gehen ..."

Tabelle 2.1: Sprachmuster

Eine gute ausführliche Erläuterung hierzu findet sich bei Revenstorf & Peter (2015).

2.5 Erfassen und Utilisieren von (Verhaltens-, Wahrnehmungs- und kognitiven) Mustern

Das Utilisationsprinzip hat Ähnlichkeit mit dem bereits beschriebenen Pacing-und-Leading-Konzept (Abschnitt 2.3) in der Hypnotherapie, fließt aber darüber hinaus in die hypnotischen Angebote mit ein und erweitert vorhandene Strukturen. Dazu ist es sinnvoll, das Kind in seinen Mustern wahrzunehmen, um diese dann in die Induktionen, Geschichten und Interventionen einzuweben (siehe auch Beispiele aus Tabelle 2.1). Die Möglichkeiten der Utilisation erstrecken sich über das gesamte Spektrum komplexer Perzeptions- und Verhaltensmuster. Das Aufgreifen der präferierten Repräsentationssysteme – visuell, auditiv, kinästhetisch / haptisch, olfaktorisch und gustatorisch (VAKOG) – dient der Intensivierung von Bildern und Zuständen, die assoziiert erlebt werden sollen. Arbeitet man mit der häufig angewandten Sicherer-Ort-Intervention, erfragt man entsprechend, was es dort zu hören, zu sehen oder zu riechen gibt bzw. bezieht sich auf den „Kanal“, den das Kind selbst am meisten nutzt: Wenn Paula beispielsweise ihr Lieblingstier beschreibt und dabei vor allem über das weiche Fell und das schöne Gefühl, eine Katze auf dem Schoß zu haben und zu streicheln, spricht, ist es sinnvoll, kinästhetische Aspekte (weich, kuschelig, warm) in der Trance aufzugreifen.

Will man das Spektrum erweitern, um das Erleben für Kanäle, die das Kind weniger nutzt, zu öffnen, fügt man unter Umständen auditive oder visuelle Gegebenheiten hinzu. In Paulas Fall könnte man das Schnurren der Katze und das Glänzen des Fells benennen.

Ist ein Kind negativ auf einen Kanal fixiert wie z. B. bei einer Spritzenphobie, ist eher die Umfokussierung auf eine andere Modalität hilfreich. Um diese als Intervention zu nutzen, ist ein sorgfältiges Erfragen dessen, was genau an dem Vorgang „schlimm“ sei, nötig.

In Helenas Fall war dies vor allem das Eindringen der Nadel in die leicht elastische, feste Haut. Die Vorstellung, die Nadel ginge „ganz weich durch wie in eine Torte (Veränderung der kinästhetischen Komponente) hinein“, brachte sie dann zum Lachen. Sie selbst veränderte die Vorstellung dann noch in die eines Apfels ohne Schale, der eine Injektion bekommt, und sie könne dann zusehen, wie sich die injizierte Flüssigkeit problemlos dort verteilt (visuelle Erweiterung). Die Belastung sank von 8–9 auf ca. 3 auf einer Skala von 0–10. Das war in Ordnung. (Dabei ist wichtig, vorher zu bestimmen: Wie viel unangenehmes Gefühl ist akzeptabel?)

Im Bereich Lernen, Rechtschreibung und Merkfähigkeit ist die Veränderung oder die Erweiterung der Modalitäten eine interessante Möglichkeit, um Fortschritte zu erreichen. Ein Beispiel wäre hier etwa die Buchstabiermethode aus dem NLP. Klaus H. Schick (2004) hat hierzu eine Rechtschreibtherapie entwickelt, die sich die Erkenntnis zunutze macht, dass Augenbewegungen für das Speichern visueller Bilder genutzt werden können. Die meisten Menschen schauen beim Erinnern oder Konstruieren von Wortbildern nach oben rechts bzw. links. In der Therapie wird das Kind aufgefordert, die Buchstaben des zu lernenden Wortes in seiner Vorstellung auf eine imaginäre Fläche oder einen Bildschirm oberhalb der Horizontlinie zu „schreiben" – in einer Farbe und mit der Schrift seiner Wahl. Diese Buchstaben werden dann vorwärts und rückwärts „abgelesen" und dort gespeichert. Es wird also die sonst unwillkürliche Augenbewegung genutzt, um bewusst Wortbilder zu erinnern.

Die Wahrnehmungsstile eines Kindes lassen sich ebenfalls nutzen oder ggf. verändern. Um das zu veranschaulichen, vergleichen wir sie, wie anhand der „Skalen" auf Seite 50 dargestellt, mit denen von Tieren. Weitere Beispiele für die Utilisation (VAKOG) finden sich im Beitrag „Nägelbeißen und Trichotillomanie" von Bierbaum-Luttermann & Mrochen in dem Buch *Hypnose in Psychotherapie, Psychosomatik und Medizin* (Revenstorf & Peter, 2015, Seite 773–781).

Assoziation und Dissoziation

Der Wechsel von Assoziation und Dissoziation ist Teil vieler hypnotherapeutischer Interventionen: in der „Teilearbeit" zur Ressourcenaktivierung, bei Screen-(Bildschirm)-Techniken zur Behandlung von Phobien, Ängsten oder Traumata. Das Heraustreten aus dem (Problem-)Zustand und der damit verbundene Perspektivwechsel helfen bei assoziiertem belastendem Erleben dabei, zum Beobachter („Adlerperspektive") zu werden, um sich leichter distanzieren, beobachten und schließlich auch regulieren zu können. Somit erlaubt die Dissoziation, eine Situation oder einen Ablauf im erweiterten Kontext wahrzunehmen und möglicherweise anders zu bewerten (s. a. Liste prozessdiagnostischer Merkmale, Seite 189 und im Anhang). Diese Form des Perspektivwechsels wird bei der sogenannten Phobietechnik (Bandler & McDonald, 1990) genutzt:
Max, ein neunjähriger Junge, hat große Angst vor Hunden. Seine Angst hindert ihn manchmal daran, zum Fußball oder zur Schule zu gehen. Er vermeidet Parks und wechselt die Straßenseite, wenn ein Hund, egal wie groß, ihm begegnet. Er beschreibt, vor allem die Augen und die Zähne seien für ihn furchterregend, so komme ihm jeder Hund einfach „irgendwie groß und gefährlich vor". Neben der üblichen Edukation über das Verhalten von Hunden wird er angehalten, aus sicherer Perspektive, zum Beispiel vom Balkon aus, Hunde zu beobachten. Wie sieht das ganze Tier aus? In der Trance stellt er sich dann vor, sich aus dieser Perspektive selbst zu sehen, wie er an Hunden vorbeigeht bzw. wie diese an ihm vorbeigehen, und er wird aufgefordert, den Kontext zu beschreiben. Hat der Hund eine Leine? Was macht der Schwanz? Und wofür interessiert sich das Tier in seiner Umgebung?

Weiter lassen sich, um nur einige Beispiele zu nennen, die Beziehungsgestaltung (kontrollierend–folgend), die zeitliche Orientierung (in time / out of time), Denk- und Wiedergabestile (linear–mosaikhaft) bis hin zu Kommunikations- und Interaktionsmustern (aktiv–passiv, übertreibend–herunterspielend, polarisierend–harmonisierend, auf Ähnlichkeiten–Unterschiede orientiert) beobachten und utilisieren.

Videoaufnahmen von Erstkontakten oder Familiengesprächen sind hilfreich, wenn man seine Beobachtungsfertigkeiten diesbezüglich schulen möchte. Die prozessdiagnostischen Merkmale (s. a. Anhang) kann man als Profil nach folgender Liste abbilden und für die Planung von Interventionen verwenden:

fokussiert (**Falke**; der Falke fixiert)	⟷	**defokussiert** (**Büffel**; der Büffel hat die Augen seitlich und nimmt ganze Muster oder Bewegungen wahr, der Blick ist also „weit gestellt")
assoziiert (**Maus**; sie ist voll im Geschehen und reagiert unmittelbar auf alle Reize, dabei ist sie appetenzgesteuert und reizoffen)	⟷	**dissoziiert** (**Adler**; er schwebt über den Dingen, nimmt die Zuschauerperspektive ein, sieht Kontexte und ist eher distanziert und auf Überblick bedacht)
achtet auf Gemeinsamkeiten	⟷	**achtet auf Unterschiede**
übertreibend / vergrößernd	⟷	**verkleinernd / down-shifting**
aktiv	⟷	**passiv**
mosaikhaft	⟷	**linear**
polarisierend	⟷	**harmonisierend**
gebend	⟷	**nehmend**
symmetrisch	⟷	**komplementär**
Probleme aufgreifend	⟷	**Problemen ausweichend**
internal attribuierend	⟷	**external attribuierend**
intrapunitiv	⟷	**extrapunitiv**
impulsiv	⟷	**kontrolliert / reflexiv**
in time	⟷	**through time / out of time**
one up (Haltung im Kontakt mit anderen: *one up* bedeutet, die Person kontrolliert und bestimmt die Kommunikation)	⟷	**one down** (*one down* beschreibt eher eine sich unterordnende, dem anderen die Führung überlassende Haltung)

Die Idee dahinter ist, eine gewisse Ausgewogenheit zwischen den Merkmalen oder Mustern zu fördern, wenn das Kreuz auf der Skala sehr weit rechts oder links gesetzt ist oder eines der Repräsentationssysteme stark hervorsticht bzw. gar nicht vorkommt. Zur Erläuterung hier einige Beispiele:

Wenn ein Kind alles anfasst und benennt (weich, kratzig, kalt warm etc.), beschnüffelt, öfter Adjektive oder Verben aus dem olfaktorischen Bereich nutzt, geht man einerseits sprachlich in der Trance darauf ein („… und wenn du dir nun eine Wiese vorstellst, du sagtest, du magst Wiesen … und du spürst den Rasen unter deinen Füßen und diesen ganz speziellen Duft von frisch geschnittenem Gras …") bzw. nimmt bewusst andere Wahrnehmungsmodalitäten hinzu („… und vielleicht ist es, als ob du das Grün fühlen kannst, dieses frische Grün und die weißen und gelben Blumen …")

Ist das Kind eher fokussiert wie ein Falke, dann kommt es in den Raum und wird sich eventuell für einen bestimmten Gegenstand, etwa einen Stift, ein Spielzeugauto, ein Kissen oder ein anderes Detail interessieren. Nimmt es hingegen eher atmosphärisch und „rundum" wahr wie ein Büffel oder Pferd, sagt es vielleicht: „Das ist hier aber schön hell und gemütlich …" Ist ein Kind also sehr detailfixiert und dadurch wenig ganzheitlich wahrnehmend, lässt sich dies zunächst durch Aufgreifen dieses Musters in einer Induktion und dann durch Erweiterung in Richtung Kontextualisierung nutzen.

Das vorhandene Muster sollte keinesfalls abgewertet oder als schlecht oder böse o. Ä. betitelt werden, sondern als *eine* mögliche Strategie: „Ich weiß, Frank, dass deine fixen Augen gut darin sind, schnell etwas zu finden, was dich interessiert. Wenn du nun einen Punkt im Raum auswählst, der dir interessant erscheint, und du ihn ansiehst … genau ansiehst und dabei in diesen besonderen Zustand gehst, kannst du damit experimentieren, was passiert, wenn du mit ‚weit gestellten' Augen auch die Umgebung des Punktes wahrnimmst, wie der Zoom-Effekt in einer Kamera … Was nimmst du ganz am Rand deines Gesichtsfeldes wahr, ohne den Kopf oder die Augen zu bewegen, ohne dich anzustrengen …"

Was hier mit der Wahrnehmung des Punktes geschieht, kann auch für die Wahrnehmung komplexerer sozialer Situationen oder Kontexte genutzt werden. Wenn ein Kind schnell reizbar ist, „hochgeht" und auf kleine „Angriffe" (angeschubst werden etc.) aggressiv reagiert, kann dieses Vorgehen dabei helfen, den Kontext (wie das allgemeine Gedrängel auf dem Gang im Schulgebäude) besser wahrzunehmen und das Verhalten der anderen Kinder anders, weniger auf sich selbst bezogen, zu bewerten.

Wenn ein Kind sehr in der „Mausperspektive" mit schnell wechselnden und impulsiven Reaktionen agiert, was typisch für sogenannte hyperaktive Kinder ist, kann es sinnvoll sein, sie in der Trance oder in spielerischen Situationen (siehe Kapitel 8 „Hypnotherapeutische Herangehensweisen im Spiel") beispielsweise durch eine Reise mit einem fliegenden Teppich oder tatsächlich auf den Rücken eines Adlers in die „Adlerperspektive" zu bringen, sodass sie die Situationen „von oben aus" sehen lernen, damit komplexer wahrnehmen und sich besser distanzieren und regulieren können.

Erzählt und agiert ein Kind in „mosaikhaftem" Stil, also hin und her springend zwischen unterschiedlichen „Bausteinen" einer Geschichte, eines Planes oder Witzes („… da war so ein Mann und am Ende musste der dann zur Strafe woandershin, und der Hund war aber süß und der wohnt mit in dem Haus …"), gilt es, in einer Suggestion vom „alles gleichzeitig" zum „Schritt für Schritt" zu kommen, sich selbst ordnend („den Anfang eines Fadens suchen und Schritt für Schritt aufrollen …"), einen Anfang und ein Ende visualisierend. Auch kann der Therapeut als Modell autosuggestiv laut zu sich selbst sprechen: „Hmmm … so viele Ideen und Dinge, die dazugehören, wo ist nur der Anfang? Fang ich in der Mitte an oder an einer Ecke …? Zuerst brauche ich einen Platz, an dem ich alles aufbauen und ordnen kann."

Die Liste der Merkmale (vgl. Seite 50) und das beobachtbare Profil können so auf vielfache Weise zur Entwicklung von Behandlungssequenzen und Therapiezielen genutzt werden.

In Abbildung 2.1 sieht man die Profile von zwei gleichaltrigen Kindern mit der gleichen diagnostischen Zuschreibung ADHS. Frederik (schwarzes Profil) ist deutlich weniger sozial auffällig und gehandikapt, Mario (graues Profil) zeigt mehr „Ausschläge" nach rechts und links. Hypnotherapeutische Methoden können hier gezielt zum Einsatz kommen:

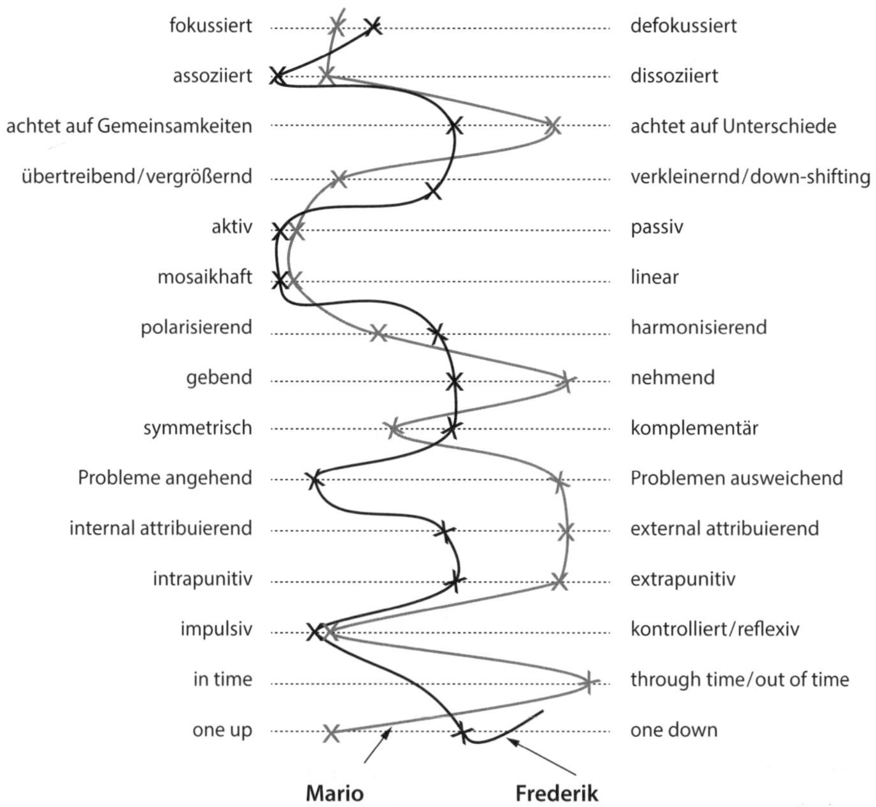

Abbildung 2.1: Diagnostische Zuschreibungen von Frederik und Mario (beide ADHS)

Nutzen unwillkürlicher ideomotorischer Bewegungen

Jeder Mensch hat kleine Gesten, mimische oder meist unwillkürliche Bewegungen, die in unsicheren, neuen oder herausfordernden Situationen Sicherheit, Selbstberuhigung oder Schutz vermitteln. Solche sogenannten *Security Gestures,* etwa sich hinter dem Ohr kratzen, die Arme verschränken, auf den Boden sehen oder die Finger anschauen, mit den Füßen wackeln, den Oberkörper wiegen, tief Luft holen, Schultern zucken etc., lassen sich gut in Trancen oder Geschichten einweben, was z. B. die Identifikation mit dem Protagonisten in der Geschichte erhöht: „Mario, du sitzt jetzt hier, und das ist vielleicht etwas sonderbar für dich, was wir hier so machen und machen werden, und während du mit zuhörst, hast du vielleicht bemerkt, dass dein Fuß sich auf eine bestimmte Art und Weise bewegt, ja, genau der, und vielleicht kannst du da mal hinfühlen, wie der das macht, der Fuß, und woher der Impuls / die Idee kommt, sich auf diese Weise zu bewegen, und was er verändert, wenn du es jetzt etwas doller machst … genau. Und nun weniger, ja … Und nun nur minimal diese Bewegung machst, bis sie nur noch in deiner Vorstellung stattfindet … genau … Beobachte mal, wie das ist, wenn dein Fuß auf diese Weise ruhig wird …“

Wesentlich ist hier wieder, die Bewegung nicht zu bewerten, sondern nur wahrzunehmen, um das Kind mit sich selbst und seinen ganz automatischen Fähigkeiten zur Selbstregulation in Kontakt zu bringen.

Neben der Möglichkeit, in Trance mit Kindern zu sprechen und direkt zu kommunizieren, gibt es auch den Weg, sich über die ideomotorischen Signale zu verständigen, wenn man das Kind in der Trance lassen möchte oder das Kind nicht reden mag.

Ideomotorische Bewegungen sind in der Regel unwillkürliche Reaktionen oder nonverbale „Antworten“ des Organismus auf Fragen oder Vorstellungen. In der klassischen Hypnose werden diese genutzt, um mit unbewussten Anteilen, verdrängtem oder intuitivem Wissen in Kontakt zu kommen oder eben während der Trance mit dem Klienten zu kommunizieren. Dazu bittet man das Kind oder den Jugendlichen in Trance zu gehen und z. B. mit den Fingern einer Hand / der Hand und dem Finger, die / der sich als Erstes spontan bewegt … ein Zeichen zu geben für die Antwort Ja und mit einer anderen Hand / einem anderen Finger für die Antwort Nein, eventuell auch für „Ich weiß nicht“ oder „Ich möchte nicht antworten“.

Ist dies geschehen, kann man Fragen stellen und entsprechende Antwortsignale abwarten. Bietet man die Intervention „Aufsuchen eines sicheren Ortes“ an, kann das Kind über die Fingersignale zeigen, dass es einen solchen Ort gefunden hat, dass es dort angekommen ist etc.

Fragen, um verdeckte Ziele, Ambivalenzen oder andere Lösungsblockierungen zu finden, können (altersspezifisch formuliert) außerdem sein (in Anlehnung an Bohne, 2019):

- Gibt es im Zusammenhang mit diesem Problem (Schmerz / Angst …) Wut oder Ärger auf jemanden anders / Vorwürfe gegen jemanden?
- Bist du bezogen auf das Problem auf dich selbst sauer / ärgerlich, oder wirfst du dir etwas vor?
- Verbindet dich (der Schmerz / die Angst …) mit jemandem, der wichtig ist in deinem Leben?
- Fühlst du dich, wenn (der Schmerz / die Angst …) auftritt, irgendwie jünger, kleiner, hilfloser, als du eigentlich bist?
- Hat (der Schmerz / die Angst …) vielleicht etwas damit zu tun, dass du noch etwas erwartest von jemandem, was du nicht bekommen hast / dass du auf etwas für dich Wichtiges wartest oder hoffst, was nicht geschehen ist?

Werden hier Ja-Signale gegeben, kann es sehr sinnvoll sein, zunächst das entsprechende Thema zu klären, zumindest aber zu berücksichtigen, und das damit verbundene erlebte Leid angemessen und ausreichend (!) zu würdigen. Das kann einfach dadurch erfolgen, dass man das Einverständnis des Anteils oder des Unbewussten einholt (siehe Kapitel 7 „Teilearbeit mit Kindern"): „Ich möchte jetzt noch einmal Kontakt aufnehmen mit deinem Unbewussten und fragen, ob es in Ordnung ist, auch wenn es da noch Groll gegen dich selbst oder jemand anders (oder eine große Gemeinheit oder Ungerechtigkeit) gibt, daran zu arbeiten, dass es dir (Name) besser geht, du wieder mutiger und sicherer wirst." Wenn dies verneint wird, wäre zunächst eine intensivere Teilearbeit zum Beispiel durch eine Form von Nachbeelterung (Reparenting) angebracht.

3. Hypnotherapie – Arbeit mit veränderten Bewusstseinszuständen

„Die therapeutische Trance ist ein Zeitabschnitt, währenddem die Beschränkungen der eigenen gewohnten Bezugsrahmen und Überzeugungen vorübergehend aufgehoben werden, so dass der Betreffende für andere Assoziationsmuster und psychische Funktionsweisen empfänglich ist, die ihn einer Problemlösung näherbringen."

(Milton H. Erickson & Ernest L. Rossi, 2008, Seite 16)

Veränderte Bewusstseinszustände (Trance) können in der Arbeit mit Kindern sowohl durch direkte und formale Tranceinduktionen als auch durch sogenannte indirekte Techniken (z. B. Beiläufigkeit) hervorgerufen werden. Meist ist keine formale Induktion notwendig, da Kinder – wie Menschen generell – häufig diese Zustände selbst herstellen. Die bei Kindern spontan auftretenden veränderten Bewusstseinszustände, die in Spielsituationen, Bewegungen oder Rollenwechseln auftreten, werden dann utilisiert. Wenn ein Kind beispielsweise spontan eine gläserne Murmel in die Hand nimmt, kann sich der Therapeut ebenfalls eine nehmen und betrachten, sie gegen das Licht halten und das Farbenspiel beobachten: „Durch so eine blaue Murmel sieht die Welt irgendwie anders aus" wäre eine beiläufige Form, die spontane Trance zu utilisieren und mit einem für das Kind relevanten Thema zu verknüpfen. „Und siehst du diese kleinen Luftblasen in der Murmel, diese Einschlüsse? Und stelle dir vor, darin würde sich etwas spiegeln, etwas aus deinem Leben, wie in einer Kristallkugel, in die man hineinsehen kann, was siehst du da …?"

Manche Patienten erwarten aber eine bestimmte Struktur oder eine Form von Hypnose, die sie selbst erfahren möchten. Einige finden es zum Beispiel interessant und haben die Erwartung, dass ein Pendel, eine Augenfixationstechnik oder Handlevitation genutzt wird. Die folgenden Ausführungen zeigen Ihnen daher Möglichkeiten auf, diese klassische formale Tranceinduktion für Kinder zu verwenden, die das gerne erfahren möchten und entsprechende Erwartungen an Hypnose haben. Es sind Tranceeinleitungen, die man mit dem jeweiligen Thema verbinden kann, z. B. an einen sicheren Ort zu gehen, Schmerz hinter sich zu lassen, mit dem Zusammenkommen der Finger zu beobachten, wie sich Aufregung oder Wut reduziert, etc.

Ein großer Vorteil solcher formalen Ein- und Ausleitungen ist, dass sie eine Struktur zum Praktizieren und Vertiefen der Trance bieten, Anfang und Ende werden markiert, und z. B. das Zusammenführen von Händen oder Fingern wirkt wie ein Anker oder „Umschalter", wie ein neunjähriger Junge mit Migräne es nannte.

Grundsätzlich ist bei der Wahl der Tranceinduktion das Entwicklungsalter des Kindes zu beachten und eine einfache Sprache zu nutzen.

3.1 Formale Tranceinduktionen und -ausleitungen

Die folgende Technik enthält Elemente von Levitation, leichter Katalepsie, Auflösung der Levitation als Induktion und Erickson'sche Suggestionen:

Ballon-und-Sandeimer-Induktion

Vorbereitung

„Gleich werde ich dich bitten, die Augen zu schließen und deine Arme auszustrecken, ich meine damit so … (zeigen, wie das Kind es machen soll) *die Arme parallel zum Boden auszustrecken. Wenn wir das nun zusammen ausprobieren, ist es dann okay, wenn ich dich kurz am Arm oder der Hand berühre? Okay? Danke …"*

Induktion

„Okay, dann fangen wir an … Bitte schließ mit dem nächsten Ausatmen deine Augen und strecke deine Arme aus … gut so …prima … Und jetzt kannst du dir vorstellen, dass an einem deiner Handgelenke – egal, ob rechts oder links – … ein Sandeimer wie für Kinder hängt, gefüllt mit Sand, sodass du das Gewicht deutlich spüren kannst … weil es mit der Schwerkraft geht … und am anderen Handgelenk … da stell dir vor, ist eine große Traube richtig prall aufgeblasener Luftballons, mit Helium gefüllt, mit einem weichen Bändchen festgebunden und du spürst, wie die Hand dadurch leicht nach oben gezogen wird …"

Nun beobachtet man, ob sich leichte Effekte, unwillkürliche Bewegungen einstellen:

„Genau, ja. Es ist interessant, es einfach geschehen zu lassen, neugierig zu sein, wie es sich anfühlt, wenn dein Körper deinen Vorstellungen folgt, einfach so … diese Leichtigkeit des Armes, der gehalten durch die Ballons in der Luft schwebt … während die Schulter sich ganz locker anfühlt … es ist leicht … so lässt du es jetzt.

Und jetzt stellst du dir vor, dass in den Eimer an der anderen Hand noch etwas mehr Sand hinzukommt, sodass du deutlich spürst, dass er schwerer wird, ja … genau so … und diese Schwere kannst du bis in deine Schulter spüren und dem Gewicht in deinem Tempo nachgeben.

Und gleichzeitig, nimmst du wahr, wie die Ballons deinen Arm weiter nach oben tragen, ganz sanft … und wie gut und interessant es sich anfühlt und bequem, sich ganz dieser Vorstellung zu überlassen … wie gut das funktioniert … Leichtigkeit und Schwere … und dabei entspannt und bequem zu sitzen … und mit jeder kleinen Bewegung kannst du dich kompetenter und interessanter fühlen …

Und dann wirst du jetzt auch noch lernen, dass man in Hypnose die Augen öffnen kann, gleich, wenn ich „jetzt" sage, machst du die Augen auf und siehst diesen Unterschied, den du gemacht hast, der leichten und der schweren Hand, und kannst dich darüber wundern … und ein bisschen stolz sein und dich angenommen fühlen, deine Augen wieder schließen … und noch etwas tiefer hineingehen in diese Vorstellung, genau so …"

Beenden und auflösen

„Und jetzt, wenn du magst, lässt du die Hand mit dem Eimer auf deinem Schoß landen und den Eimer einfach runterrutschen – jetzt wird es leichter … langsam wieder ganz normal leicht und locker und die Ballons lässt du einfach los, streifst das Bändchen ab und die Hand sinkt zu der anderen auf deinen Schoß … in deinem eigenen Tempo … genau, gut so … und du kannst noch einmal wahrnehmen, wie wohl und entspannt und sicher du dich jetzt fühlst mit dir selbst … und dann kannst du deine Hände leicht bewegen und dich auf deine Weise wieder in den gewohnten Wachzustand versetzen … und alle guten Gefühle mit hierher bringen … mit dem Einatmen die Augen öffnen …"

Wenn das Kind sich recken und strecken möchte, ist es sinnvoll, dies verbal zu unterstützen. Wenn Kinder schwer aus der Trance herauskommen, kann man durch lauteres Sprechen, das Fokussieren auf Außengeräusche oder eventuell durch Rückwärtszählen von 5–0 die Tranceausleitung verstärken.

Atemfokussierung

(Nach Daniel P. Kohen, 1991)

Vorbereitung

„Ich möchte dir, (Name des Kindes), *etwas zeigen, was du eigentlich schon weißt, aber vielleicht nicht weißt, dass du es weißt, und dann weißt du es und es ist ganz einfach … Ich mache es dir einmal vor und du schaust einfach nur zu …*

Ich atme ein und zähle dabei bis 3, 1–2–3 (eventuell die Finger zum Zählen nutzen), *dann atme ich leicht durch den Mund aus und zähle bis 6, 1–2–3–4–5–6, so … gut, okay …"*

Induktion

„... *und jetzt machst du es* (wiederholen), *und wenn du bei 5 oder 6 angekommen bist, lass deine Augen sich schließen und stelle dir einen Ort vor, an dem du gerne bist oder sein möchtest ... du entscheidest und weißt, wo du dann bist ... weil du der Boss (Chef, Bestimmer ...) über all deine Vorstellungen bist, genauso wie du deinen Atem und den Grad deiner Entspannung bestimmst, während ich weiter ein bisschen zu dir spreche ... sehr gut, genau ...*

Achte nun auf deinen Atem, beobachte ihn einfach nur, wie er sich anfühlt in der Nase ... genau, und jetzt atme durch die Nase ein und den Mund aus."

Intensivierung

„*Und ich bin sicher,* (Name des Kindes), *dass du bemerkst, wie deine Schultern sich etwas senken, wenn du ausatmest, ja, und das ist die natürliche Art des Entspannens und Loslassens, ganz einfach und automatisch, mit jedem Atemzug, den dein Körper macht ... lösen, ohne auch nur eine Sekunde darüber nachzudenken. Und jetzt kannst du dieser besonderen Entspannung mit deiner Aufmerksamkeit folgen, wie sie langsam und angenehm in deinem Körper nach unten wandert oder fließt, beobachte, wie weit es mit jedem weiteren Ausatmen geht, und es ist unwichtig, ob dieses Gefühl zuerst im linken oder rechten Arm ankommt oder in beiden gleichzeitig ... während ein Teil deiner Aufmerksamkeit sich auf den Ort, an dem du bist in deiner Fantasie, konzentriert ... kannst du spüren, dass sich dein Atmen etwas verlangsamt hat, weil du jetzt in diesem Zustand von Selbsthypnose angekommen bist, genau richtig ... und wenn du nun spürst, wie dieses entspannte gute Gefühl sich bis in deine Beine und Füße ausdehnt, dann kannst du wirklich stolz und zufrieden sein ...*"

Kinder sind in der Regel fasziniert von solchen hypnotischen Phänomenen, wenn sie merken, wie stark sie ihr Erleben durch ihre Vorstellungskraft beeinflussen können:

„*Stell dich einmal hin, sodass du wirklich gut und stabil stehst, genau* (Therapeut macht es vor). *Und du streckst deinen rechten* (bei Linkshändern linken) *Arm aus mit der Handfläche nach oben. Ich werde nun versuchen, mit beiden Händen am Unterarm und Oberarm, deinen Arm zu beugen, also deine Hand Richtung deiner Schulter zu bewegen, und du versuchst, ihn ausgestreckt zu halten!*" Therapeut drückt feste, bis der Arm nachgibt und sich am Ellenbogen beugt. Es soll dabei kein schmerzhaftes Wettringen entstehen, sondern der Fokus nur auf den Unterschieden in der Wahrnehmung zum nun folgenden Experiment liegen.

„*Jetzt machen wir das noch mal, eigentlich genau das Gleiche mit einem wichtigen Unterschied! Du streckst wieder den Arm aus, genau so, und nun stellst du dir vor, dass dein Arm ein Rohr ist, aus dem du mit voller Wucht an die gegenüberliegende Wand (oder etwas anderes in einigen Metern Entfernung) Wasser spritzt. Dabei schaust du auf die Wand über deine Hand hinweg und stellst dir vor, was du mit dem Wasser da triffst oder löschst. Okay? Also los ... Hast du die Vorstellung? Gut okay, ich versuche es nun wieder, deinen Arm zu beugen, und du achtest auf den Unterschied ... Wow ... Es ist erstaunlich, oder? Ich kriege es nicht mehr so einfach hin und du kannst ganz entspannt da stehen und durch die Kraft deiner Vorstellung stabil bleiben im Arm ...“*

Dann kann man noch einmal die Rollen wechseln. Das Kind versucht dann, den Arm des Therapeuten zu beugen, sodass es auch umgekehrt die Veränderung spürt. Um die Kontrolle dabei vor allem beim Kind zu verorten, ist es wichtig, diese Phänomene zu erklären und sich von Bühnenhypnose abzugrenzen. Bei den formalen Induktionen spielt, wie bereits erwähnt, das Alter und die Entwicklungsreife des Kindes eine Rolle für die Formulierungen und Themen der Trancen. Je jünger das Kind ist, desto konkreter und direktiver sind in der Regel die Vorgehensweisen:

„Ich möchte, dass du dich bequem auf den Boden legst und dir ein Tier aussuchst oder dein Kuscheltier, das du mitgebracht hast, in beide Hände nimmst ... Genau so ... und dann auf deinen Bauch legst ... ja genau ... und dass du einfach mal beobachtest, was passiert, wenn du nun beginnst, etwas tiefer zu atmen ... ja, richtig, es bewegt sich ... durch dein Ein- und Ausatmen ...

Was ist dein liebster Platz zu Hause in deiner Wohnung? Wie sieht es da aus? Was gefällt dir so gut da? ... Stell dir vor, du bist dort und ...“

Das Anbieten eines „So-tun-als-ob“-Modus ist eine gute Form, Kinder einzuladen, in einen anderen Zustand zu gehen. Manchmal kann man hierzu Bilderbücher zur Vorbereitung oder Einstimmung nutzen (zum Beispiel *Fantasie, Fantadu: Kinderbox* [Baum, 2010], *Wanda Walfisch* [Calì, 2010] oder *Mullewapp* [Heine, 2009]):

- *„Stell dir vor, du hast einen Tiger, der dein Freund ist ...“*
- *„Tu einfach so, als ob du sehr müde bist ...“*
- *„Tu mal so, als ob du fliegen kannst ...“*
- *„Stell dir vor, du bist ein Löwe, der auf einem warmen, glatten Felsen liegt ...“*

Für ältere Kinder oder Jugendliche sind die Induktionen oft etwas länger, experimenteller, von außen nach innen orientiert:

„Du kannst jetzt, wenn du so weit bist, deine Hände mit den Handflächen nach innen in einem Abstand von etwa 30 cm ungefähr in Brusthöhe vor dich halten und beobachten, wie sie sich aufeinander zubewegen, vielleicht in kleinen Rucken, schneller oder ganz langsam, einseitig oder synchron ... genau ... und wenn sie sich berühren ... zueinandergefunden haben, ist das der Moment, in dem du dir erlauben kannst, die Augen zu schließen, tief auszuatmen und sie in deinem Schoß abzulegen, während du dem

Fluss deines Atems mit deiner Aufmerksamkeit folgst, was geschieht beim Einatmen in deinem Körper … und was beim Ausatmen … und dieses Gefühl beim Ausatmen kannst du wandern lassen, von den Schultern herab … durch deinen ganzen Körper und vielleicht entstehen dabei Bilder oder Farben …“

Die Autonomiekaskade

Ein für Kinder ebenfalls in dieser Hinsicht hochinteressantes Vorgehen ist die sogenannte Autonomiekaskade, bei der das Kind mit seinen inneren Prozessen, seinem Körpererleben, seinen Funktionszusammenhängen und mit seinem Einfluss darauf in Kontakt gebracht wird.

Auch hier wird die Aufmerksamkeit von außen mit einer einfachen Alltagshandlung nach innen, auf die selbstorganisatorischen Prozesse, umfokussiert. Besonders Kinder, die ein negatives Selbstbild und wenig Möglichkeiten zur Selbstregulation ausgebildet haben, profitieren von diesem Vorgehen. Sie werden wieder neugierig auf sich selbst und ihren Körper.

Kaan, ein siebenjähriger Junge, wird oft von der Schule suspendiert und weicht allen Versuchen, über seine Probleme zu reden, aus. Die Therapeutin wirft ihm schließlich einen Ball zu, den er spontan fängt.

Therapeutin: „*Hey, wie hast du das gemacht?*“
Kaan: „*Hmm, wieso, was?*“
Therapeutin: „*Den Ball gefangen!*“
Kaan: „*Na, so mit meinem Körper …*“ (Er gibt den Ball zurück, es wird noch zwei weitere Male probiert.)
Therapeutin: „*Was, Kaan, passiert in deinem Körper, wenn der Ball auf dich zufliegt? Woher wissen deine Hände, was sie tun sollen, wie läuft das, denkst du eine Sekunde drüber nach?*“
Kaan: „*Hmm, das können sie halt …*“ *Kaan ist jetzt sehr aufmerksam und kooperativ.*
Therapeutin: „*Ja, genau, einfach so, und woher wissen sie … genau jetzt … und so hochfahren … jetzt zugreifen …*“
Kaan: „*… von meinem Kopf?*“
Therapeutin: „*Ja? Und noch genauer?*“
Kaan: „*Gehirn?*“
Therapeutin: „*Genau, so ist es, dein Gehirn gibt die Signale! Und weißt du, wie das geht?*“
Kaan: „*Nee …*“
Therapeutin: „*Okay, alle deine Muskeln sind über die Nervenbahnen wie Leitungen für Strom mit deinem Gehirn verbunden. Bis in die letzten Winkel deines Körpers.*

(Die Therapeutin fährt leicht mit dem Finger die Verbindung von Hand zum Kopf nach.) *Pass auf, Kaan! … Dein Gehirn ist der Chef oder Boss von all deinen Muskeln, manche bewegst du bewusst und manche unbewusst … Der Boss von allen Muskeln … Jede Bewegung geht irgendwie von dort aus … genau … und wer, Kaan, ist der Boss von deinem Gehirn?*“

KAAN (inzwischen in leichter Trance): *„Ich?“*

THERAPEUTIN: *„Ja, Kaan, ja, so ist es! Du bist der Boss von deinem Gehirn und dein Gehirn ist der Boss von all deinen Muskeln. Wäre es interessant für dich, zu lernen, über dein Gehirn, deine Muskeln noch besser zu regulieren und zu gebrauchen?“*

KAAN: *„Hmm, Boss klingt gut … ja, und wie geht das?“*

Im Folgenden kann man unterschiedliche Vorgehensweisen anbieten, wie etwa das Nachspüren der Verbindungen zwischen Gehirn und Muskeln, Signale verfolgen „wie in Zeitlupe“ (*„wo überall spürt man eine kleine Bewegung z. B. des rechten Fußes, während alle anderen Körperteile ruhen …“)* bis hin zur reinen Vorstellung von Bewegungen (siehe Beispiel Jan zum Thema ADHS in Abschnitt 5.4). Auch bei der Behandlung von Tics, Enuresis (Bettnässen) oder Nägelkauen findet diese Intervention Anwendung.

Jüngere Kinder liegen in der Trance nicht immer ruhig da, sondern gehen unter Umständen immer wieder heraus aus dem tieferen Trancezustand und ebenso wieder hinein, bewegen sich oder spielen, balancieren, malen oder hören zu, wenn man etwas vorliest. Es ist die Aufgabe des Therapeuten, diese Zustände wahrzunehmen, zu vertiefen und entsprechend für heilsame Entwicklungen zu nutzen.

Etwas ältere Kinder und Jugendliche können eher von klassischen Induktionen, die etwas länger und intensiver, experimenteller und offener formuliert sind, profitieren.

„Such dir einen Punkt an der Wand dort gegenüber und hebe einen Arm an, so auf Brusthöhe etwa, genau … und nun sieh genau hin, auf den Punkt, und konzentriere dich darauf, und vielleicht kannst du beobachten, wie er sich verändert, leicht zu flimmern beginnt oder eine Aura bekommt … und mit jedem Atemzug beobachte, wie deine Lider schwerer werden, das ist ganz natürlich und normal, mit jedem Ausatmen … und wenn du spürst und bereit bist, die Augen zu schließen, ruhig und fest, kannst du den Arm fallen oder sinken lassen und dir selbst damit die Erlaubnis geben, in einen anderen Zustand … in Trance … zu gehen, mit der Aufmerksamkeit auf das, was sich gerade in dir zu verändern beginnt …

Vielleicht möchtest du eine interessante Erfahrung machen, nämlich die Kraft deiner Vorstellung kennenzulernen …

Etwas damit zu experimentieren …

Dich überraschen lassen von dem, was du weißt, ohne zu wissen, dass du es weißt …“

Eine Variante dieser Methode ist:

„Such dir einen Punkt an der Wand dort gegenüber – in deinem Blickfeld und ein wenig über Augenhöhe. Schau dir diesen Punkt genau an und sorge gleichzeitig dafür, dass er nach einer Weile ein bisschen verschwimmt. Und wenn er verschwimmt und die Augen nach einiger Zeit begonnen haben, sich etwas anzustrengen, kannst du sie schließen und dir diesen Punkt weiter vorstellen. Wenn du möchtest, könntest du die Augen für eine Sekunde öffnen, um zu schauen, wie der Punkt jetzt aussieht, sie wieder schließen, tief durchatmen, um jetzt in deiner Fantasie an einen Ort zu gehen, an dem du dich ganz sicher und geborgen fühlst."

Man kann dem Kind eine Münze in die Hand geben, verbunden mit der Aufforderung, *„... diese fest anzuschauen, bis die Augen beginnen, sich anzustrengen und müde zu werden. Dann ist es gut, die Augen zu schließen, die Münze fallen zu lassen und tief durchzuatmen und an diesen Ort zu gehen ..."*

Bei motorisch unruhigen Kindern empfiehlt es sich hingegen, eine der sich wiederholenden Bewegungen für die Tranceinduktion zu nutzen (Utilisation s. o.). Das Kind oder der Jugendliche schaukelt mit den Beinen und wird gebeten, genau diese Bewegung jetzt bewusst weiterzumachen – nach und nach die Kontrolle zu übernehmen und die Geschwindigkeit der Bewegung zu steigern, dann die Augen zu schließen, herauszufinden, wo die Bewegung anfängt und wo sie aufhört. Die Augen bleiben geschlossen und das Kind wird aufgefordert:
„... die Bewegungen der Beine und Füße nun kontrolliert sehr langsam, wie in Zeitlupe durchzuführen – und dabei herauszufinden, was im Körper passiert, wenn die Bewegungen kontrolliert in Zeitlupe ablaufen, zu verfolgen, wo genau du es spürst, und die Zusammenhänge von Impuls und Bewegung wahrzunehmen."

Bevor es dann in die Suggestion zum sicheren Ort übergeht, wird das Kind gebeten, *„... die Beine nun sehr ruhig zu halten, im Kopf jedoch die Vorstellung zu entwickeln, sie bewegen sich. Oder umgekehrt: die Beine in Ruhe vorzustellen und die Auswirkung dieser Vorstellung auf die Bewegungen zu beobachten."*

Kirchturminduktion

Diese Induktion trägt diesen Titel, weil die „Figur", die die Hände und die zusammenkommenden Finger ergeben, an die Silhouette eines Kirchturms erinnert:

Das Kind wird aufgefordert, seine Arme und Hände leicht über Kopfhöhe auszustrecken, die Hände zu falten und dann beide Zeigefinger ausgestreckt voneinander wegzubewegen.

Induktion:

„Schau die beiden Finger genau an, so … und beobachte, was passiert, wenn du sie voneinander wegstreckst, genau … sie rücken etwas zusammen, und wenn du sie lässt, beobachte, was passiert, sie kommen aufeinander zu, und je näher sie sich kommen, desto mehr spürst du, dass deine Augen sich anstrengen müssen, und wenn sie sich berühren, kannst du ausatmen und die Augen sich schließen lassen, die Hände sinken lassen und in Trance (an deinen bevorzugten Ort) gehen …"

3.2 Imaginationen in der klassischen Hypnose

Die grundlegende Idee des Vorgehens bei einer klassischen formalen, direkten Hypnose, die sich für konkrete Ziele zur Überwindung oder Veränderung von Symptomen wie Enuresis, Ängsten, Schmerz etc. eignet, ist in der folgenden Tabelle 3.1 dargestellt. Die Trance ist der Raum, in dem die Bereiche miteinander verbunden werden und durch Lockerung der Bezugsrahmen und assoziativen Zusammenhänge neue Muster entstehen können:

Hypnotische Intervention	Innere Prozesse	Spezifischer Zustand
Kurze Vorbereitung auf das hypnotische Geschehen	Förderung von Allianz und Offenheit	Neugierig, kooperativ
Induktion / Suggestion: Sicherer, vertrauter Ort, angenehme Haltung	Imagination	Sicherheit und Geborgenheit
Suggestion: Aktivitätsressource	Imagination	Kompetenz, Freude und Stolz
Zielverhalten	Integration der psychophysiologischen Zustände	Sicherheit, Kompetenz und Ziel

TRANCE

Tabelle 3.1: Klassische Hypnose

Diese Vorgehensweise, auch als *Relaxation through mental Imagination (RMI)* nach Olness und Kohen (2001) bekannt, kann ab einem Entwicklungsalter von etwa sechs Jahren angewandt werden. Sie beginnt mit einer verständlichen Vorbereitung des Kindes und gegebenenfalls der anwesenden Elternperson auf das folgende Geschehen:

„Wir werden gleich etwas zusammen machen, das du wahrscheinlich irgendwie schon kennst. Ich werde dich auffordern, dich entspannt auf diesen Sessel zu legen/setzen, ruhig und gleichmäßig zu atmen, und wenn es okay/in Ordnung für dich ist, die Augen zu schließen."

Und genau so wird dann auch vorgegangen. Einige Kinder überprüfen auf ihre Weise, ob es wirklich so geschieht wie angekündigt. Sie weisen auf Abweichungen des geschilderten Vorgehens hin, öffnen kurz zwischendurch die Augen oder korrigieren unklare Formulierungen. Die Anwesenheit eines Elternteils oder beider Eltern gibt gerade jüngeren Kindern zusätzliche Sicherheit.

Ein vertrauter sicherer Ort

Nach der Aufforderung, etwas tiefer zu atmen als sonst und mit der Aufmerksamkeit „nach innen" zu gehen, wird das Kind vom Therapeuten aufgefordert …

„… an einen Ort zu gehen, an dem du dich sicher und geborgen fühlst. Es kann ein Ort sein, den es wirklich gibt, ein Platz im Kinderzimmer, im Garten oder ein Ort, den du dir in deiner Fantasie vorstellst …"

Über diese Suggestion und die innere Vorstellung wird ein Zustand, eine Befindlichkeit von Vertrautheit, Sicherheit und Geborgenheit angestrebt und in der Regel auch zuverlässig im Kind hergestellt.

Suggestion über eine sicher verfügbare Aktivität

„Wenn du an diesem Ort bist (Abfragen eines ideomotorischen Signals ist dabei sinnvoll: Gib mir ein Zeichen mit dem Zeigefinder der rechten Hand …), *dann möchte ich, dass du dem Bild vom sicheren Ort/dem Gefühl beim Betrachten des sicheren Ortes eine Fantasie/ein Bild hinzufügst. Du hast erzählt, dass du gern reitest (oder Fußball spielst …), und fast automatisch stellst du dir vor, auf einem Pony zu sitzen, sicher und gekonnt …"*

Angestrebt werden Gefühle von Freude und Stolz über das eigene Können, die eigenen Stärken. Damit diese Vorstellung intensiv und lebendig abrufbar wird, ist es sinnvoll, so eine Ressource vorher beschreiben zu lassen, zu vertiefen und daraus eine akzeptierte Kompetenz zu entwickeln. Solche Ressourcen können sein:

- **Ressourcen „erster Ordnung"**
  Alles, was das Kind wirklich gut oder doch halbwegs gut ***kann***, über was es einigermaßen sicher verfügt, was es liebt, was es geschafft hat (Early Learnings) und was damit Zustände von Stolz und Kompetenz und Geborgenheit auslöst.

- **Ressourcen „zweiter Ordnung"**
  Alles, was das Kind gelernt hat aus guten wie schlechten Erfahrungen.

- **Ressourcen „dritter Ordnung"**
  Alles, was dem Kind an inneren Kräften und äußeren Umständen geholfen hat, heil aus belastenden Situationen herauszukommen.

Die Ressourcen erster Ordnung können meist direkt erfragt werden, die der zweiten und dritten Ordnung z. B. mit dem Lebensflussmodell, durch Teilearbeit oder im Spiel erarbeitet werden (s. Kapitel 7). Vertiefen lässt sich das Erleben der Ressource durch intensives Beschreibenlassen oder die Frage: „Was braucht man, um … hinzubekommen / machen zu können / ein guter … zu sein?"

THERAPEUT: *„Helen, Reiten, sagst du, macht dir Spaß. Was brauchst du, um so sicher und gelassen auf dem Pony zu sitzen und zu reiten?"*

HELEN: *„Nichts Besonderes, ich sitz da so drauf, kann fast jeder …"*

THERAPEUT: *„Das sagst du so … Also, was man braucht, ist Balancegefühl …"*

HELEN: *„Ach so, ja, stimmt …"*

THERAPEUT: *„Und den Mut, auf ein Pferd zuzugehen, zu wissen und zu erkennen, wie man sich ihm nähert, es putzt und vielleicht sattelt …"*

HELEN: *„Ja, stimmt, und Geduld, weil man das ja lernen muss, klappt ja nicht immer alles, bin auch schon runtergefallen."*

THERAPEUT: *„Genau! Und sich für etwas anzustrengen, was man wirklich gerne möchte, und dranzubleiben, wenn es mal nicht klappt …"*

HELEN *(lacht): „Oh ja, die Eltern davon überzeugen, dass man es will und sie das erlauben und mich hinfahren."*

THERAPEUT: *„Ja, das kann ich mir vorstellen, und, Helen, ich denke, wenn wir noch länger darüber nachdenken, fallen uns noch viel mehr Sachen ein als Balance halten, seinem Körper vertrauen, Geduld und Anstrengungsbereitschaft, für etwas kämpfen, Mut und Einfühlungsvermögen …"*

Die Ressourcen können in der Trance immer wieder benannt werden und durch die Verallgemeinerungen (Milton-Modell) positive Assoziationen und Zuversicht auch für andere Lebensbereiche / Kompetenzen erzeugen.

Ist die Akzeptanz der Ressource durch große Angst zum Beispiel vor Prüfungen unsicher, hilft es, für jede der aufgezählten Fähigkeiten einen Gegenstand, der dazu passt (eine Murmel, ein Stein oder, bei etwas älteren Kindern, eine Spielkarte aus einem Kartenspiel) zu nehmen und die Höhe der Karte („Wie stark ist die Ressource: wie ein Ass oder ein König oder eine Herz 10?“) auswählen zu lassen. Dies hat den Vorteil, dass der Therapeut die Selbsteinschätzung des Kindes bezogen auf die Ressource sowie deren Bedeutung erfassen kann.

Zwei inhaltlich voneinander unabhängige kraftvolle Zustände (sicherer Ort und Kompetenzerleben) werden also *psychophysiologisch* miteinander verbunden und fließen in die Gestaltung des Zielverhaltens ein. Dann werden all die Aufmerksamkeits- und Bewegungsqualitäten beschrieben, die jemand beherrscht, um diese oder jene Aktivität erfolgreich und „automatisch“ auszuführen. Häufiger wiederholt und besonders suggestiv wird die Rolle des Gehirns bei der Steuerung von Körperfunktionen und kognitiven Leistungen betont:
„Das Gehirn steuert alle Muskeln und Nerven, alles, was im Körper und in den Gedanken passiert, wird durch das Gehirn beeinflusst. Und du (Name des Kindes) *bist der Chef deines Gehirns. Du gibst deinem Gehirn die Anweisung, dies oder das zu tun: auf die Signale der Ausdehnungsrezeptoren* (solche Begriffe werden im Vorfeld mit dem Kind besprochen und ggf. aufgemalt, je nach Alter kann man es so oder auch einfacher ausdrücken, etwa mit „Wasserstandsmelder“ etc.) *der Blase zu achten – vor dem Mathetest tief durchzuatmen, einen Moment die Augen zu schließen und dich daran zu erinnern, wie gut du dich konzentrieren kannst, wenn du deine Pokémon-Karten sortierst.“*

Die Aktivität (z.B. die Pokémon-Karten zu sortieren), die unzweifelhaft mit dem Erleben von Freude und Kompetenz verbunden ist, wird hinreichend ausgemalt und mit dem körperlichen und gefühlsmäßigen Erleben und der Autonomie des Kindes verknüpft. Dabei wird während der Suggestion auf das zurückgegriffen, was in der Vorbereitung erarbeitet wurde: Ein guter Fußballspieler steht zur richtigen Zeit an der richtigen Stelle, er ist schnell und beherrscht seinen Körper. Wie gut er sich fühlt, wenn er zur rechten Zeit am richtigen Ort ist, wie gut er darin ist, seine Bewegungen zu koordinieren. Wie er es genießen kann, viel mitzubekommen und so vor den Ball zu treten, dass dieser dort landet, wo er hinsoll. Das Kind wird mit der Suggestion differenziert in die Nähe seines eigenen Kompetenzerlebens und seiner Freude am Können gebracht.

Dann erfolgt die Suggestion zur Generalisierung und Übertragung von Kompetenzzuständen in andere Bereiche körperlicher, psychischer oder sozialer Aufgaben zur Verknüpfung von Fähigkeitsaspekten mit konkreten Verhaltens- und Metazielen (z. B. Selbstbewusstsein und Autonomie):

„So, wie du in der Lage bist, deine Aufgaben als Torwart zu meistern (Benennen dieser Aufgaben als Fähigkeiten), *so wirst du auch in der Lage sein … in deiner Rolle als Schüler deine Aufgaben aufmerksam und konzentriert in Angriff zu nehmen …"*

Suggestionen, die für die Zukunft eine solche Fähigkeit mit dem angestrebten Ziel verbinden, folgen einer sogenannten Trancelogik: Von einem neunjährigen Mädchen im Kinderheim, das alles über das Thema Barbiepuppen wusste, ließ sich der Therapeut ausführlich einiges erklären. Mit dieser Ressource war es gut und rasch möglich, erfolgreich an ihrer Enuresis zu arbeiten: Wer so viele Kenntnisse über eine Sache hat, die sie / er gut kann und gerne macht, die / der wird auch in die Lage kommen, zu verstehen, was mit Blase und Schließmuskel passiert, um diese zu kontrollieren. Es wird ein eigentlich inhaltlich willkürlicher Zusammenhang zwischen Kompetenz / Ressource und Ziel hergestellt.

Die vom Kind akzeptierte und innerlich mitgetragene Aktivität sowie die damit verbundene Kompetenz wird im hypnotischen Prozess verallgemeinert:
„Der Stolz und die Freude darüber, dass du gut und gerne mit deinem Mountainbike fährst, beginnt sich ebenso in deinem Kopf und deinem Körper auszudehnen wie die Kraft, der Mut und die Geschicklichkeit, die du im Laufe der Zeit (bei dieser oder jener Aktivität) entwickelt hast. Du kannst es im Kopf hinter deiner Stirn spüren, in Händen und Schulter, beim Atmen, im Rücken und in deinen Füßen."

Es empfiehlt sich, mit diesen spezifischen Suggestionen das Mikroverhalten des Kindes (seine Mimik, Bewegungen mit den Händen, den Schultern usw.) während der Trance aufzunehmen und mit Worten zu spiegeln. Eine Steigerung nach innen könnte sein:
„Du spürst jetzt vielleicht, wie die angenehmen Bilder und Empfindungen dir helfen, deine Gedanken zu ordnen, und wie um dein Herz eine freundliche und warme Hülle entsteht (ideomotorisches Signal / Anker abfragen)."

Die Erfahrung zeigt, dass Kinder und Jugendliche die körperlichen Äquivalente sehr viel besser als „Merkposten" und Nachweise der Zustände registrieren als abstrakte Benennungen von Emotionen.

Als Höhepunkt dieses Schrittes kommt die Verknüpfung von akzeptierten Kompetenzen und angestrebten Zielen:
„So, wie du gelernt hast, ein guter Torwart zu sein (einschließlich der zu benennenden Fähigkeiten, die einen guten Torwart ausmachen), *so wirst du auch in der Lage sein, deinem Gehirn die Anweisung zu geben, deine Konzentration zu verbessern, und so, wie du als Torwart den ganzen Spielverlauf beobachtest, wirst du lernen und in der Lage sein, das Geschehen in der Klasse zu beobachten und all die Pässe mitzukriegen, die der Lehrer euch zuspielt … denn dein Gehirn bestimmt über deine Aufmerk-*

samkeit, lenkt die Richtung deiner Augen und den Fluss deiner Gedanken … und du, (Name), *bist der Boss deines Gehirns.*“

Suggestion zur Entwicklung eines Zukunftsbezuges mit erreichtem Ziel

„Ich möchte dich bitten, dir selbst die Erlaubnis zu geben, mit deinen inneren Bildern und deiner Fantasie in die Zukunft zu gehen (morgen, in ein paar Tagen oder Wochen und Monaten) und zu spüren, wie es sich anfühlt, dein Ziel erreicht zu haben. Du hast gelernt, deinem Gehirn die Anweisung zu geben, auf die Nervenpunkte in deiner Blase zu achten, dein Schließmuskel hat gelernt, nachts dicht zu halten, bist du auf dem Klo bist – am richtigen Ort, zur richtigen Zeit …“

Diese Zeitsprünge nach Art des lösungsorientierten Vorgehens sind nicht zwingend notwendig, ermöglichen es dem Kind jedoch, aus der Zukunftsperspektive des erreichten Ziels in die Vergangenheit zu schauen und der Frage nachzugehen: „Wie habe ich das geschafft?“

„Hausaufgaben“ – Suggestionen zum Üben

Es hat sich herausgestellt, dass Suggestionen, die ein „Übungsbewusstsein“ initiieren, ein sinnvolles Element zur Förderung der Motivation und somit zur Sicherung des Erfolges sind. Dabei geht es darum, eine grundsätzliche Übungsmotivation zu schaffen und Strategien zu erarbeiten, um detaillierte Aufgaben zu Hause zu meistern. Es werden Aufgaben formuliert wie das Führen eines Kalenders oder Stimmungstagebuches und / oder das tägliche Anhören persönlich für das Kind aufgezeichneter Hypnosetexte. (Eine Anleitung zur Herstellung solcher Aufnahmen für Kinder oder Jugendliche findet sich im Anhang.) In der klassischen Hypnosesystematik wird von posthypnotischen Aufträgen gesprochen:
„*… und weil du weißt,* (Name des Kindes), *dass Dinge, die man immer wieder ausprobiert und anwendet, immer leichter und einfacher werden, so wie laufen oder sprechen, hüpfen oder reiten, wirst du ab jetzt jeden Abend vor dem Schlafengehen … dir die Zeit nehmen für einen Moment und dieses Bild* (diese Aufzeichnung / diesen Kontakt mit deiner Blase) *in dir aufrufen, ja … weil du es kannst und du entscheidest … bis es ganz automatisch von selber so ist, dass du morgens in einem warmen, trockenen Bett aufwachst …*“

3.3 Ankern

Es kann die Verfügbarkeit von Ressourcen und positiven Zuständen unterstützen, wenn man Erfahrungen, die wertvoll und hilfreich sind, verankert. Dies kann durch Berühren eines Punktes an der Hand oder sonst wo am Körper erfolgen.

„Du kannst jetzt, wenn du dich sicher (wohl, mutig, gelassen …) und zuversichtlich fühlst … einen Punkt an deiner Hand oder auf deiner Stirn oder wo immer es passt für dich, mit der anderen Hand berühren, leicht drücken, während du intensiv dieses Gefühl wahrnimmst, sodass sich beides verbindet, dieses gute Gefühl mit der Berührung … wie eine Art Schalter oder Knopf, den du dann, wenn du es brauchst, benutzt, damit dein Unbewusstes (dein Gehirn, dein Organismus) sich erinnert, wieder genau dort hinfindet, genau dieses Bild, dieses Gefühl aufbaut, öffnet, wann immer du diesen Anker aktivierst.“

Bei jüngeren Kindern kann man solche „Schalter“ oder Knöpfe sehr konkret visualisieren lassen, auf dem Handrücken, am Ohr, auf der Stirn oder dem Arm. Oft führen die Kinder ganz von selbst eine Drehbewegung oder Ähnliches aus.

Wenn es für das Kind in Ordnung ist, dass der Therapeut es berührt, kann die Verankerung bei einigen Kindern sogar intensiver wirken.

„Wenn ich dich jetzt hier (Handrücken, Arm …) berühre, wird sich dieser Zustand (dieses Bild, dieses Gefühl), den du durch deine Vorstellungskraft hergestellt hast, mit diesem Signal verbinden, ihn vielleicht noch verstärken, sodass sich dein Körper ab jetzt immer daran erinnert, einen Zugang zu diesem Zustand zu finden, in dem du jetzt grade bist, ruhig und gelassen, mit diesem inneren Zustand (Bild, Gefühl) verbunden … sodass es dir ab jetzt, wann immer du dir Zeit dafür nimmst oder es spüren möchtest, auf diese Weise zur Verfügung steht.“

Weitere Verankerungsmöglichkeiten sind: ein Bild, eine Geste, ein Laut, Musik, ein Gegenstand (Zaubersteine, Murmeln, kleine Figuren, Ringe oder Glücksbringer), eine Zeichnung o. Ä. Am besten entscheidet das Kind oder der Jugendliche selbst spontan, was passt und funktioniert.

Solche Anker sind auch für die Arbeit mit Familiensystemen oder Subsystemen sinnvoll. Ein Schlüsselwort, ein Symbol, eine Geste oder Jokerkarten, Tücher oder Laute werden dann gemeinsam als Erinnerung an ein gemeinsames Ziel, an gewünschte Veränderungen von Mustern, als Motto für die Ressourcen einer Familie vereinbart. Weitere Beispiele hierzu finden Sie in Kapitel 9.

3.4 Zurückholen in den Wachzustand und Reorientierung ins Hier und Jetzt

Die Bedeutung dieser abschließenden Schritte der Intervention sollten nicht unterschätzt werden. Hypnotische Zustände werden von den betroffenen Patienten individuell unterschiedlich erlebt, ausgetragen und beendet. Manche Kinder gehen „schlagartig" in Trance und ebenso schnell wieder in den Wachzustand, andere benötigen eine formale Ausleitung wie das Rückwärtszählen von z. B. fünf bis null. Dies kann mit dem Wiederholen von Tranceinhalten und Zielen verbunden werden, mit schrittweisem Induzieren von Wachheit und Orientierung. Die Stimme sollte dabei zunehmend die normale Lautstärke und Intonation bekommen.

„Du kannst jetzt von dieser kleinen Reise (Thema einweben) *zurückkommen, auf deine Weise, in deinem Tempo oder indem du von fünf zurück bis null zählst. Fünf … du gehst die Stufen hier in den Raum zurück hinauf … vier … nimmst bewusst deinen Atem wahr und atmest etwas tiefer … vielleicht … drei … mal und spürst wieder die Füße genau am Boden … und bei zwei bewegst du deine Finger oder Zehen … zwei … und dann, bei eins, wenn du magst, kannst du dich strecken und die Augen öffnen, sodass du bei … null … wieder ganz hier angekommen bist, irgendwie erfrischt, wach und ganz da. Genau so …*

Hallo …! Wie war das für dich?"

Viele Kinder mögen es, wenn man sich dann, nach der Trancearbeit, ohne viel zu reden, abklatscht oder anerkennend die Hand schüttelt und eventuell noch mal etwas Wichtiges aus der Trance wiederholt (*„… und du weißt, Paul, es sind deine Muskeln, es ist dein Gehirn …").*

Es ist angebracht, darauf zu achten, das Kind während der Trance wach zu halten, indem man es zum Beispiel auffordert, etwas zu bewegen, sich Zeichen geben zu lassen oder zu erzählen, was es gerade erlebt und wahrnimmt. Es ist ganz normal, in der Trance zu sprechen und zu beschreiben, was gerade passiert. Kinder fragen auch selbst mitunter etwas, zum Beispiel, ob es normal sei, wenn man sich schwerer anfühle, oder ob es okay sei, sich zu bewegen.

Schläft das Kind ein, weckt man es am besten sanft und berührt es unter Umständen, allerdings immer nur nach vorheriger Ankündigung. Ratsam ist, vor der Trance solche Möglichkeiten zu besprechen und zu verabreden, was in solchen Fällen zu tun ist. Kinder, die sehr tief in Trance gehen, kann man ebenfalls durch Berührung, einen deutlich lauteren Sprechton und indem man asymmetrisch zum Atemrhythmus spricht, zurückholen.

Die Ausleitung der Trance kann die einzelnen Schritte der Einleitung in umgekehrter Reihenfolge wieder aufgreifen (etwa: die Treppe, die man hinuntergegangen ist, wieder hochgehen; Türen, die man geöffnet hat, wieder schließen; den Ballon, mit dem man eine Reise gemacht hat in der Trance, landen und aussteigen; den Punkt an der Wand wieder zu suchen): „*Du wirst jetzt noch ein paar tiefe Atemzüge lang ganz bei dir sein und dann beginnen, dich zu bewegen. Ich bin gespannt, ob du zuerst deinen Fuß oder einen Finger oder etwas anderes bewegen wirst. Gib mir ein Zeichen, wenn du mich hören kannst, stell dir den Punkt vor, den du an der Wand vorhin zu Beginn der Trance angesehen hast, öffne deine Augen und schau, ob er noch da ist, wo du ihn gesehen hast.*“

4. Vorgehensweisen zur allgemeinen Ich-Stärkung oder zum Selbstschutz

„Jeder noch so verschmutzte Fluss kann wieder klar und rein werden, solange die Quelle sprudelt."

(Japanisches Sprichwort)

4.1 Aufbau eines Energiefeldes

Diese Intervention kann sowohl förderlich sein, um ein Gefühl von Kontrolle und Selbstbestimmung sowie eine Reizfilterung zu bewirken, als auch z. B. die Behandlung von allergischen Reaktionen auf Pollen o. Ä. unterstützen. Dabei wird das Kind aufgefordert, einen Punkt auf der Stirn oder an einer anderen Stelle am Körper zu finden, von dem aus sich eine Art Energiefeld aufbaut, ein unsichtbarer Schutzmantel oder eine zweite Haut, vielleicht mit mehreren Schichten, die so durchlässig sind, wie das Kind es möchte und gut findet, in das nur hereinkommt, „was in Ordnung ist", und Dinge, die nicht guttun, auf Abstand gehalten oder so gefiltert werden, dass sie keinen Schaden anrichten. Innerhalb dieses Feldes oder Kreises entstehen Gefühle von Sicherheit, Frieden, Geborgenheit, Kraft etc.

Die Grenzen zwischen innen und außen kann man von den Kindern auch malen lassen. Sie können so lange verändert werden, bis es sich für das Kind gut anfühlt.

Abbildung 4.1 zeigt ein Bild, das ein Mädchen (11) gemalt hat, das sexuelle Übergriffe erleben musste und seine Grenzen und innere Kraft deutlicher spüren und nach außen tragen möchte.

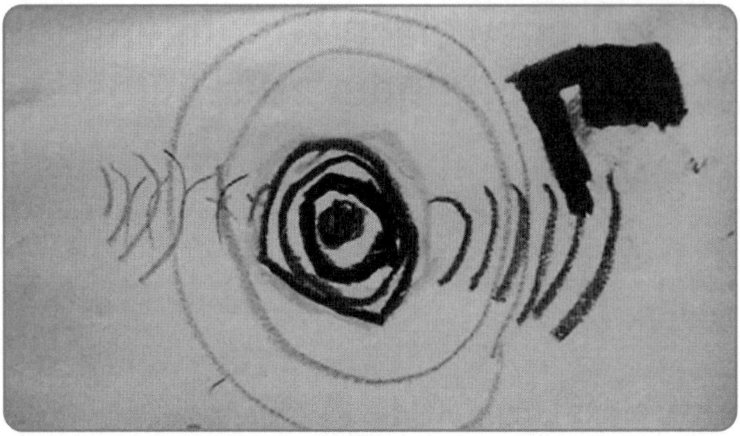

Abbildung 4.1: Grenzen erfahrbar machen

Ein weiteres Beispiel (Jan) findet sich auch auf Seite 98 ff.

4.2 Kontakt aufnehmen mit der inneren Stärke

Für Kinder und Jugendliche, die wenig Selbstvertrauen haben und sich stark nach den Erwartungen anderer richten, die durch negative Erfahrungen einen Selbstwertverlust erlitten oder Zurückweisung und Beschämung erfahren haben, ist der Kontakt zur inneren Stärke / Vitalität / Kraft ein wichtiger Schritt zur Regeneration. Es gibt viele verschiedene Herangehensweisen, um „innere Stärke" zu finden, je nach Alter, Erfahrung, Zustand und eigenen Ideen des Kindes. Eine Möglichkeit, diesen Kontakt herzustellen, besteht darin, das Kind / den Jugendlichen zu fragen:

- Was gehört zu dir?
- Was macht dich aus?
- Wenn ich dich (als Schauspielerin) darstellen soll, was sagt der Regisseur, wie ich sein soll? Wenn du eine interessante Maschine / Konstruktion wärst, was stünde in der Gebrauchsanweisung?

Die Ideen, die dann benannt werden, kann man erneut aufzeichnen, kneten oder durch Figuren und Symbole darstellen lassen.

Eine gängige Variante, um mit der inneren Stärke in Kontakt zu gehen, ist die Vorstellung eines verborgenen Kristalles, einer Perle, die in der Muschel wächst, oder eines inneren Lichts / Feuers …

„… das jedes Kind in sich trägt, solange der Atem fließt und das Herz schlägt und vielleicht sogar noch darüber hinaus … Atme ein und lass deine Augen mit dem Einatmen nach oben wandern, dann lass den Atem aus dem Mund herausfließen und die Augen bewegen sich wieder leicht nach unten, bis du sie etwa auf der Höhe eines Horizontes ablegst … genau … Dann machst du das Gleiche noch ein- oder zweimal und diesmal oder beim übernächsten Mal lässt du die Augenlider mitwandern und sich schließen, ruhig und bequem … Dann gehst du auf eine Reise in deinem Körper, und diese Reise führt dich zu dem Ort, an dem deine innere Stärke … deine innere Kraft wohnt. Vielleicht bist du erstaunt, wie klar es ist und einfach, den Weg dahin zu finden, das kommt daher, dass diese Kraft deutlicher und klarer wird, wenn du ihr deine Aufmerksamkeit schenkst, nach ihr suchst, einfach hinfühlst … oder sie ansteuerst. Nimm wahr, was geschieht, wenn du dort bist, sie spürst, die Kraft und Ruhe … und Sicherheit … und dir erlaubst, sie sich ausbreiten zu lassen in deinem Körper und in deinem Kopf und in deinem Herzen, mit jedem Einatmen etwas mehr … vielleicht verändert sich etwas, vielleicht tauchen Bilder oder Gefühle auf …

Und wie wirkt es sich auf deine Grenzen nach außen aus, wenn du auf diese Weise mit deiner Stärke im Kontakt bist? … Beobachte die Veränderung und nimm all das in dich auf, was davon interessant und hilfreich für dich ist, und merk dir einen Zugang zu diesem Gefühl (Ankerprozess) *… bevor du dann wieder wach und gestärkt hier in den Raum zurückkommst …“*

Wenn der Zustand positiv und gut verankert ist, kann man im nächsten Schritt eine Konfrontation mit der Vorstellung einer unangenehmen, belastenden Situation imaginieren lassen, während man im Kontakt mit dieser inneren Stärke ist und die Wirkung beobachtet. Manchmal ist es nötig und sinnvoll, über die Submodalitäten (VAKOG) das Gefühl zu intensivieren oder Aspekte hinzuzufügen, um den Kontakt mit der inneren Kraft aufrechtzuerhalten. Wichtig ist, dass solche Ressourcen sehr stabil und verfügbar sind, bevor das Kind damit in reale herausfordernde Situationen hineingeht.

Eine weitere Methode ist, das Kind nach seinem Krafttier zu fragen bzw. ihm Karten oder Bilder von Tieren anzubieten mit der Anregung, sich daraus sein Krafttier auszusuchen, dessen Eigenschaften zu benennen und damit zu experimentieren, diese auch in sich wahrzunehmen.

Breiter angelegt und sehr anregend ist diesbezüglich das Zürcher Ressourcen Modell ZRM® (Storch & Riedener, 2018). Es enthält 64 gut ausgewählte Motivkarten, die man auch für diese Arbeit nutzen kann.

Man zeigt dem Kind die Karten und nimmt die heraus, die das Kind ansprechend findet. Dann gruppiert man sie nach Themen, sucht eine „Hauptkarte“ aus jedem

Stapel und dann die, die am meisten Resonanz beim Kind hervorruft. Dann werden alle Eigenschaften, Werte, Gefühle und Zustände, die das Kind mit der Karte verbindet, gesammelt und ein Satz (Motto) gebildet wie: „Ich bin eine Löwin, ruhig, gelassen, kraftvoll und frei." Wenn dies in einer Trance gut verankert und vertieft wird, reicht es oft, in sich das Wort und das Bild der Löwin wachzurufen und diese Kraft und Gelassenheit in sich zu spüren.

Lena ist 15 und bekam als Kind die Diagnose: Selektiver Mutismus. Nach einer Kindertherapie kam sie ganz gut zurecht, die Probleme nahmen aber in der Pubertät wieder zu, als Smalltalk und spontanes Herumwitzeln für den Kontakt mit Gleichaltrigen wichtiger wurden. Nach der Zielklärung, die auch beinhaltete, dass sie eben nichts sagt, wenn sie nicht weiß, was sie sagen soll, aber sich sehr wohl am Gespräch beteiligt, wenn sie etwas sagen möchte, suchte sie aus den 64 Karten des ZRM-Trainings das Foto von den Füßen und Schuhen eines Wanderers heraus, der kraftvoll voranschreitet. Die kraftvolle Sicherheit und Gelassenheit, die sie damit für sich verband, empfand sie als stimmig und kongruent. In der folgenden Trance wurde dann das Bild mit dem der inneren Stärke verbunden, zu der sie jederzeit Kontakt aufnehmen und deren Wirkung sie wahrnehmen konnte.

Sie stellte sich vor, dass sie – mit diesem sicheren Schritt gehend – in Kontakt mit anderen sei, und stellte fest, dass das Reden dann einfacher und natürlich war, einen Rhythmus hatte, und zwischendrin sich auch das Schweigen gut anfühlte. Eine wichtige weitere Feststellung in der Trance war, dass sie auch ohne andauernden Blickkontakt reden konnte und sich das viel leichter anfühlte. Wie viele Kinder mit der Problematik wurde sie andauernd darauf hingewiesen, beim Sprechen Blickkontakt aufzunehmen und zu halten. Das führt oft zu unnatürlichem „Starren" in Gesprächen, da auch das natürliche Wegschauen und die Augenbewegungen während der Unterhaltung vermieden werden. Das macht den Kontakt noch unangenehmer und anstrengender.

Lena experimentierte dann damit, dem, „was die Augen machen möchten", zu folgen und ihre eingefrorene Mimik wurde deutlich lebendiger.

4.3 Aufbau eines Schutzraumes

Das Kind oder der Jugendliche wird aufgefordert, für einen Moment die Augen zu schließen und sich vorzustellen, einen Punkt auf der Stirn, etwa zwischen den Augen zu haben:

„*Du kannst den Punkt jetzt leicht berühren und dir dann vorstellen und beobachten, wie sich von diesem Punkt aus ein Energiefeld aufbaut, das größer und größer wird mit jedem Atemzug, bis es schließlich so groß ist, dass es deinen ganzen Körper umschließt wie eine bewegliche Hülle, ausreichend groß und bequem. Und in dieser Hülle,* (Name), *kannst du dich sicher und geborgen fühlen, sie schützt dich. Und du entscheidest, wie durchlässig die Hülle ist, was hinein- und hinauskommt, nur das, was du hereinlassen willst, kommt an dich heran. Alles andere* (gemeine Worte, Ablenkung, Pollen …) *bleibt draußen, wird aufgehalten auf die Weise, wie du sie dir am besten vorstellen kannst.*

Während du innerhalb dieser Hülle, dieses Feldes, die vielleicht wichtigste Erfahrung machst, die ein Kind machen kann … sich selbst zu mögen, sein eigener Freund zu sein, zu sich zu stehen.

Und wann immer du es brauchst und du dich daran erinnerst, kann du dieses Energiefeld, diesen Schutzmantel um dich herum aufbauen und spüren, wie er dich von innen stark macht und nach außen schützt.“

Diese Trance kann mit der Übung „Kontakt aufnehmen mit der inneren Stärke“ (s. o.) oder anderen Ressourceninduktionen kombiniert werden. Die Anwendung ist für viele Indikationsbereiche möglich: von Allergien über Ängste, Impulsivität oder Reizbarkeit bis hin zu Reizoffenheit und Ablenkbarkeit, erhöhter Sensibilität oder Hänseleien.

Kreise und Hüllen

Etwas differenzierter ist die Darstellung des Energiefeldes ähnlich einer Zielscheibe mit verschiedenen „Schichten“ (vgl. Abbildung 4.2), verbunden mit der Frage: „*Wo genau spürst du die Verletzung/den Angriff/die Zurückweisung/das, was dir wehtut? Mach ein Kreuz dahin. In der Mitte, das ist dein innerster, privatester, ganz persönlicher Kreis.*“

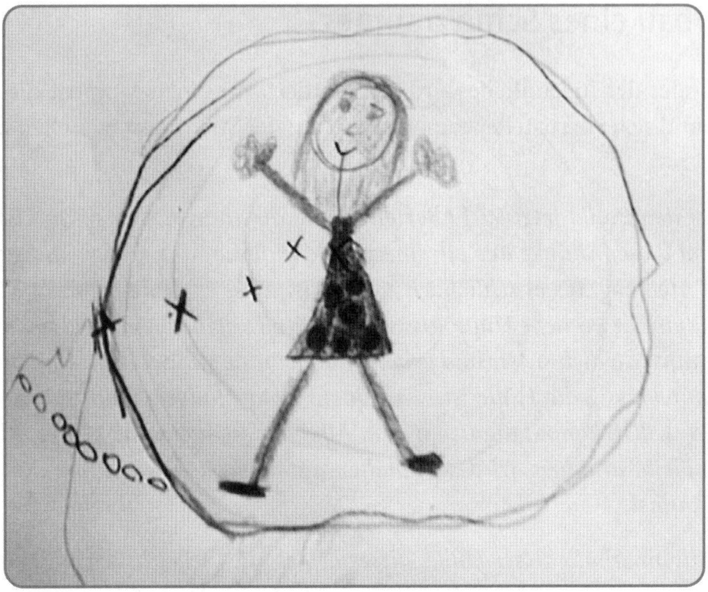

Abbildung 4.2: Energiefeld von Lisa (9) gegen Abwertungen und „blöde Gedanken"

Oftmals machen die Kinder das Kreuz in die Mitte („mitten ins Herz"). Entsprechend heftig fällt der Schmerz, die Beeinträchtigung und Reaktion aus. Nun fordert man das Kind auf, das Kreuz dahin zu machen, wo es okay wäre. Man fragt es, wie weit es in die Kreise hineinkommen dürfe, sodass es zu verkraften ist. Dann lässt man imaginieren, wie es sich anfühlt, das Kreuz von innen nach außen zu bewegen, bis es in Ordnung ist. Dieser Prozess ist noch intensiver, wenn er mit einer Geste der Hand unterstützt wird. Die Hand wird auf die verletzte Stelle gelegt und dann wird mit dem Ausatmen das Verletzende nach außen geschoben, bis es stimmig ist. Dies ist mit der Erlaubnis verbunden, sich nur so viel wie nötig zu ärgern, Sachen ernst zu nehmen oder auf destruktive Energien zu reagieren.

4.4 Zaubern als Tranceprozess

Zaubern ist vor allem die Kunst, den Zuschauer in eine Trance und Fokussierung einzuladen und gleichzeitig auf einer anderen Ebene das Kunststück durchzuführen. Faszination, Staunen, Überraschung und Neugier führen dazu, dass Kinder und Erwachsene sich öffnen. Damit werden Zugänge zu anderen Gehirnregionen geschaffen als bei einer Unterhaltung oder Diskussion.

Vor allem durch die Psychotherapeutin und Zauberin Anna-Elisabeth Neumeyer hat das Zaubern mit oder für Kinder und Familien in der Hypnotherapie Einzug gehalten. Sie nutzt die Kunststücke in vielfältiger Weise zur Unterstützung von Ich-Stärkung, gegen Ängste und Schmerzen, um Mut und Zuversicht zu entwickeln oder Familien einmal auf eine ganz andere Weise in Konflikten zu unterstützen.

Der andere Zugang besteht darin, Kindern das Zaubern beizubringen und ihnen auf diese Weise neue Selbsterfahrungen zu ermöglichen. Zaubern fördert die sozialen Fertigkeiten und verschafft einem Anerkennung. Die Kinder müssen lernen, ein Geheimnis zu bewahren und so lange zu trainieren, bis das Kunststück fehlerfrei gelingt. Stolz, Mut, Freude und Lernbereitschaft werden aktiviert und in beiläufigen hypnotischen Suggestionen nach dem Meta-Modell vertieft. Auch können in zauberhafte Interaktionen eine Geschichte, eine symbolische Lösung, Trost oder Affirmationen eingewoben werden. Anna-Elisabeth Neumeyer bringt in ihren Büchern viele Beispiele und Anregungen sowie Erklärungen, diese Kunst in therapeutische Prozesse zu integrieren. Folgende Beispiele stammen (mit freundlicher Genehmigung der Autorin) aus dem Buch *Einführung in das therapeutische Zaubern* (Neumeyer, 2013, Seite 20 ff.)

Beiläufiger Effekt

Ein Jugendlicher, der sich aus einer „Null-Bock-Haltung“ heraus nur wenig pflegte, hatte großen Spaß am Zaubern und lernte mit viel Fingerfertigkeit einige Zauberkunststücke. Weil ihm dabei alle so auf die Hände schauten, fielen ihm einmal plötzlich selbst die langen Fingernägel mit schwarzen Rändern auf.

Vor weiteren Zauberpräsentationen wusch er sich ab da regelmäßig die Hände und pflegte seine Fingernägel.

Im Licht zu stehen und gesehen zu werden, das hatte ihn angeregt, mehr auf sich zu achten, er war es sich nun doch wert, sich zu pflegen.

Fingerfertigkeit

Ein fünfjähriger Junge mit Hemiplegie wurde in meiner Praxis für klinische Hypnose vorgestellt: Die Familie wünschte sich Hypnose, damit der Junge selbstbewusster und vor allem wieder fröhlicher würde. Nico leide sehr darunter, dass seine kleine Schwester „alles viel besser könne". Nico sei klug und verbal fit, komme aber bei allen Bewegungsspielen, beim Malen und Basteln und bei vielen alltäglichen Verrichtungen wie zum Beispiel beim Anziehen und Essen ins Hintertreffen. Bevor er es geschafft habe, sich Saft einzuschenken, habe seine kleine Schwester ihr Glas bereits leer getrunken.

Ich machte den Vorschlag, mit Nico zu zaubern. Die Familie konnte sich gut darauf einlassen, nachdem sie erfahren hatte, dass das Therapeutische Zaubern® eine Kombination aus Zaubern und Hypnotherapie ist und für Kinder einen ganz besonderen Reiz darstellt.

Nico selbst war begeistert von der Idee. Er wollte gern selbst zaubern lernen. Ich suchte für ihn geeignete Zauberkunststücke aus und „verwandelte" ihn ins „Zauberkind". (Damit ist die Intervention gemeint: Wecke den inneren Zauberer/die innere Zauberin in dir, die jeder Mensch in sich trägt.) Er erfuhr von den Zaubergeheimnissen der Zauberkunststücke und wie ein Zauberer durch seine erlernten Fähigkeiten den Zauber für die Zuschauer entstehen lassen kann: „Ein Zauberer übt seine Fähigkeiten wie ein Fußballspieler, jeden Tag, und er macht jeden Tag Lockerungsübungen. Besonders die ganz großen Zauberer, die im Zirkus und im Fernsehen auftreten, trainieren ihre Fähigkeiten. So ein Schauspieltraining machen wir auch."

Nico war hoch motiviert und seine Mutter und ich waren völlig verblüfft, wie zunächst seine Handkoordination und -beweglichkeit und schließlich seine gesamte Motorik gleichzeitig viel lockerer und besser gesteuert wurden. Das Zaubern hatte Nico „vergessen" lassen, dass diese Übungen für seine Motorik waren. Er freute sich nur noch darauf, Zauberer zu werden.

Kontakt und Beziehung/Teilekonzept

Der zehnjährige Louis wurde von seinen Eltern bei mir vorgestellt, weil er in der Schulklasse aus dem Rahmen fiel. Er zeigte jähzorniges Verhalten, verbale Gewalt durch Schreien und Beschimpfungen als auch Tätlichkeiten wie Stoßen oder Treten. So war ein anderer Junge bei einer Auseinandersetzung durch Louis' Stoß gestürzt, sodass er mit einer Platzwunde am Kopf ins Krankenhaus kam. Die Schule drohte daraufhin mit einem Schulausschluss und machte die weitere Beschulung von der Aufnahme einer Therapie für Louis abhängig.

Louis verweigerte sich jeglicher Beratung und Therapie. Über die Idee, Zaubern zu lernen, konnte er motiviert werden, zu mir zu kommen.

Ich erlebte Louis wissbegierig und geschickt. Bereits nach einer „Zauberstunde" war er regelrecht „gierig" auf neue Zauberkunststücke. So drängelte er häufig: „Wann zaubern wir endlich?" Die Freude am Zaubern, das konzentrierte Miteinander, die Begeisterung, wenn ein Zauberkunststück klappte, ermöglichten eine positive Beziehung. Louis war es nun möglich, nebenbei über seine Schulprobleme zu sprechen. Ich erfuhr, dass er sich manchmal für den „letzten Arsch" hielt und Schuldgefühle hatte.

Gemeinsam konnten wir herausfinden, dass es noch einen kleinen dreijährigen Louis gibt. Dieser sei manchmal so wütend und verzweifelt, dass er nur noch seine Wut herausschlagen müsse. Der zehnjährige Louis wisse natürlich, dass „der Kleine" das nicht dürfe. Louis schaffte es daraufhin, „den kleinen Louis" zu malen. Über das Bild wurde die Bedürftigkeit des „kleinen Louis" deutlich und zu unserem Therapiethema. Nach jeder Therapiestunde versteckte er das Bild des „kleinen Louis" in meiner Praxis. Er wollte den „kleinen Louis" nicht mitnehmen, sondern er sollte in meiner Praxis bleiben, damit er nicht so viel Unfug machen könne.

Im weiteren Therapieverlauf trat nun das Zaubern mehr in den Hintergrund. Louis war es jetzt möglich, andere Ideen für seinen Umgang mit den Kindern aus seiner Klasse zu entwickeln. Louis konnte auf der Schule bleiben.

Zauberhaftes Pacing

Der zehnjährige Daniel wird von seiner Mutter in meine Praxis „geschleift", stellt sich sofort in eine Ecke und dreht mir den Rücken zu.

„Sehen Sie, so ein bockiger Kerl ist Daniel immer."

„Frau Müller, das ist ein ganz normales Verhalten! Für mich wäre es nicht normal, wenn ein Kind in eine Therapie kommt und sagt: ‚Juchhu, ich freue mich, dass ich hier bin.' Wissen Sie, bei mir ist alles anders: Bei mir wird gezaubert."

Ich nehme das rote Seil in die Hand und zeige den „Lösungsknoten" mit den Worten: „Bei mir geht es nicht darum, auf die Probleme zu schauen und wieder auf die Probleme und wieder auf die Probleme, sondern auf das zu schauen, was schon gut läuft, was Daniel gut kann, was er gerne macht."

Der Knoten wird dabei immer ein wenig kleiner. Daniel dreht den Kopf und „spickelt". Beim „Wegwerfen des Knotens" sage ich: „Schön wäre es, wenn Sie bald sagen könnten: ‚Wir hatten mal ein Problem'."

Daniel dreht sich um und sagt: „Ach, so ein kleiner Copperfield wohl!“

Ich antworte: „Ja, so ein kleiner Copperfield wohl.“

Dann kommt er auf mich zu und hält die Hand hin: „Kann ich auch mal probieren?“ Und ich gebe ihm das Seil in die Hand. Er macht einen Knoten nach dem andern und zieht am Seil, der Knoten bleibt (natürlich) drin. Dann hält er mir das Seil hin und sagt: „Zeig mir's!“

„Ja gerne, nächste Stunde.“

Daniel kommt die nächste Stunde wieder und ein guter therapeutischer Kontakt entwickelt sich.

5. (Selbst-)Hypnose bei unterschiedlichen Indikationen

„Hypnosis is about learning what you didn't know you knew and controlling what you didn't know you could."

(Daniel P. Kohen)

Es sei noch einmal darauf hingewiesen, dass die folgenden Interventionsbeispiele nicht rezeptartig angewandt werden sollten, wenn ein Kind Ängste hat, einnässt oder Ähnliches. Bevor nicht die beschriebenen Voraussetzungen (Motivation / Stimmigkeit mit dem Selbstkonzept, Attraktion des wohlgeformten Zieles / somatische Markierungen, Funktionalität / Erfassen der systemischen Zusammenhänge, Bearbeitung der Bedürfniskonflikte / Rubikonmodell [s. u.]) gegeben sind sowie Bedenken geklärt und berücksichtigt werden, kann eine direkte hypnotische symptombezogene Arbeit frustrierend oder sogar aversiv verlaufen, wie das folgende Beispiel verdeutlicht:

Clara hat eine sehr ausgeprägte Panik vor Spinnen, die sich zunehmend einschränkend auf ihr Leben auswirkt. Sie möchte ein Auslandsjahr in Australien machen und daher ihre Phobie überwinden. Der Therapeut beginnt mit einer Trancearbeit (Dissoziationstechnik), die eine Art gestufte Konfrontation beinhaltet. Clara arbeitet zunächst mit, öffnet dann unvermittelt die Augen und sagt, sie möchte nicht mehr so arbeiten, es gehe ihr sehr schlecht, ihr sei übel und sie wolle gehen. Der Therapeut bedauert dies und lädt sie erneut ein, es zu versuchen. Clara wird sehr wütend und schreit ihn an, er solle sie „in Ruhe lassen mit dem Scheiß!".

Es stellte sich heraus, dass Claras Wunsch, für längere Zeit wegzufahren, sehr ambivalent war, da sie mitbekommen hatte, dass ihre Eltern dabei waren, sich zu trennen. Die Phobie war auch „ein guter Grund", zu Hause zu bleiben und so das Gefühl zu haben, sie könne die Entwicklung zwischen ihren Eltern beeinflussen und mitbekommen, was passiert. Die Phobie hatte also zu dem Zeitpunkt einen hohen funktionalen Wert, der im Vorfeld nicht erkannt und bei der Zielfindung nicht ausreichend exploriert wurde.

Einen Überblick über den therapeutischen Prozess verschafft die Rubikon[3]-Theorie in erweiterter Form (Abbildung 5.1). Sie stellt eine Art „Landkarte" dar, anhand de-

3 Der Rubikon ist der Fluss bei Rom, den Caesar nach langem strategischem Überlegen überschritten hat, um seinen Eroberungsfeldzug zu beginnen. „Die Würfel sind gefallen" ist das bekannte Zitat hierzu.

ren sich Therapeut und Klient orientieren können, wo sie im Prozess oder der Entwicklung stehen.

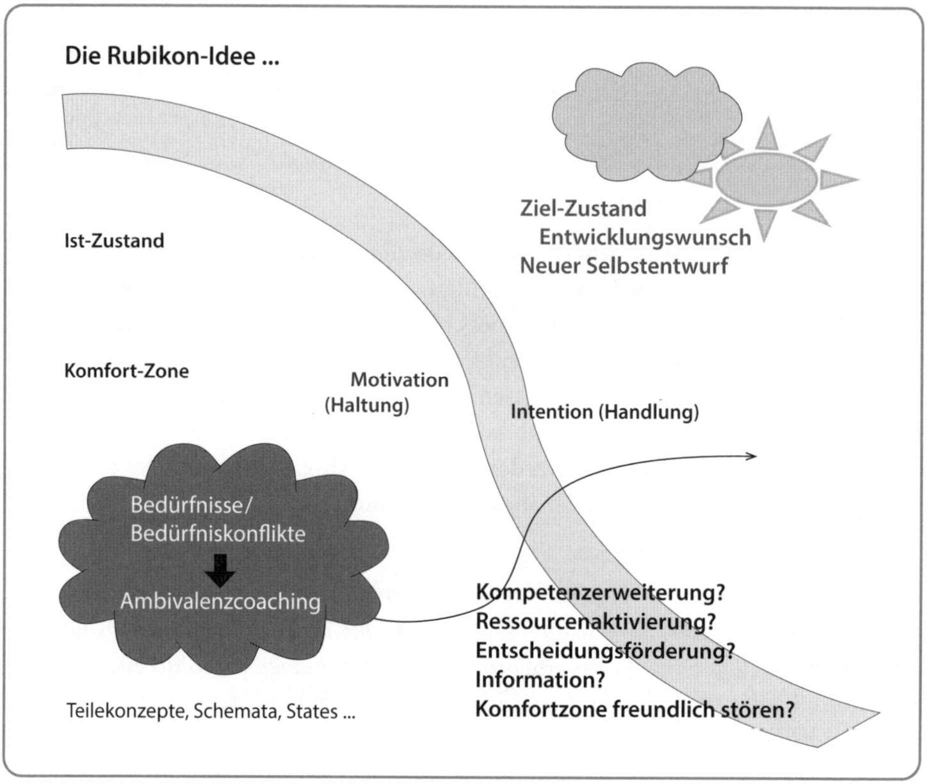

Abbildung 5.1: Das Rubikon-Modell

Abbildung 5.1 veranschaulicht die Rubikontheorie, die heute wieder bedeutsamer Gegenstand der Motivationsforschung ist (Herpetz, Caspar & Mundt, 2008). Sie verdeutlicht den Prozess einer bedürfnisorientierten und in diesem Fall hypnotherapeutischen Vorgehensweise. Astrid Riedener Nussbaum und Maja Storch haben diese als Baustein des ZRM® in ihrem Training für Jugendliche „Ich packs!“ (2018) anschaulich dargestellt und erweitert.

Grob kann man sagen, dass dieses Modell den Unterschied von Motivation („Ich will …“) und Intention („Ich tu es, setze es in Handlung um …“) berücksichtigt, aus unserer Sicht ein wichtiger Meilenstein in der Entwicklung der Psychotherapie. Das Modell nimmt Abstand von der Idee, dass der Leidensdruck nicht ausreiche oder keine echte Motivation des Patienten da sei, und richtet den Fokus darauf, was die

Motivation und die Lösungsentwicklungen bewusst oder unbewusst auf der Bedürfnisebene (Grundbedürfnisse) blockiert. Das können systemische intrapsychische Konflikte bezogen auf das formulierte Ziel sein oder Zusammenhänge im familiären System oder anderen wichtigen sozialen Lebensbereichen. Dieses Prozessmodell ist hilfreich zur Orientierung, welche Methode oder Herangehensweise in welcher Phase der Therapie sinnhaft und hilfreich sein könnte. Die Anwendung von Tools und Techniken findet oft auf der rechten Seite des Flusses statt, also dann, wenn eine Umstellungsbereitschaft vorhanden ist, das Ziel Zugkraft hat und die Voraussetzungen (Kompetenzen) zur Zielerreichung gegeben sind. Nach unserer Erfahrung liegt die therapeutische Arbeit aber meist auf der linken Seite des Flusses, also bei der Klärung von Bedürfniskonflikten, Ambivalenzen oder systemischen Zusammenhängen. Wenn man gegen ein Symptom mit seinem Werkzeug angeht, erzeugt dies unter Umständen Widerstand. Die Arbeit auf der Bedürfnisebene ist in der Hypnotherapie meist ein Teilemodell. (In Kapitel 7 „Teilearbeit mit Kindern“ wird dieses Modell wieder aufgegriffen.)

Wenn es an Fertigkeiten oder Fähigkeiten fehlt, das ersehnte Ziel zu erreichen, kann auch das die Entwicklung blockieren. Um im Modell zu bleiben: Wer nicht schwimmen kann oder kein Boot hat oder wenn der Fluss zu gefährlich ist, bleibt der / die Betroffene lieber, wo er ist, in der manchmal auch prekären Komfortzone, selbst wenn das Ziel attraktiv erscheint. Gibt es eine Art „innere Einstimmigkeit“ oder zumindest einen ausreichenden Konsens für eine Entwicklung, werden Selbsthypnose und ähnliche Vorgehensweise gerne vom Kind angenommen. Exemplarisch wird das Vorgehen an verschiedenen Störungsbildern dargestellt:

5.1 Enuresis (Einnässen)

Die folgende Intervention ist sinnvoll, wenn das Kind tagsüber nicht einnässt, keine starke Verstopfung oder andere Ausscheidungsprobleme hat wie Beschwerden beim Wasserlassen oder urologische Auffälligkeiten. Solche sind unbedingt vor der Behandlung abzuklären.

Nach Herstellen von Rapport, Erhebung der „Geschichte“ der Symptomatik und Zielklärung hat es sich bewährt, eine interaktive Psychoedukation mit der Idee der Autonomiekaskade (Seite 62 ff.) der eigentlichen Hypnosesequenz voranzustellen. Dabei sollte das Kind so viel wie möglich selbst konstruieren, zeichnen und seine Ideen darstellen – und dafür entsprechend Zeit bekommen.

In Anlehnung an Olness & Kohen (2006) wird zunächst eine gemeinsame Zeichnung mit dem Kind erstellt. Sie beginnt damit, dass der Therapeut ein Herz auf die Flipchart malt und fragt, was das sei und wo im Körper des Kindes das liege. Dann werden die Umrisse des Kindes gemalt (vom Therapeuten oder dem Kind selbst). Kleinere Kinder kann man auf eine Papierunterlage legen und den Umriss abzeichnen.

Dann gibt man dem Kind etwas zu trinken (einen Schluck Wasser) und fragt, was passiert, wenn es dieses Wasser trinkt: *„Wo spürst du das? Wo läuft das Wasser lang? Was passiert damit im Körper?“* So geht die Konzentration von außen nach innen, verbunden mit einer leichten Trance. Meist wissen die Kinder, dass es einen Magen gibt und eine Blase. Auch die lässt man sich am Körper des Kindes zeigen. Schon hier treten aber manchmal große Missverständnisse bezüglich der Physiologie auf, die diagnostisch interessant sein können (wenn das Kind Herz und Blase in direkter Verbindung sieht oder, was häufig vorkommt, ab dem Brustbereich „keine Ahnung“ hat, wie es weitergeht). Parallel zu den Schilderungen des Kindes wird der Weg des Wassers durch den Körper aufgemalt. Dabei werden Informationen über den Ablauf gegeben: vom Magen über die Aorta zu den Nieren, wo das Blut gewaschen und verteilt sowie das, was nicht gebraucht wird, was beim Waschen übrig bleibt, abtransportiert wird.

„Wie heißt das, was da abtransportiert wird? Es ist das, was du Pipi oder Urin oder Pisse nennst. Und das wird nun zur Blase transportiert. Die nimmt es auf und füllt sich, bis sie voll ist. Und wie kommt es, dass das Pipi nicht einfach rausläuft? Was braucht es da? Ja, ein Tor oder ein Ventil, und wie heißt das im Körper? Muskel, genau, ein Schließmuskel, sehr kraftvoll und zuverlässig, den ganzen Tag über und fast die ganze Nacht, 23 Stunden und 58 Minuten am Tag und in der Nacht (weil der Tag 24 Stunden hat und die Blase kaum zwei Minuten lang nicht wie gewollt funktioniert, 23 Stunden und 58 Minuten jedoch schon, das ist eine positive Sichtweise auf die Blase). *Und wenn du springst und spielst, rennst oder Sport treibst, hast du dann eine nasse Hose? Nein! Kannst du dir vorstellen, wie kraftvoll und sicher dein Blasenmuskel arbeitet? Du kannst ihn öffnen – auf der Toilette oder draußen, wenn es keine Toilette gibt, an einem Baum oder so. Und wieder verschließen, wenn du fertig bist und auch mittendrin, hast du das mal probiert? Von wo schickst du die Befehle aus? Genau vom Gehirn …“*

Wenn das Kind dann einwendet, dass das im Schlaf ja alles nicht funktioniere oder das Gehirn nicht arbeite, kann man scherzhaft einwenden, dass es dafür ein Wort gibt:

„Wenn das Gehirn nicht mehr arbeitet, heißt das: tot. Nein, dein Herz schlägt weiter, oder? Was ist mit deinem Atem? Und warum fällst du nachts nicht aus dem Bett? Weil dein Gehirn weiterarbeitet, anders als tagsüber, aber es arbeitet.

Tagsüber, sagst du, merkst du das? Wie merkst du das, woher weißt du: Jetzt muss ich aufs Klo? Ja, weil es eine Verbindung gibt zwischen Blase und … Gehirn … genau, und die Rezeptoren, die reagieren wie Feuermelder, nur eben auf Flüssigkeit, und schicken blitzschnell die Botschaft nach oben … Wie geht das genau?“

Wenn das Kind noch keine Kenntnis über Nervenbahnen und die Funktion der Weiterleitung hat, ist dies ein guter Moment, es zu erklären und entsprechend aufzumalen. Wenn das Kind nichts dagegenhat, kann man auch mit dem Finger ganz leicht die Verbindungen auf dem Körper nachfahren:

„Das sind die Verbindungsleitungen, die gibt es zu jedem Muskel, und da werden die Befehle und Meldungen verschickt, etwas altmodischer als mit WLAN, mit Kabelverbindung, ungefähr so: ‚Blase an Gehirn: Wir sind voll, wirklich …! Was sollen wir machen?‘“

Dann fragt man das Kind: „Und was antwortet das Gehirn?“ Sehr interessant ist, dass Kinder häufig spontan: „Loslassen!“ oder „Aufmachen!“ sagen. Vielleicht ist das auch der direkte Impuls in der Nacht. Dann korrigiert man, schließt eventuell die Faust und sagt:

„Was genau sagt das Gehirn, wenn du z. B. gerade spielst? – Dichthalten! Zulassen! Genau das … Suche dir eine Toilette, einen Ort zum Pinkeln! Das kann manchmal dauern. So lange kann der Muskel dicht halten, sehr zuverlässig, dafür ist er gut ausgestattet und gebaut, genau dafür. Dann die Hose am richtigen Ort herunterlassen und dann … Muskel öffnen und alles rauslassen! Bis zum letzten Tropfen, dann das Tor, Ventil … wieder verschließen, anziehen, weiterspielen!

In der Nacht ist es eigentlich so, dass die Blase in der Lage ist, die Flüssigkeit zu halten und aufzunehmen, sie ist sehr dehnfähig und der Muskel sehr stark! Aber manchmal, wenn wir aufgeregt sind oder Stress haben oder gewohnt sind, dass wir Windeln tragen, die alles aufnehmen, müssten wir wach werden und zum Klo gehen, pinkeln, wieder ins Bett gehen und weiterschlafen. Ich möchte, dass du Folgendes tust, wenn du schlafen gehst: Ich möchte, dass du dir ein paar Minuten Zeit nimmst und den Kontakt zwischen Blase und Gehirn herstellst, sodass sie sich absprechen können, ob, wenn es ‚Alarm: Blase voll‘ gibt, das Gehirn aufwacht, so weit aufwacht, dass du zur Toilette und zurück und dann weiterschlafen kannst … oder … das Gehirn die Anweisung gibt, die Blase zu entspannen und den Muskel fest zu verschließen bis zum Morgen, wenn du als Erstes zur Toilette gehen kannst …

Das machen wir jetzt einmal hier, damit du weißt, wie es sich anfühlt, okay? Zuerst frage ich dich, ob du mir sagen kannst, wie voll die Blase jetzt ungefähr ist und ob du vielleicht zum Klo gehen könntest.“

Falls dem so ist, bemerkt man dies positiv und ermuntert das Kind, schnell zu gehen und dann mit der Trance zu beginnen.

„Geh in einen Zustand, als ob du gleich einschlafen wirst! Genau! Und geh mit deiner Aufmerksamkeit kurz durch deinen Körper, zu deiner Blase und spür die Verbindungen zwischen Blase und Gehirn. Stell dir genau vor, wie diese Verbindungen aussehen, nimm wahr, wie es klingt, wenn Blase und Gehirn ‚miteinander reden', und wenn du spürst, dass der Kontakt gut ist, gibst du ihnen folgende Anweisung: Gehirn und Blase, ich möchte jetzt gleich schlafen, und während ich schlafe, möchte ich, dass ihr gut miteinander im Kontakt bleibt, so wie jetzt … die ganze Nacht, bis ich aufwache und wieder selbst übernehme … Blase, du meldest, wie voll du bist, das kannst du gut, und hältst dicht, bis du Anweisungen vom Gehirn bekommst. Das ist alles, was du tust, wenn ich schlafe. Du, Gehirn, nimmst die Botschaft auf und entscheidest dann: wach werden, aufstehen, zur Toilette gehen … oder das Tor, den Muskel, gut verschließen, die Blase entspannen, den Muskel dicht und fest verschließen, weiterschlafen bis zum Morgen, dann zur Toilette gehen …"

Auch kann man über die Autonomiekaskade (vgl. Seite 62 ff.) die richtigen Stellen im Gehirn dazu auffordern, nachts z. B. in den „Standby-Modus" zu gehen und weniger Flüssigkeit zu produzieren.

Wenn Kinder sehr stressanfällig sind und sich in dem „Kalender", in dem das Kind die trockenen Nächte dokumentiert, ein solcher Zusammenhang zeigt, ist es sinnvoll und plausibel, den Schwerpunkt auf die Stressreduktion zu verlagern.

Maike (12 Jahre) hatte den Wunsch, „endlich trocken zu werden", damit sie bei Freundinnen schlafen könne und die Klassenfahrt weniger peinlich werden würde. Sie arbeitete an einem Erfolgskalender, den sie zur ersten Stunde mitbrachte. Schnell wurde deutlich, dass sie jeden Montag eine „Wolke" (für nasses Bett) gezeichnet hatte, vor Klassenarbeiten und Tagen, an denen sie Sport hatte. Auf die Frage, ob sie gerne Sport mache, antwortete sie ausweichend: Eigentlich bewege sie sich gerne, aber Sportunterricht gemeinsam mit den Jungen finde sie „megapeinlich". Ihr wurde der Zusammenhang von Blasenaktivität und Stress verdeutlicht, worauf sie erleichtert reagierte und von sich aus vorschlug, dass es ja dann wohl besser sei, „den Montags- und Jungensstress" abzubauen.

Der Weg über die Fakten und biologischen Gegebenheiten, z. B. dass die Blasenwand sich unter Stress verhärtet und weniger Flüssigkeit aufnehmen kann, hilft nach unserer Erfahrung auch Eltern, sich vom Fokus „Einpinkeln" auf die Reduktion von Stressfaktoren einzulassen.

In Maikes Fall wurde schnell deutlich, dass ihre Arbeitseinteilung (alles am Wochenende zu erledigen) und die Gewohnheiten der Familie, am Wochenende wegzufahren, kollidierten. Maike hatte montags oft nicht alle Hausaufgaben fertig und entsprechend Stress und Ängste vor schlechten Bewertungen.

Dies ist ein weiteres Beispiel dafür, dass es wesentlich ist, den Kontext einer Symptomatik zu explorieren, bevor man interveniert und das Kind eventuell zusätzlich frustriert. Weitere Möglichkeiten, dem Kind Selbsthilfestrategien zu vermitteln, sind das „Energiefeld", wenn das Kind sehr dünnhäutig ist (vgl. Seite 45) oder das Etablieren des „sicheren Ortes", wenn Selbstunsicherheit, Heimweh oder andere Ängste im Spiel sind (vgl. Seite 66).

Lässt sich ein „innerer Stressmacher" oder „Kritiker" ausmachen, also ein Anteil, der perfektionistisch, leistungsbezogen oder systemisch motiviert ist, bietet sich eine Teilearbeit (siehe Kapitel 7) an. Wenn sich herausstellt, dass verletzte Bedürfnisse oder Schutzfunktionen im Zusammenhang mit dem Einnässen stehen, sind diese zu explorieren und in den Fokus der Arbeit zu stellen. Die Anteile, die dann bei jüngeren Kindern meist durch Handpuppen oder anderen konkreten Figuren dargestellt werden, werden kennengelernt, nach Absicht und Wirkung ihres Tuns (für das Einnässen zu sorgen) befragt, in ihrer positiven Absicht gewürdigt und dann zur Verhandlung z. B. über andere Lösungen, Entlastung oder Kooperation eingeladen.

Hannah war 13 Jahre alt, als sie zur Therapie kam. Für den Anteil, der für das Einnässen stand, wählte sie einen Hasen aus. Der Hase gab an, dann zu kommen, wenn der Stressmacher da sei. Dafür nahm Hannah einen alten Raben, der sie immer pikste, auf ihrer linken Schulter saß und sie kritisierte: „Du bist nicht gut genug, du musst mehr machen, du darfst nie aufhören, besser zu werden. Sei die Beste, sonst bist du nichts!" Nach ihrem Alter befragt gab der Rabe an, schon sehr alt zu sein, über 80, und der Hase eher noch klein und jung, etwa vier Jahre alt. Der Hase sorgte für Entlastung durch Spannungsabbau, Ausweichen in einen kindlichen Zustand, wenn der Rabe zu hohe Erwartungen und Stress aufbaute. Nun wurde auch der Rabe nach seinen ursprünglichen Absichten und Einstellungen befragt. Sein Motiv war, Hannah zur Höchstleistung anzutreiben, weil es keine Sicherheit gebe. Er wurde von der Therapeutin gefragt, wo er gelernt habe, so zu denken, worauf er erzählte, dass er das von den Großeltern von Hannah wisse, die alles verloren hätten, fliehen mussten und wüssten, dass nur mit unbedingter Leistung und „niemals Ruhen" die Existenz erhalten werden könne. Als Überlebende der Familie sei Hannah wie schon ihre Eltern in der Pflicht, ihr Bestes zu geben. Das sei so wichtig, weil Zur-Ruhe-Kommen gefährlich sei. Die Therapeutin würdigte seine Bemühungen, Hannah zu schützen, sowie das Leid und die Lösungsversuche der Großeltern. In weiteren Sitzungen mit dem „Rabenanteil" wurde diesem deutlich gemacht, dass Hannah in einer anderen Zeit und unter anderen Bedingungen lebte. Dann wurde der Kontakt zwischen Hase und Rabe geknüpft und verbessert. Hannah wurde insgesamt entspannter, das Bett blieb nach einigen Wochen trocken.

5.2 Ängste und Phobien

Neben zahlreichen anderen Möglichkeiten sind die Zoom-Technik oder die Assoziationserweiterung hilfreiche Interventionen zur Bewältigung von Ängsten. Da Angst in der Regel eine starke Fokussierung auf etwas beinhaltet (Schmerz, Zähne eines Hundes, schlechter Moment in der Prüfung, Katastrophenvorstellung …) und immer in der Zukunft stattfindet, macht es Sinn, die Orientierung im Hier und Jetzt sowie das Auflösen der Fokussierung in Richtung einer Kontexterweiterung anzuregen.

Albert (10) hatte große Angst vor seinen Alpträumen, die seit der Trennung der Eltern noch viel schlimmer geworden waren. Er hatte, sobald er die Augen schloss, schreckliche rotäugige Monster vor Augen, die ihn bedrohten.

Neben der Aufforderung in einer leichten Trance, den Monstern zu sagen, dass er ihnen nichts tun werde, was schon Ruhe und etwas Verwirrung in die Szene brachte, wurde ihm vorgeschlagen, wie mit einer Kamera bei einem Dreh für einen Film rauszuzoomen, sodass die roten Augen immer kleiner wurden und die Umgebung der Monster Stück für Stück hinzukam.

Das Bilderbuch *Zoom* von Autor Istvan Banyai (2007) kann zur Vorbereitung und Erklärung zuvor mit dem Kind angeschaut werden.

So sah er schließlich den gesamten Drehort des Films, aus dem die Monster stammten, eine Halle mit Kameraleuten, Scheinwerfern und allem, was dazugehört. Das brachte ihm große Erleichterung und mithilfe von luzidem Träumen (Träumen im Halbwachzustand) trainierte er das Zoomen weiter. Er selbst kam dann auf die Idee auszuprobieren, ob das auch mit seinem Schmerz und seiner Angst vor den Veränderungen und Verlusten in seinem Leben durch die Trennung der Eltern klappen könne. Er fokussierte auf seine Angst, bei der Mutter alleine einzuschlafen, und erweiterte dann nach und nach das Bild, bis er die ganze Wohnung mit der Mutter darin, die Straße, dann den Stadtteil sah, in dem auch seine alte Wohnung, in der nun der Vater lebte, lag. Das alles auf einem Bild zu sehen fand er tröstlich und so übte er das Zoomen jeden Abend. Er konnte damit wieder viel besser einschlafen.

Natürlich kann das Zoomen auch in die andere Richtung erfolgen, wenn man sich also etwas genauer anschauen will, um es zu verstehen oder aufzuschlüsseln. Wenn Kinder diffuse Antworten geben, Langeweile oder Desinteresse demonstrieren oder einfach selbst nicht wissen, was mit ihnen los ist, beginnt auf diese Weise eine gemeinsame Annäherung.

Folgendes Beispiel aus dem Beitrag „‚Null Bock‘ und schwarze Löcher – Zugang zu verborgenen Teilen gewinnen“ von Bierbaum-Luttermann & Siegfried Mrochen (2017) verdeutlicht das Vorgehen:

Aus einem gemalten Bild (Nach Aufforderung: „Nimm eine Farbe dafür, wie es dir geht“/„Mal ruhig mal auf, wie dein ‚Egal‘ aussieht“) wird ein Ausschnitt herausgelöst, den das Kind aussucht oder den der Therapeut hervorhebt, und dieser Ausschnitt wird auf einem neuen Blatt vergrößert dargestellt. Dieser Vorgang kann mehrmalig wiederholt werden, wodurch eine Art Trancevertiefung entsteht, ein sich Vertiefen in einen Aspekt und dessen Hintergründe, Zusammensetzung und Bedeutung. Oftmals werden diagnostisch wichtige Hinweise und Prozesse auf diese Weise erkennbar und verständlicher auch für das betroffene Kind.

Ole (9 Jahre alt) findet alles öde und blöd, macht in der Schule nicht mehr mit und will eigentlich tot sein. Er malt erst zögerlich, dann mit wachsender Freude ein ganzes Blatt intensiv und in mehreren Schichten schwarz an. Etwas hämisch und zufrieden sagt er, dies sei sein Null-Bock.

Ich entdecke eine kleine Kritzelfigur oder farbliche Auffälligkeit im Bild und fordere ihn auf, diesen Ausschnitt zu vergrößern, sofern es für ihn okay sei. Es taucht ein verletztes und verfolgtes Tier auf, das wiederum vergrößert wird, und ein „böser Gott“ wird sichtbar, der Opfer verlangt und Schätze verteilt. Ole verlässt dann die Malebene, weil man „das nicht malen könne, wie das ist“, und baut eine Festung aus Klötzen mit vielen Schätzen, in der der Null-Bock herrsche … Es war noch ein längerer Weg, den Zugang zu dieser Burg zu bekommen, durch den dann eine lange Missbrauchsgeschichte ans „Tageslicht“ kam.

Bei Ängsten und Zwängen, die mit bestimmten Auslösereizen wie Schmutz, Bakterien oder Essen verbunden sind, ist das Vorgehen in etwas abgewandelter Form bei manchen Kindern und Jugendlichen eine gute Selbsthilfestrategie. Es werden zunächst die automatischen Assoziationen zu dem Begriff gesammelt, zum Beispiel Blut.

Paula (17) hatte Zwänge und Ängste, die sich um die Vermeidung von Verletzungen drehten. Trotz Lösung der systemischen Zusammenhänge und einer Traumabehandlung blieben die Ängste und damit verbundenen Zwangshandlungen bestehen. Sie war sehr motiviert, die quälenden Gedanken und Vermeidungen (Sport, Rad fahren, Besteck benutzen …) „loszuwerden“ bzw. sich wieder freier zu bewegen und zu tun, was ihr Spaß macht. Die Assoziationen zum Wort Blut waren: Verletzung, Tod, Schmerz, rot, Aasgeruch, verbluten, Ohnmacht, hilflos. Sie schrieb sie auf ein Blatt, verteilt, groß oder klein, je nachdem, wie stark die Belastung war. Dann wurden gemeinsam Asso-

ziationen gesucht, die ganz anders mit Blut oder einem der Begriffe verbunden waren, und entsprechend auf dem Blatt platziert:

Blut – Blutorange, Sonnenuntergang, Blutsbrüderschaft, Winnetou, Pferde / rot – Liebe, Schuhe, tanzen, Lippenstift, Duft etc.

Dann wurde eine leichte Trance induziert und die Assoziationsketten jeweils in eine Hand imaginiert. Paula nahm für die automatischen negativen die rechte Hand und für die neutralen oder positiven Begriffe die linke. Dann experimentierte sie mit der Reihenfolge, sich erst rechts belastende Assoziationsketten, dann links die neutralen intensiv vorzustellen. Dann machte sie es umgekehrt. Zusätzlich wurde die Seite gewechselt, also das als negativ Erlebte in die linke Hand und die neutralen Assoziationen in die rechte Hand imaginiert. Sie beschrieb, dass es sich „im Kopf ziemlich durcheinander anfühlen würde“, aber die aversiven Assoziationen waren deutlich weniger belastend.

In der Verhaltenstherapie wird ein ähnliches Vorgehen unter dem Begriff „Assoziationsspaltung“ intensiv beforscht und untersucht. (Ein kostenloses Manual hierzu finden Sie unter https://clinical-neuropsychology.de/manual_assoziationsspaltung_deutsch/)

5.3 Gewohnheitsstörungen wie Nägelbeißen, Auszupfen von Haaren oder Aufkratzen von Wunden

Im Vorfeld von Interventionen in diesem Bereich ist es hilfreich, ein Zielbild zu evozieren, wie es sein wird, wenn die Haare bzw. Nägel oder die Haut heil / gewachsen sind. Nach einer Induktion von Ruhe bzw. einem angenehmen Ort oder einer schönen Tätigkeit wird der Patient aufgefordert, eine Repräsentation von Heilung zu entwickeln, sich selbst zu sehen, wenn er es geschafft hat, die Gewohnheitsstörung wahrzunehmen, wie es aussieht, wie es sich von innen anfühlt usw. Das Erfragen relevanter Submodalitäten intensiviert dabei das Erleben und die „Speicherung“ der positiven Vision und Vorstellung symptomfreier Zustände in stressreichen und anderen Kontexten *(„Was tun die Hände dann in dem Moment, wenn diese Spannung oder Langeweile auftritt?“).* Eine weitere Strategie ist das Etablieren von Synästhesien zum neuen Verhalten *(„Welche Farbe, welche Musik passt dazu / könnte dieses Gefühl, diese Handlung haben?“).*

Zudem gehört zu den hypnotischen Interventionen das Repräsentieren von Reaktionen der Umwelt angesichts des neuen Aussehens *(„Wie reagieren andere? Wie sehen sie dich? Wie wirkst du nach außen? Was ändert sich in deinem Leben?“)* sowie das

Repräsentieren von Selbstbewusstsein, Selbstregulation und Reife (*„An den Fingernägeln und Händen siehst du, dass du in der Lage bist, dich selbst zu regulieren, gut mit dir umzugehen und zu wachsen.“).*

Musterunterbrechungen

Eine eindrucksvolle und leicht durchführbare Technik zur Musterunterbrechung ist die Slowmotion-Technik (Kohen, 1991). Dazu wird der Patient aufgefordert, die entsprechende Bewegung, z. B. der Hand zum Kopf oder Mund, einmal genauso durchzuführen, wie es sonst automatisch geschieht: *„Zeig mir genau, wie es aussieht und wie du es machst, und konzentriere dich darauf, wie es sich anfühlt und was in deinem Körper geschieht, woher die Hand den Impuls bekommt.“*

Kurz bevor die Hand den Mund / das Haar oder die Kruste erreicht, wird der Patient aufgefordert, zu stoppen und nochmals ganz langsam, wie in Zeitlupe, diese bestimmte Bewegung auszuführen. Erneut wird an der gleichen Stelle unterbrochen und nochmals um Verlangsamung gebeten, wobei der Patient zur besseren Konzentration auf das Geschehen die Augen schließen kann. Der Moment der Bewegungsunterbrechung kann in der zeitlichen Abfolge sukzessive nach vorne verlagert werden.

Eine unserer Erfahrung nach wirksame Strategie ist, den Patienten aufzufordern, den besten Moment für die Unterbrechung zu finden, quasi eine Armlevitation durchzuführen mit dem Auftrag an das Unbewusste, an der ausgewählten Stelle „einzurasten“, um eine neue, andere Bewegung einzuleiten, die mit der symptomatischen nicht kompatibel ist, z. B. mit den Fingern zu schnipsen, die Hände zusammenzuhalten, einen Gegenstand zu greifen, sich über die Hände zu streicheln o. Ä. Die Bewegung endet dann in Ruhe und Gelassenheit in beiden Händen, in rhythmischen Bewegungen (kneten, stricken, streichen), während die Aufmerksamkeit auf das gerichtet ist, was außen geschieht.

Musterunterbrechungen bestehen z. B. darin, eine Katalepsie (Erstarren) des Armes auszulösen, etwa durch plötzliches Innehalten wie bei einem Stromausfall oder wenn man sich erschreckt. Mithilfe zusätzlicher Repräsentationssysteme, die hinzugefügt werden (ein lauter Gong, Weckerpiepen, Gänseschnattern oder ein lautes „Rufen der Wimpern“, die gerne weiterwachsen möchten, kann ebenfalls eine Irritation des gewohnten Musters bewirkt werden. Wesentlich ist dabei, die Ideen und intuitiven Einfälle des Patienten zu nutzen.

Weiter kann man z. B. das Kribbeln in der Kopfhaut abschalten, die Durchblutung verändern, Kühle oder Wärme suggerieren – je nachdem, was als hilfreich empfunden wird.

Den Auslösemoment für das Nägelkauen (Initialbild) kann man für eine positive Visualisierung nutzen, etwa, sich selbst zu sehen mit wohlgepflegten Händen etc. Das entspricht der Swish-Technik aus dem NLP, die oft zu erstaunlich schnellen Erfolgen führt. Hier wird der Auslösereiz visualisiert oder symbolisiert und blitzschnell mit dem positiven Bild, das zuvor genau erarbeitet wurde, überblendet:

Ein 16-jähriges Mädchen, das gewohnheitsmäßig beim Lesen oder ähnlichen Tätigkeiten die Haut zerkratzte, beschrieb, dass sie schon nach wenigen Tagen der Übung gespürt habe, wie sich immer, wenn die Hand sich zu den Stellen bewegte, ein negatives Magnetfeld aufbaue, das die Hand regelrecht abstoße. Diese Idee war ihr während der Unterbrechung der Bewegung gekommen und wurde als hilfreiche Lösung installiert. Sie hatte zudem die Helfende-Hand-Methode erlernt: „… wann immer du diesen Impuls spürst, bewegt sich die helfende Hand mit und hält die andere (kratzende) und führt sie sanft in deinen Schoß zurück, an den Ort der Gelassenheit und der Selbstfürsorge, der deine Haut heilen lässt, während dein Organismus andere Wege findet, Stress zu verarbeiten und automatische Bewegungen zu verändern.“

Vielseitig einsetzbar ist auch die sogenannte Jettison-Technik, bei der man in Trance das Gefühl des Juckens oder des Kribbelns in eine Hand wandern lässt – beim Aufkratzen vorzugsweise in die nichtdominante Hand –, dann das Gefühl fest in der Faust umschließt und, wenn alles dort angekommen ist, beginnt zu zählen: 1 … 2 … 3 … Bei 3 wird die Hand ruckartig geöffnet und das Gefühl in die Freiheit entlassen, auf den Boden geworfen, weggeschickt, ins All geschossen etc.

Zusätzlich kann man, wenn es dem Betroffenen gelingt, dem Impuls (sich zu beißen, zu zupfen, zu kratzen) zu widerstehen, den dadurch oft entstehenden Arousalzustand (eine Art Fehlermeldung des Gehirns, wenn wir Gewohnheiten durchbrechen) umzudeuten in eine wichtige Phase, in der das Gehirn etwas Neues lernt, sich neu organisiert. Dieses Neue, der erwünschte Zustand (gesunde Nägel, Haare, Reife …) wird imaginativ eingewoben und gefestigt, um damit die automatisierten Prozesse zu überschreiben.

Besteht ein funktioneller Bedeutungsgehalt der Symptomatik, z. B. in der individuellen Geschichte oder im Familiensystem, dann sollten eher strategisch-systemische, mitunter auch indirekte Methoden der Hypnotherapie im Vordergrund der Behandlung stehen.

Bei der Teilearbeit, einer Dissoziationstechnik, die sich gleichermaßen für Kinder und Erwachsene eignet, installiert man z. B. einen Teil, der das Symptom vertritt, und sucht des Weiteren einen, der den Wunsch nach Wachstum, Veränderung, Gelingen darstellt (siehe hierzu auch Kapitel 7).

Weitere Anregungen für die Arbeit mit sogenannten Habit Disorders finden sich in (Revenstorf & Peter, 2015, und Olness & Kohen, 2006).

5.4 Arbeit mit Aufmerksamkeitsakrobaten: ADHS

Über Sinn und Unsinn der Diagnose Aufmerksamkeitsdefizit-/Hyperaktivitäts-Störung wird immer wieder diskutiert und gestritten. Auch wenn wir ihr kritisch gegenüberstehen, kommen Eltern und Kinder doch häufig damit in die Behandlung und empfinden diese Diagnose sogar teilweise als Entlastung – oder aber als Katastrophe. Mit beiden Reaktionen haben wir unterschiedlich umzugehen. Grundsätzlich handelt es sich bei den betroffenen Kindern aus unserer Sicht oftmals um ein Motivationsproblem bei sehr appetenzgesteuerten Gehirnen. Die meisten dieser Kinder sind durchaus in der Lage, sich zu konzentrieren, wenn etwas für sie sehr interessant ist (Lego, Computerspiele, Skateboard fahren etc.). Problematisch wird es, wenn es darum geht, sich zu motivieren, anzustrengen, durchzuhalten, wenn etwas als langweilig, uninteressant und mühsam erlebt wird, also keine intrinsische Motivation für das Tun vorhanden ist.

Eine ausführliche Darstellung unseres hypnotherapeutischen Ansatzes bei diesem Thema würde den Rahmen dieses Buches sprengen. Dennoch sollen die Ideen kurz skizziert werden:

Kinder mit dieser Problematik sind oft bereits in ihrem Selbstwert deutlich verunsichert, haben ein ungutes Verhältnis zu ihrem Körper entwickelt oder sich in einer negativen Rolle und Identität „eingerichtet". Viele der häufig kritisierten Verhaltensmuster resultieren aus erhöhter Impulsivität und mangelnder Fähigkeit zur Selbstregulation. Sie dienen gleichzeitig dem Selbstschutz und der Vermeidung von Frustration bezogen auf den Wunsch nach Bindung und Freundschaften. Die Angst vor „Nicht-mitmachen-Dürfen" wird so beispielsweise in „Kontrolle" durch negative Aufmerksamkeitsfokussierung von Eltern oder Lehrern auf das Kind kompensiert.

Neben dem Reframen (z. B. heißt ADHS dann **A**nders **D**enken, **H**ören, **S**ehen) des diagnostischen „Stempels" und eingehender Psychoedukation ist es sinnvoll, auch die Ressourcen der Kinder und Erwachsenen mit den auf diese Weise arbeitenden Gehirnen zu benennen und zu vertiefen.

Viele Manuale oder Trainings beginnen mit Selbstbeobachtung und legen den Kindern Ziele vor. Bevor aber ein Kind sich beobachten oder gar regulieren kann, braucht es die Fähigkeit und Motivation, sich selbst zu spüren, zu erleben, wahrzunehmen, neugierig auf sich selbst zu sein. Dazu nutzen wir oft die Arbeit mit der

Autonomiekaskade (vgl. Seite 62 ff.) oder Bewegungsbeobachtungen im Körper und in der Vorstellung. Der folgende Text ist das Transkript einer Trancearbeit mit Jan (12 Jahre):

Induktion

„Pass auf, Jan, ‚pass auf' sag ich immer, wenn ich möchte, dass du aufpasst. Ich möchte, dass du deine Hände jetzt hier drauflegst (Stuhllehne) … und dass du dir auf der gegenüberliegenden Wand einen Punkt suchst … Kann ganz winzig … ein ganz winziger sein … ein ganz winziger Punkt … Es kann aber auch einer sein, zum Beispiel da oben, siehst du, neben dem Bild … links neben dem Bild, dass du den anschaust, so, bis die Augen anfangen, sich ein bisschen anzustrengen … und dass du dann, wenn du merkst, sie strengen sich ein bisschen an, dass du dann für einen Moment die Augen zumachst. Und während das passiert … Jan … achtest du darauf, was in dir abläuft. Jetzt machst du einen Moment die Augen zu, du kannst sie aber auch wieder aufmachen … Stell dir den Punkt weiter vor, und es ist interessant, dass du den Punkt, den du soeben noch angeschaut hast, dir in deiner Fantasie nun weiter vorstellen kannst …"

Atemfokussierung, Aufmerksamkeit nach innen richten, Autonomiekaskade

„Und jetzt möchte ich, dass du dir selber die Erlaubnis gibst, auf deinen Atem zu achten … So ist gut … und das Schauen auf den Punkt und das Achten auf den Atem und die Vorstellung innerer Bilder, die laufen alle in deinem Kopf zusammen … in deinem Gehirn, jede Bewegung, jeder Atemzug, jeder Herzschlag ist mit deinem Gehirn verbunden, und du bist der Chef … von deinem Gehirn, wenn du deinem rechten Fuß oder dem Zeigefinger … deiner linken Hand den Befehl gibst, sich zu bewegen … irgendwie … dann bewegen sie sich … wenn du ihnen … den Befehl gibst, langsamer zu werden oder still zu sein … dann … wird er langsamer und stiller … bis er am Ende ganz … ruhig, ganz … entspannt, ganz … gelassen bleibt.

Nichts in deinem Körper passiert, ohne dass dein Gehirn daran beteiligt ist, dieser Computer … in deinem Kopf … Du bist der Chef deines Gehirns … und … aller deiner Bewegungen, der langsamen … und der schnellen. Ich möchte … Jan, dass du dir ganz tief … in deinem Herzen und in deinem Kopf … einprägst, ganz tief … merkst, dass du in der Lage bist, ruhig zu sein … stillzusitzen und über dein Gehirn deinem ganzen Körper entsprechend Anweisungen zu geben … Du bist der Chef … deiner Hände, deines Oberkörpers, deines Kopfes, deiner Beine, du sitzt jetzt bereits … einige Minuten … so still, ruhig, wie du vielleicht lange nicht mehr gesessen hast."

Ankern

„Ich möchte, dass du das nun in dir fotografierst, was da im Augenblick mit dir passiert, was du mit dir machst, du hast … die Entscheidung getroffen, ganz ruhig zu sein, und vielleicht fühlst du dich sogar gut dabei, wenn du so ganz ruhig und konzentriert auf dich selber bist, Jan, ganz ruhig … dich sicher fühlst … ganz bei dir bist.

Jetzt möchte ich dir eine weitere Fantasie anbieten, ich möchte, dass du spürst, wie sich ganz langsam … in deinem Tempo … um dich herum ein Energiefeld bildet … groß und bequem und unsichtbar, ich bin sicher, dass du weißt, was ich meine, was ein Energiefeld ist, groß, bequem und unsichtbar, und dieses Energiefeld lässt nur hindurch, was du hindurchlassen willst, Gedanken, Worte, Bilder von außen nach innen, von innen nach außen … und ich möchte dich bitten, dir zu merken, wie sich dieses Energiefeld anfühlt … das du jetzt um dich herum aufbaust und das dich umgibt wie eine schützende Hülle … wie eine schützende, bequeme Hülle, und in diesem Energiefeld, und in dieser Hülle, kannst du die wichtigste Erfahrung machen, die ein Mensch in seinem Leben machen kann, das ist die Erfahrung, sich selbst zu mögen, sein eigener Freund zu sein, sich selber lieb zu haben, zu wissen, was du kannst, wenn du alle deine Kräfte … konzentrierst, freundlich und liebevoll mit dir selber umgehst … und ein ganz normaler gesunder Junge bist … Dieses Feld, diese Erfahrung, Jan … die wird immer bei dir bleiben, wenn du es willst. Das, was du im Augenblick erlebst, mit dir selber, hast du in dieser Form heute das erste Mal erlebt, und du wirst es ganz tief in dir abbilden und festhalten in deinem ganzen Körper … von den Haarspitzen bis zu den Fußsohlen wirst du wissen: Ich, Jan, kann ganz konzentriert und ruhig sein … weil ich es will, wenn es sinnvoll und notwendig ist. Und jetzt möchte ich, dass du dir selber die Anweisung gibst, drei- oder viermal oder fünfmal ein bisschen tiefer durchzuatmen und wieder so viel Klarheit und Wachheit in deinen Kopf zu bringen und Spannung in deinen Körper, wie du brauchst, um gleich hier weiter folgen zu können … Behalte in deinem Kopf und in deinem Herzen: Du bist der Chef deines Gehirns.

Du regulierst alle deine Bewegungen, du regulierst deine Aufmerksamkeit und du hast jetzt die Erfahrung gemacht, du kannst es, du kannst es und jetzt kannst du … die Augen wieder aufmachen … genau …“

Die Trance fand im Beisein seiner Familie statt, die sehr beeindruckt war, „dass er das konnte“. Er selbst war überrascht und wollte es gleich noch einmal ausprobieren, diesen Zustand zu erfahren.

Auf diese Weise entstehen beim Kind Neugier und das Interesse daran, zu spüren, dass es sich selbst beeinflussen und regulieren kann. Es ist spannend für diese Kinder, weitere „Beweise“ dafür zu sammeln, dass die Vorstellungskraft etwas im Körper bewirkt.

„Beobachte, was in deinem Körper geschieht, wenn du dir etwas, das du gerne isst, vorstellst, nehmen wir Vanilleeis. Stell dir vor, wie die Farbe aussieht, gelblich-weiß und cremig, und den Moment, wenn du das erste Mal daran schleckst und sich dieser besondere Geschmack in deinem Mund entfaltet … Was passiert, wenn du dir das vorstellst?"

Meist ist es einfacher, über aversive Reize die Körperreaktionen zu registrieren. Wenn wir über eine Knieverletzung sprechen, halten sich viele Zuhörer das eigene Knie fest; stellen wir uns vor, in eine Zitrone zu beißen, verziehen wir vielleicht das Gesicht. Besonders intensiv ist das Erleben, wenn man vorschlägt, das Kind würde z. B. einen Regenwurm kauen, rosa und etwas sandig. Viele der Kinder schütteln sich dann und äußern Ekel, obwohl kein Regenwurm in der Nähe ist. Das überzeugt sie davon, dass das Gehirn auf bloße Vorstellungen, wenn man „so tut, als ob", ähnlich intensiv reagiert und Impulse weitergibt, als würde etwas wirklich geschehen.

Eine einfache Übung ist die Fingerring-Imagination, die auch in ähnlicher Form als Muskeltest in der Kinesiologie eingesetzt wird. Das Kind wird gebeten, Daumen und Zeigefinger einer Hand fest aneinanderzupressen, sich auf die Druckstelle zu konzentrieren und zu versuchen, die Finger zusammenzuhalten, wenn der Therapeut sie auseinanderzieht. Meist gelingt dies mit etwas Kraftaufwand. Dann wird das Kind wieder aufgefordert, die Finger aneinanderzupressen, diesmal aber mit der Vorstellung verknüpft, dass sie einen festen eisernen Ring bilden, der aus einem Stück geschmiedet und sehr stabil ist. Erneut wird versucht, die Finger auseinanderzuziehen, diesmal ist es aber deutlich schwieriger, manchmal unmöglich, den „Ring" aufzubrechen.

Die Vorstellung kann also das Gehirn beeinflussen, beruhigen oder animieren – in jede Richtung.

5.5 Die Vorstellung und der Wechsel von unterschiedlichen energetischen Zuständen

Spielerisches Ausprobieren funktioniert bei jüngeren Kindern ganz gut durch die Orientierung an Tieren. „Ein Raubtier vor dem Sprung" ist ein anderer Zustand als „ein dösendes Kätzchen" oder „ein lauernder Kater", wenngleich alle in Ruhe verharren. „Ein lässig laufender Hund" oder „ein spielender Delphin" fühlen sich wieder anders an.

Manche Kinder stellen sich lieber etwas Technisches vor, einen Motor oder eine Maschine mit bestimmter Drehzahl, Leerlauf oder hochtouriges Fahren. Durch das „So-tun-als-Ob" werden unterschiedliche Erregungslevel geankert und eine Art Barometer oder Skala erstellt, die dann Situationen zugeordnet werden können.

„Wann ist es passend und gut für dich, dass du körperlich leicht entspannt und trotzdem hellwach und aufmerksam bist (wie der Kater auf der Jagd)? Und wann passt es wirklich, voller Energie und in Bewegung zu sein?"

Karl (9) war stark übergewichtig, verträumt und langsam. Er liebte LKWs und fand die Vorstellung, ein kräftiger Volvo zu sein, passend. Er hatte in seiner Selbsthypnose verschiedene „Gänge" erlebt und verankert, die er jetzt, wie mit einer Schaltung hoch- und runterschalten konnte, je nach Anforderung. Er war sehr suggestibel und wurde wirklich gut und ausdauernd im Sport. Er weitete das Bild aus und achtete zudem auf die Tankfüllung: Wenn der Tank voll war, stoppte er die Zufuhr und brauchte nicht mehr dauernd nachtanken … Zudem wurde er fokussierter, wenn es um Ziele ging (wie ein Truck, der stetig seine Ziele anfährt).

Nike (11) bekam oft Ärger, weil sie, besonders wenn sie sich freute, so „überdreht" war und andere damit nervte. Sie fand es daher interessant, einen inneren Drehzahlmesser einzurichten, auf den sie immer wieder schaute und dann überprüfte, ob die Drehzahl, die sie gerade hatte, für die Situation zu hoch, zu niedrig oder stimmig war. Sie hatte die Anzeige eine Weile im Auto ihres Vaters beobachtet und dann für sich ein „Drehzahltagebuch" eingerichtet. In der Trance lernte sie, den Motor runterzufahren und zu beobachten, wie die Nadel der Anzeige langsam in die „richtige" Stellung kam.

Kindgerechte Achtsamkeitsübungen, mentales Training, wie es in asiatischer Kampfkunst gelehrt wird (beispielsweise nach dem „Soul-Defence"-Ansatz von Mental-Trainer Igor Ardoris, 2010) oder Feldenkrais nach dem SELBST-Entwicklungskonzept von Martin Busch, all diese Methoden gehen mit Trancezuständen einher, die das Kind mit sich selbst in einen interessanten positiven Kontakt bringen. Auch Neuro- oder Biofeedback am Computer ist gut mit Hypnose kombinierbar, indem man die Zustände der gewünschten Konzentration oder Aktivität innerlich „scannt", intensiviert und verankert.

5.6 Schmerzbehandlung und Stressreduktion in der Pädiatrie

Zum Thema Schmerzbehandlung in der Hypnotherapie gibt es umfangreiche Literatur. Hanne Seemann, Daniel Kohen, Karen Olness, Burkhard Peter und einige andere erfahrene Kollegen haben gut erlernbare und erprobte Methoden hierzu veröffentlicht. Zu den ersten Fachleuten, die sich mit den Möglichkeiten der therapeutischen Hypnoseanwendung bei Kindern beschäftigt haben, gehörten die Mitarbeiter der Abteilungen für Pädiatrische Onkologie (Kuttner, 1986, 1989; Hilgard & LeBaron, 1982; Olness & Kohen, 2001; Elmenthaler Saurer, 2002). Der medizinische Fortschritt bei krebskranken Kindern steht oft in krassem Gegensatz zu den stressreichen und angsterfüllten Vorgängen vor und während der Behandlungen. Die langwierigen medizinischen Maßnahmen etwa bei Leukämie sind für die Patienten oft mit mehr Leiden verbunden als die Begleiterscheinungen der Krankheit selbst. Dabei sprechen Kinder aller Altersstufen und Jugendliche recht gut auf hypnotische Techniken an, die dabei helfen, langfristige medizinische Eingriffe angst- und stressfreier zu gestalten und Schmerz besser zu bewältigen. Kinder sind für gewöhnlich stark motiviert, sich besser zu fühlen und während der Behandlungsprozeduren die Kontrolle über ihr Leben zurückzuerlangen und zur Reduktion ihres Unbehagens beizutragen.

Schon im Kontext einer Notfallsituation ist es wichtig, das Kind, das akute Schmerzen hat, so anzusprechen, dass man gehört und verstanden wird und für das Kind glaubwürdig ist. Die Kommunikation in der Medizin ist entscheidend für den Verlauf und die Einstellung zur Behandlung und wird dennoch kaum in die ärztliche Ausbildung integriert. Kinder in einem Schmerzzustand befinden sich in einer spontanen Trance, und zwar meist in einem negativ-hypnotischen, angstgesteuerten Zustand. Ihre Aufmerksamkeit ist stark fokussiert, sie sind hoch suggestibel und ihre Fantasien und inneren Bilder beziehen sich auf das, was sie mit dem Schmerz oder erzählten Erfahrungen verbinden. Generell lässt sich feststellen, dass Schmerzerleben immer mit einer Fokussierung auf die betroffene Region und damit verbundene Schmerzerwartung einhergeht. Eng verknüpft mit der Angst vor dem realen Schmerzerleben ist die Angst vor der Angst, die sich auf den Schmerz bezieht. Obwohl die Erinnerung an die Angst manchmal stärkere psychophysiologische Reaktionen auslöst als die Erinnerung an ein Schmerzerlebnis, zeigt die klinische Erfahrung, dass es oft schon durch ein Gespräch mit dem Patienten und seinen Bezugspersonen möglich ist, die panischen Gefühle als eine konditionierte Reaktion darzustellen, welche mit negativen Erwartungen verbunden ist und daher auch kontrolliert und verändert werden kann.

Der einfühlsame Kontakt des Helfers, die Akzeptanz von Angst, Schmerz und Unbehagen beim jungen Patienten, öffnen die Tür für hypnotische Suggestionen in

Richtung Wohlbehagen und Schmerzreduktion. In einer Akutsituation kann die Suggestion ganz einfach sein: „*Es wird wahrscheinlich schon bald weniger schmerzen. Ich bin froh, dass du in guten Händen und am richtigen Ort bist.*" Jetzt könnte die Einladung folgen, den Schmerz anders zu erleben: „*Wäre es in Ordnung, deine Gedanken und deine Aufmerksamkeit woandershin mitzunehmen?*" Oder: „*Was wirst du machen, wenn du nach Hause kommst, nachdem alles gut versorgt wurde und du wieder in Ordnung bist?*"

Jenseits der Ablenkungsstrategie (Distraktion), die diesem Typ hypnotischer Suggestion innewohnt, ist es wichtig, dem Kind eine versichernde Erwartung anzubieten, dass es – sofern dem wirklich so ist – bald wieder nach Hause kommt und dass die Situation überschaubar und kontrollierbar ist. Erfahrungsgemäß wird die direkte Erlaubnis, den Schmerz zu ignorieren oder sich von ihm zu dissoziieren, von Kindern in akuten Schmerzsituationen gern angenommen. Solche hypnotherapeutischen Strategien beinhalten Suggestionen wie:

„*Schließ deine Augen. Finde den Schalter für die Leitung in deinem Arm* (dem schmerzenden Körperteil). *Welche Farbe hat er in deinen Gedanken? Welche Form besitzt er? Ist es ein Dreh- oder ein Kippschalter? Du kannst ihn jetzt ausschalten. Und dann, eins, zwei, drei, kannst du spüren, wie anders sich das jetzt anfühlt.*"

Danach ist es möglich, der verbalen Suggestion Entspannung hinzuzufügen oder Dissoziationen einzuleiten, indem man das Kind beispielsweise auffordert, an einen bevorzugten Ort zu gehen. Hypnoanästhesie oder Hypnoanalgesie geschehen durch die Suggestion einer Säuberung oder das Einreiben der kritischen Stelle durch eine „spezielle Flüssigkeit", die kühl und angenehm ist. Diese zusätzlichen Techniken können sehr hilfreich sein, wenn sie auf die Bedürfnisse und Fantasien des Kindes zugeschnitten sind.

Suggestionen ermöglichen, einzelne Körperteile taub werden zu lassen, den besagten Schalter zu betätigen, eine Reise um oder in den Körper zu machen, um mithilfe von Fantasie und innerer Vorstellung zeitlich begrenzte Schutzbarrieren aufzubauen, damit das Signal des Schmerzes daran gehindert wird, die Schmerzzentren des Gehirns zu erreichen.

Insgesamt sind die Interventionen individuell auf den Einzelfall zugeschnitten. Anfangs, während der Aufnahme der Schmerzgeschichte und in der ersten Phase der Beziehungsgestaltung, sollten die Kinder ermutigt werden, ihr Leiden und Unbehagen zu beschreiben und zu charakterisieren, ihre Ideen und Bilder dazu zu äußern. Das Wort „Schmerz" sollte nur benutzt werden, wenn der Patient selbst es tut. Die Charakterisierung erfolgt auf einer Skala zwischen null bis zehn. Solche numerischen oder symbolischen Abbildungen und Einteilungen des Schmerzes sind variable Skalenanker, mit denen der Patient den Ausgangspunkt und die Ergebnisse der hypnotischen Arbeit einordnen kann. So können den Kindern während der Hypnose direkte oder metaphorische Operationen angeboten werden, erst die Skala in ihrer Vorstellung zu überprüfen (auf ihrem inneren Fernsehschirm, in ihrer Fantasie), um dann damit zu beginnen, den Skalenwert auf den gewünschten Stand zu bringen. Danach kann die Suggestion, den Zahlenwert zu verbessern, verbunden werden mit der Anweisung, sich gut zu fühlen und mit diesem Gefühl aus der inneren Vorstellung ins Hier und Jetzt zurückzukehren. Die Erfahrung der Schmerzminimierung und Angstreduktion verringert insgesamt den Behandlungsstress für die Beteiligten und vermittelt den Kindern das Wissen und die Gewissheit, sich in schwierigen, bedrohlichen Situationen selbst helfen zu können. Das Vertrauen in die eigene Kraft wächst. Angst kann aufgelöst und verwandelt, Schmerz durch Fantasie und Entspannung verändert werden.

Die Bedeutung der Sprache – Formulierungshilfen zur Schmerzreduktion

Der Kinderarzt, Verhaltens- und Hypnotherapeut Daniel P. Kohen benutzt während seiner Arbeit Formulierungen wie: „Would it be okay, if the hurt doesn't bother you?" Dieser Satz kann übersetzt werden mit: „Wäre es in Ordnung, wenn der Schmerz dich nicht länger stört (oder ärgert)?" Es geht um den Abbau der auf den Schmerz konzentrierten Aufmerksamkeit durch den Übergang von der realen in eine Vorstellungswelt, vom Indikativ zum Konjunktiv und vom Präsens ins Futur. Hierdurch kann gezielt eine Konfusion hergestellt und die erwünschte Trance eingeleitet werden.

Wie erwähnt, befinden sich Schmerzpatienten häufig in spontanen negativen Trancezuständen, deren zentraler Inhalt die Befürchtung ist, dass der Schmerz niemals aufhört. Der Schmerz wird vom Therapeuten zur Kenntnis genommen, direkt oder implizit, ohne ihn unnötig zu dramatisieren, ihn zu verleugnen oder den Patienten zu belügen. Gutmeinende Erwachsene bringen leicht ihre eigene Angst und Hilflosigkeit ins Spiel, indem sie fälschlich behaupten: „Es tut nicht mehr weh!" Oder: „Du bist doch schon groß! Ein Indianer kennt keinen Schmerz!" Bemerkungen wie diese sind von geringem Wert oder wirken oft sogar kontraproduktiv.

Indem der Therapeut den Schmerz zur Kenntnis nimmt und Aufmerksamkeit bezeugt, wird er in den Augen des Kindes zu einem ehrlichen Beobachter, der Glaubwürdigkeit ausstrahlt. Die Worte lösen ein dissoziiertes Erleben aus als einen Weg, den Schmerz als *Unbehagen* zu betrachten. Auch wird aus *deinem* Schmerz *der* Schmerz. Schmerz wird also umformuliert, das heißt, er wird umgedeutet als Störung und Ärger, ein lästiges Empfinden.

No fears, no tears – Hypnosetechniken in der pädiatrischen Onkologie

Die in Kanada lebende südafrikanische Psychologin Leora Kuttner begann in den späten 1980er-Jahren gemeinsam mit der Canadien Cancer Society ein Projekt zur Unterweisung des medizinischen Personals und der Eltern an Krebs erkrankter Kinder in hypnotherapeutischen Techniken. Durchgeführt wurde das Projekt in der Krebsstation einer Kinderklinik in Vancouver (Kuttner, 1986; 1989). Die wohl größte Besonderheit (neben dem Einsatz kinderhypnotischer Praktiken) lag darin, dass von Anfang an die Eltern zu Co-Therapeuten ausgebildet wurden. In einem eindrucksvollen Videofilm wurde die mehrere Jahre andauernde Arbeit in ihren wichtigsten Ergebnissen und methodischen Elementen festgehalten. Die in diesem Film begleiteten Kinder und Eltern wurden bis auf ein Mädchen, das an Leukämie verstarb, zwölf Jahre später noch einmal zu ihren Erfahrungen mit dem hypnotherapeutischen Teil der Behandlung befragt.

Bei allen Unterschieden der Erinnerung und individuellen Reflexion wird von den ehemaligen Patienten gleichlautend die Wiedergewinnung und der Erhalt ihrer kindlichen Autonomie während der langwierigen Behandlungsphasen hervorgehoben. Die jungen Erwachsenen wiesen oft beiläufig darauf hin, dass sie die damals trainierten Selbsthypnosetechniken später immer wieder in schwierigen Lebenslagen angewandt hätten. Für die befragten Eltern war es am wichtigsten zu erleben, wie ihre Kinder in den Phasen, in denen es um Leben oder Tod ging, Fähigkeiten, sich selbst zu helfen und den Heilungsprozess zu unterstützen, entwickelten und lange nachwirkende Erfahrungen mit den erlernten Strategien der Krankheitsbewältigung machten. Im Folgenden sollen die wichtigsten der in diesem Projekt vermittelten hypnotherapeutischen Techniken vorgestellt werden:

- **Das Ausatmen:** Die Kinder lernen, Angst und Schmerz durch blasendes oder pustendes Ausatmen zu reduzieren. Sie können diese Entspannungstechnik selbst initiieren, benötigen aber Ermutigung, Erinnerung und ein Vorbild, wenn das Unbehagen vor oder während der Behandlung zu groß wird. Die Bezugsperson erinnert das Kind mit ruhiger und deutlicher Stimme daran, auszuatmen, und beginnt, mit dem Kind zu atmen. Das Ausatmen unterstützt die Bewältigungsversuche des Kindes. Wirksamer noch wird diese Technik durch das Pacing (Begleiten) des kindlichen Atemvorgangs, verbunden mit der Vorstellung, die unangenehmen, angstvollen und schmerzhaften „Gefühle“ gleichsam aus dem Körper hinauszupusten. Die Kinder lernen das Ausatmen auch, um es bei Bedarf während des ärztlichen Eingriffs einsetzen zu können.
- **Seifenblasen machen:** Diese Atem- und Ablenkungstechnik ist für Kinder ab etwa zwei Jahren geeignet. Ähnlich wie das Ausatmen oder *blowing* verringert das Erzeugen von Seifenblasen physische Spannungen, Ärger und Furcht. Ein wichtiger Effekt liegt darin, die erzeugten Seifenblasen genau anzuschauen, in

ihrem Flug zu verfolgen, zu sehen, wie sie platzen, um immer wieder neue leichte, durchsichtige Kugeln in die Luft zu pusten.

- **Pop-up-Bücher:** Sie entfalten sich beim Aufschlagen und Umblättern. Jede Seite wird zur dreidimensionalen Darstellung einer spannenden Szenerie (z. B. ein Zimmer in einem verwunschenen Haus), die durch das Ziehen von Laschen verändert werden kann. Diese Bücher erfreuen sich in den USA großer Verbreitung und Beliebtheit. Sie eignen sich hervorragend zur Ablenkung von Kindern zwischen vier und sieben Jahren. Selbstverständlich ist der Einsatz solcher Materialien gebunden an Gewohnheiten und Vorlieben des Kindes.
- **Vorbereitung durch Spiel:** Das Kind spielt mit dem Arztkoffer, einer Puppenstube oder anderen Spielsachen und verarbeitet so das Erlebte oder bereitet sich auf die nächste medizinische Behandlung vor. Das Spiel ist ein natürliches Ritual zur Bewältigung von alten und zum Schutz vor neuen traumatischen Erlebnissen und eine optimale, im Kind angelegte Copingstrategie zur Entdeckung eigener Ressourcen und zu selbstfürsorglichem Handeln.
- **Transitionale Objekte:** Hier handelt es sich um Nuckeldecken, Teddybären, Puppen und Kissen, deren Mitnahme Kindern in Wartezonen und Behandlungsräumen unbedingt gestattet sein sollte. Es sind in der Regel hochpersönliche Objekte, die mit Wohlbefinden und Trost assoziiert sind und für jüngere Kinder eine enorme Wichtigkeit haben.
- **Die Schmerzschalter-Technik:** Kinder sind in der Lage, ihre Schmerzleitungen zu unterbrechen. Sie entwickeln innere Vorstellungen über deren Farben und darüber, ob es sich um Kipp- oder Drehschalter handelt, mit denen sie die Intensität des Schmerzes abmildern können. Auch die Art der Mechanik und die damit verbundene Wirkung werden visualisiert. Das Unbehagen, der Schmerz, kann so auf einem Regler und mittels Skalen stufenweise herunter- und ganz abgeschaltet werden. Diese Technik kann auch angewandt werden, um Blutungen zu vermindern.
  Die Vorstellung eines Leitungssystems im eigenen Körper, in einem Haus oder in der Natur wird in der Trance induziert. Der Durchfluss der Leitungen wird beobachtet und registriert. Dann wird die richtige Stelle, eine Abzweigung, ein Sperrhahn o. Ä. gesucht und gefunden, der den Durchfluss zum gewünschten Teil des Systems für die notwendigen „Bauarbeiten“ oder zur zeitweisen „Trockenlegung“ blockiert. Erst wenn „alles Notwendige so weit getan ist“, wird der Hahn wieder geöffnet und der Durchlauf wieder gängig gemacht.
- **Fantasievorstellungen:** Die benutzte Technik heißt in dem Film *No fears, no tears: Children with Cancer Coping with Pain*, der die Behandlung krebskanker Kinder sowie invasive Eingriffe wie Lumbalpunktionen unter Hypnose zeigt, *imagenary involvement* und beschreibt ein sich Hineinbegeben in innere Bilder. Hierbei handelt es sich um eine hypnotische Methode, in der geleitete Vorstellungen dazu

genutzt werden, sich im Geiste eine Situation zu schaffen, die angenehmer erscheint als die wirkliche. Das Kind wird aufgefordert, sich an seinen Lieblingsort (s. o.) zu begeben und / oder seiner Lieblingsbeschäftigung nachzugehen und sich in dieser Vorstellung zu entspannen, Kräfte zu entwickeln und sich zu dissoziieren. Es ist von großer Wichtigkeit, dass die Eltern und das medizinische Personal dem Kind Wahlmöglichkeiten lassen. Die Technik basiert auf der Fähigkeit des Kindes, sich von seinen inneren Bildern absorbieren zu lassen. Es vermag sich auf natürliche Weise leicht in Trancezustände zu begeben. Die (kognitiven) Grenzen zwischen innerer Fantasie und äußerer Realitätswahrnehmung sind in der Kindheit fließend.

- **Der Zauberhandschuh:** Dieser imaginative Handschuh eignet sich für Kinder ab etwa fünf Jahren, deren Hände und Unterarme medizinischen Eingriffen oder Injektionen ausgesetzt sind. Der Handschuh wird dem Kind übergestreift oder gereicht, damit es ihn selbst überzieht. Er bedeckt in seiner Wirkung die Haut, beschützt und betäubt sie. Es handelt sich um eine Technik zur Hypnoanalgesie oder Hypnoanästhesie der Hand.
  Eine Variante dieser „Taubheitsinduktion" beginnt damit, sich die Erlaubnis geben zu lassen, den Arm des Kindes mit dem Finger oberhalb der Stelle zu berühren, an der die Behandlung erfolgen soll. Es wird eine Grenze gezogen, ab der sich der Arm leicht taub und wie „eingeschlafen" anfühlt. *„Kennst du das Gefühl, wenn dein Arm eingeschlafen ist? So ähnlich ist es jetzt. Während der andere Arm wach und beweglich bleibt, wird der betroffene Arm ab hier sich anders anfühlen, sodass dich der Eingriff weniger stört." Der Therapeut fährt mit dem Finger dabei vom Oberarm bis zu den Fingern hinunter, ganz leicht, und induziert damit die leichte Betäubung. „Nun kneif ich dich mal etwas in die eine und in die andere Hand und du achtest auf den Unterschied …"*
  In der Regel fühlt das Kind einen Unterschied, was ihm Mut macht, die Kontrolle über das Schmerzerleben ein Stück weit zu behalten. Ziel ist nicht, gar nichts zu merken (von einer Injektion oder Ähnlichem), sondern das Maß der Schmerzempfindung und der Angst beeinflussen zu können. Bezogen auf invasive Eingriffe ist eine vollkommene Amnesie nicht unbedingt sinnvoll, da auch damit ein Kontrollverlusterleben einhergehen kann.
  „Du wirst vielleicht ein, zwei Sekunden spüren, dass du diese Spritze bekommst, und feststellen, wie wenig es dich stört, wenn du auf diese Weise deine Empfindlichkeit abschaltest."

Oftmals sind Kinder- und Jugendlichenpsychotherapeuten und Kinderärzte mit Kopf- und Bauchschmerzen bei Kindern konfrontiert, die keine nachweisbare organische Ursache haben. Natürlich ist es dann wesentlich, zunächst die funktionelle Bedeutung zu erfassen und entsprechend die Behandlungsplanung auszurichten. Gleichzeitig empfinden es Kinder auch als hilfreich, selbst Einwirkung auf die Schmerzen zu haben. Zunächst erfolgt die Symbolisierung des Schmerzes in Form, Farbe, Konsistenz oder Beweglichkeit in Trance.

Marie (17) hatte oft Kopfschmerzen, die sie stark beeinträchtigten. Oft war ein Schulbesuch nicht möglich. Durch eine „Arbeit mit Teilen" wurde deutlich, dass der Schmerz sie „zu Hause festhielt". Der Vater der Patientin war depressiv und zeitweise suizidal, Marie sehr lebendig und gerne unterwegs. Die Funktionalität wurde in einem systemischen Setting mit der Familie behandelt. Mit Marie wurde darüber hinaus folgende Selbsthypnose durchgeführt:

„Marie, setz dich so bequem und aufrecht hin, dass deine Füße fest auf dem Boden stehen, du den Kontakt spürst und du dich mit dem Einatmen locker aufrichtest, mit dem Ausatmen das Gewicht deines Körpers an den Stuhl abgibst und die Augen schließt, wenn sie sich schließen möchten. Stell dir vor, dein Kopf würde am Hinterhaupt ganz leicht von einem unsichtbaren Band nach oben gezogen, sodass er sich leicht und beweglich auf den Halswirbeln anfühlt. Dann stell dir deinen Kopfschmerz, dieses bestimmte Gefühl im Kopf, vor: Welche Form hat es? Rund oder eckig, spitz oder stumpf, ist es hart oder weich … und welche Farbe hat es, welche Temperatur?"

Marie gab an, es sei ein schwarzer, sehr dichter, runder Gegenstand, wie ein „schwarzes Loch", aber eben eine Art Ball, kühl und in einer Drehbewegung.

Sodann wurde sie aufgefordert auszuprobieren, ob sie das Gefühl verstärken könne, und zu beobachten, was sich dann an dem schwarzen Ball ändere (Submodalitäten). *Es fiel ihr leicht, das Gefühl zu verstärken. Der Ball drehte sich deutlich schneller, sodass sich „alles im Kopf zusammenzog".*

Eine deutlich benannte Veränderung wird aufgegriffen und modifiziert.

Jetzt wurde ihr vorgeschlagen, den Ball langsamer werden zu lassen, immer langsamer und langsamer, in ihrem Tempo, sich dabei weiter stabil und locker vom Stuhl tragen zu lassen und zu beobachten, was sich verändert.

Die Veränderung wird wahrgenommen und beschrieben, ebenso die Empfindungen und Lösungen.

Der Ball war nun nicht mehr ganz schwarz, sondern eher wie ein nebliges Landschaftsbild, ruhig, etwas traurig und still. Der Schmerz löste sich deutlich und gleichzeitig auch Tränen. Marie konnte ihre Trauer über den Zustand des Vaters empfinden und im weiteren Verlauf akzeptieren, „dass es ist, wie es ist", und sie darüber keine Kontrolle hat.

Auch für die Veränderung eines Globusgefühles (Kloßgefühl) im Hals lässt sich diese Intervention nutzen. Das Vorgehen ist ähnlich: Der Kloß wird genau wahrgenommen, in seiner Form, Farbe, Oberfläche und Konsistenz genau beschrieben. Sodann wird begonnen, das Bild zu verändern und Bewegung zu suggerieren. Eine Frage in diesem Zusammenhang ist die nach der Richtung, in die der Kloß sich lieber bewegen möchte, wenn er könnte – in Richtung Magen, um verdaut zu werden, oder in Richtung Hals-Mund-Bereich, um dort herauszukommen? Beide Möglichkeiten zu haben mit unterschiedlichen Implikationen ist ein interessantes Experiment und vermittelt gleichzeitig das Gefühl von Veränderbarkeit.

Sehr häufig wird Selbsthypnose bei Migräne angewandt. Der Unterschied zu anderen Schmerzempfindungen ist, dass Entspannung hier nicht in jedem Fall die Symptomatik verbessert. Daher wird nach einer Tranceinduktion Sicherheit, Aktivität und das klientenzentrierte „Wohlgefühl" suggeriert. Die folgende Aufnahme wurde mit und für die jugendliche Patientin Emily (14) entworfen und zum Praktizieren nach Hause mitgegeben.

„Such dir eine bequeme Position im Sitzen oder im Liegen, fahre fort, ruhig und gleichmäßig zu atmen … korrigiere, wenn es notwendig ist, die Lage deines Körpers und beginne … beiläufig … auf die Veränderungen in deinem Kopf und im Körper zu achten … und behalte eine ausreichend angenehme Grundspannung.

Emily … der folgende Text wird dich, wenn du das möchtest, eine Zeit lang begleiten … das regelmäßige Hören wird dir die Möglichkeit eröffnen … die Vorgänge in deinem Kopf … im Nackenbereich … in den deinen Schläfen … in den Griff zu bekommen … und überall in deinem Körper … einen genügend angespannten und angenehmen Zustand zu erreichen … so, wie du es verstehst.

Jede Hypnoseerfahrung ist ein Schritt nach vorne … Jedes Mal wirst du in eine tiefere Trance sinken. Jedes Mal werden die Symptome schwächer und die Zeiten zwischen ihnen werden länger und länger. Dann werden sie leichter und leichter und immer kürzer und kürzer … bis sie nach wenigen Wochen gänzlich verschwinden werden.

Du wirst durch das regelmäßige Hören dieses Textes lernen … dich erstaunlich gut in einen Zustand zu bringen … in dem es dir immer besser gelingt, deine Gefühle leicht und hell zu machen, und was dich bedrückt … freundlich aus deinem Kopf … aus deinem Körper herausschweben … herausfließen zu lassen.

Du warst und bist eine Träumerin … so hast du gesagt … und so wirst du diese Fähigkeit nutzen, um dich mit kraftvollen und angenehmen Bildern gesund … im Kopf klar und froh zu träumen … und wenn es wichtig und notwendig ist, wirst du erkennen, dass deine Träumereien bereits eine Form der Selbsthypnose sind … Zustände, in denen es für dich darauf ankommt, eine Totalentspannung im Kopf zu vermeiden und so viel Spannung in den Arterien deines Kopfes zu behalten, dass genau die richtige Menge Blut hindurchfließt, um die Zellen in deinem Kopf mit allem zu versorgen, was sie brauchen, um gut zu arbeiten.

Geh, wenn du magst, mit deiner Erinnerung … mit deiner Fantasie an einen Ort, an dem du dich sicher und geborgen fühlst. Möglicherweise gibt es diesen Ort in der Wirklichkeit, vielleicht aber auch nur in deiner Fantasie … Oder es ist eine Vorstellung, die zum Teil aus der Wirklichkeit und zum Teil aus der Fantasie entsteht … lass dir Zeit … diesen Ort zu finden … vielleicht ist er schon längst als Bild in deinem Kopf … und es dauert einen Moment … bis du weißt, dass du den richtigen Ort gefunden hast … Richte dich jetzt ein an diesem Ort, mit deinen guten Gefühlen … und genieße es, dort zu sein und zu merken, wie sich Geborgenheit und Sicherheit anfühlen …

Wenn du beginnst, dich sicher zu fühlen … kannst du dieser Fantasie eine weitere hinzufügen.

Auf die Frage, was du gerne machst und gut kannst … hast du Jazzdance genannt. Stell dir vor, dass du gerade in einer Übungseinheit tanzt … für einen Moment ist diese Vorstellung wichtig, weil du dann verstehst, dein Gehirn steuert alle deine Muskel- und Körperbewegungen, deine Empfindungen nach den vorgegebenen Rhythmen, dass du die höchste Form von Körperspannung und Spannungsausgleich erreichst, die man erreichen kann … ein Supertraining für die Regulation von Spannung und Spannungsausgleich … von Anstrengung und fließender positiver Erschöpfung in deinem Organismus … Musik und Bewegung bringen dich in einen Zustand großer Zufriedenheit, vielleicht sogar in einen Zustand von Glück …

Du erinnerst dich daran und spürst, wie du deine Muskeln anspannen und für einen Augenblick den Atem anhalten, dann aber loslassen kannst … du atmest aus … deine Muskeln behalten genau die lockere Anspannung … die deine Gefäße brauchen … die Gefäße … in denen das Blut durch deinen Körper transportiert wird, verändern sich auf eine praktische und günstige Weise … auch sie werden elastischer und gleichzeitig fester und passen sich dem Fluss und der Menge des Blutes so an, dass es bequem hindurchfließen kann. Du kannst die Erfahrung … gekonnt und mit der richtigen Spannung deinen ganzen Körper zu beeinflussen, einsetzen, um die Blutzirkulation in deinem Kopf und in deinem Nacken zu beeinflussen. Die Arterien in deinem Kopf, in deinen Schläfen und anderen Stellen so stabil und elastisch werden zu lassen, dass dein Blut mit Leichtigkeit in deinem Schädel zirkulieren wird.

Etwas noch, bevor diese kleine Übung sich ihrem Ende nähert … während deiner Träumereien wirst du lernen, darauf zu achten, dass du in deinem Kopf eine gewisse leichte und gekonnte Anspannung aufrechterhältst, damit die Arterien straff genug bleiben und genau die Menge an Blut transportieren können, damit es dir so richtig gut geht.

6. | Indirekte Vorgehensweisen

„Letztendlich wird indirekte Kommunikation einem der wichtigsten Prinzipien von Ericksons Therapieansatz gerecht: der Individualität des Patienten und dem innewohnenden Potenzial, selbst die besten Lösungen für sein Problem zu finden."

(Revenstorf & Peter, 2015)

Durch indirekte Methoden und Angebote gerät man nicht so leicht in Widerspruch zur Wahrnehmung des Kindes. Das ist wichtig bei Kindern, die zum Polarisieren neigen, also dazu, einer Aussage erst einmal zu widersprechen. Sagt man, dass das Wasser kalt sei, finden sie es warm, findet man etwas wichtig, findet das Kind es egal, etc. Auch wenn ein Thema für das Kind sehr unangenehm oder ambivalent belegt ist, mit Scham behaftet oder komplexer ist, sind indirekte Methoden eine Möglichkeit, das Autonomiebedürfnis und die individuelle Weltsicht bzw. Umsetzung der Angebote seitens des Kindes zu respektieren. Dazu gehört auch das beiläufige Handeln, Zeichnen, Wechseln von Ebenen im Spiel oder Erzählen von Geschichten. Das Erzählen oder Einweben von Metaphern und Botschaften in Geschichten ist eine uralte Tradition und in der Hypnotherapie ein wichtiges Element zur Herstellung von Alltagstrancen. Das interessante oder auch beiläufige Erzählen macht neugierig und bindet Aufmerksamkeit, es dient zur Vermittlung von Wissen, kulturellen Werten, indirektem Lernen am Beispiel von Protagonisten, fördert Imagination und löst Suchprozesse aus. Es gibt eine Fülle von Literatur zu therapeutischen Geschichten, manche haben eher pädagogische Ziele, manche sind standardisiert und andere klientenzentriert und werden gemeinsam mit dem Kind oder Jugendlichen entwickelt. Andere enthalten verschlüsselte Botschaften oder funktionieren wie transderivationales Erzählen. Letzteres heißt, dass eine Geschichte, die der Realität des Patienten sehr ähnlich ist, erzählt wird, um Motivation, Zuversicht und Verständnis anzuregen. Vielen Kindern fällt es leichter, über ein Kind, was Ähnliches erlebt hat oder ähnliche Verhaltensweisen zeigt, zu reden als über sich selbst. Die in Geschichten auftretenden „Helden" oder Protagonisten und Antagonisten fungieren als Stellvertreter und Projektionsfläche.

6.1 Variable Standardgeschichten

Geschichten können wie Gleichnisse erzählt werden, zum Beispiel Sufi-Geschichten oder Fabeln, Anekdoten oder Witze. Entscheidend für die Wirkung ist der Rapport, die Aufmerksamkeit und das Interesse dafür beim Kind zu wecken und aufrechtzuerhalten. Das gilt auch für das Vorlesen von Bilderbüchern oder Geschichten: das Einweben in den therapeutischen Prozess, das bedeutungsvolle Betonen und Betrachten kreiert einen Trancezustand, in dem sich unterschiedliche Wahrnehmungskanäle öffnen. Beginnt man, mit dieser Methode zu arbeiten, ist es hilfreich, variable Standardgeschichten zu nutzen und auf das Kind abzustimmen, indem man Geschlecht, Alter, Vorlieben, Ereignisse oder Namen mit einfließen lässt. Eine der bekanntesten Geschichten dieser Art ist die „Löwen-Geschichte", wie Bernhard Trenkle (2016) sie für therapeutische Kontexte niedergeschrieben hat. Ebenfalls gut zu variieren ist die Prinzengeschichte (Mrochen & Vogt-Hillmann, 2006). Sie handelt von einem Prinzen in fernen Ländern, der leidet, sich sorgt, verletzt oder einsam ist und von niemandem wirklich verstanden wird, niemand kann helfen. Dann kommen Tiere zu Hilfe, die zu ihm sprechen und seine inneren Nöte und Sorgen kennen und verstehen und eine Selbsthilfemöglichkeit anbieten. Die folgende Variante dieser Geschichte ist für ein Mädchen, das ängstlich-depressive Stimmungen und Verhaltensweisen zeigte, konstruiert.

* * *

Beispiel einer variablen Standardgeschichte

„Kennst du die Geschichte von der chinesischen Prinzessin, die schon ganz lange traurig (mutlos etc.) war? Nein? Nun, dann möchte ich dir diese Geschichte gerne erzählen.

Es war einmal eine kleine chinesische Prinzessin, die seit langer Zeit schon sehr traurig war. Die Traurigkeit begann frühmorgens, sie dauerte den ganzen Tag und hielt auch an, wenn sie abends ins Bett ging. Ihre Eltern und Freunde machten sich große Sorgen um sie und alle überlegten hin und her, was es wohl sein könnte und wie ihr zu helfen wäre. Man versuchte, sie mit Spaßmachern zu erheitern, befragte berühmte Ärzte, Psychologen etc., aber nichts half wirklich. Die kleine Prinzessin blieb traurig und unglücklich.

Und so saß sie eines Tages auch wieder in ihrem Zimmer und fühlte diese Mauer zwischen sich und der übrigen Welt. Sie wusste, dass draußen andere Kinder fröhlich spielten, aber es interessierte sie nicht; sie wusste, dass die Sonne schien, aber das be-

rührte sie nicht; sie hörte die Stimmen der anderen Kinder und auch das Gezwitscher der Vögel und das Gezirpe der Insekten, aber es kam nicht zu ihr durch (alle Sinnessysteme ansprechen).

Plötzlich drang ein Flattern an ihr Ohr, und als sie den Kopf zum Fenster wandte, sah sie, dass dort ein kleiner Vogel Platz genommen hatte. Dieser kleine Vogel schüttelte sich und ordnete sein Gefieder, räusperte sich und wisperte dann: ‚Kleine Prinzessin, erschrick bitte nicht darüber, dass du einen kleinen Vogel verstehen kannst. All die Tiere, Pflanzen und guten Geister um dich herum machen sich Sorgen um dich. Wir sehen, dass du traurig bist, nicht mehr lachst, dass du mutlos und unkonzentriert bist, dich vor deinen Eltern und der Schule fürchtest, dass es dir insgesamt sehr schlecht geht.

All die Spaßmacher, Ärzte, Psychologen, Logopäden, Sozialarbeiter usw. können dir nicht helfen. Aber wir, die Tiere, die Pflanzen und die guten Geister, wir können uns mit dir verbünden und dir sagen, wie du dir helfen kannst. Schau und hör‘, wisperte das Vögelchen, ‚jedes Menschenkind hat eine Kraft in sich, hat ein Lächeln im Bauch!‘

Die kleine Prinzessin hatte immer aufmerksam zugehört und wie im Traum legte sich ihre Hand auf den Bauch. ‚Und wenn du traurig bist – oder ängstlich – und dich irgendetwas bedrückt‘, redete das Tier weiter, ‚setzt du dich einfach hin, legst die Hand auf deinen Bauch, fühlst dein Lächeln, nimmst Verbindung auf mit deiner inneren Kraft – und spürst im selben Augenblick, wie eine Veränderung in dir passiert.

Dein Lächeln, das bei manchen Kindern eine goldene Scheibe, bei anderen ein silberner Tiger oder ein wunderschöner Stern sein kann, hilft dir, deinen Mut, deine Freude, deine Fähigkeiten, dich selbst zu mögen, wiederzufinden. Und später wirst du dem Lehrer, den Eltern oder Mitschülern wieder mit wachsender Zuversicht in die Augen schauen.‘

An dieser Stelle spürte die kleine Prinzessin bereits die erste Wirkung der neuen, alten Kraft in ihrem Bauch. Und diese Wirkung spiegelte sich in ihrem Gesicht als ein kleines freundliches Lächeln.“

* * *

Für die Konstruktion individueller metaphorischer Geschichten ist Charlotte Wirl bekannt (z. B. in Holtz et al., 2000).

Ein einfacher Leitfaden für das Erstellen einer hypnotherapeutischen Geschichte, die auch aufgenommen und zum Anhören mit nach Hause genommen werden kann, und zwei dazugehörende Beispiele finden sich im Anhang.

Metaphorische Geschichten selbst gestalten

Eine metaphorische Geschichte lässt sich gemeinsam mit oder für das Kind kreieren. Folgende Fragen und Tipps helfen Ihnen dabei:

1. Welches Tier könnte zum Kind passen? Das wird der Protagonist.
2. Erfragen Sie fünf Informationen zum Leben des Kindes und seiner Familie.
3. Mit „Es war einmal ..." oder „Kennst du die Geschichte vom ... (Tier etc. einfügen)" beginnen.
4. Einweben von Gesten, die das Kind unwillkürlich zeigt, wenn es zum Beispiel nachdenkt oder eine Lösung findet.
5. Eine Ressourcensituation schildern.
6. Eine Krise beschreiben, die der des Kindes ähnelt, verbunden mit der Einsicht: „Das Leben ist nicht fair."
7. Gefühle des Protagonisten und sein Erleben beschreiben.
8. Innere und äußere Ressourcen aktivieren.
9. Botschaft: „Das Leben geht weiter", das Kind wieder auf den Weg bringen (nicht unbedingt ein Happy End, wenn dies zu weit weg von der Erfahrung des Kindes liegt).
10. Der Protagonist orientiert sich neu.

6.2 Interaktives Erzählen: Geschichten in der Geschichte

Das wechselseitige gemeinsame, also interaktive Erzählen bietet dem Kind die Möglichkeit, mitzugestalten sowie eigene Ideen und Impulse einzubringen. Nebenbei fördert es die Fähigkeit, zu kooperieren und einander zuzuhören. Der Therapeut hat die Chance, dem Kind in seiner Sicht zu folgen, tiefer mit in seine Fantasien oder Konfliktthemen einzutauchen, das Kind dorthin zu begleiten und von „innen heraus" heilsame Impulse zu geben, zum Beispiel durch das Einweben einer Trance, die hilfreiche Botschaften enthält. Solche Botschaften können sogenannte Good Parent Massages nach Jack Rosenberg und Beverly Kitaen Morse sein (Quelle: ↗ http://www.ibponline.org/resources/Couples_Therapy.pdf). Das sind allgemein gehaltene Aussagen wie:

Ich schau auf dich.
Ich freue mich, dich wachsen zu sehen.
Ich vertraue dir.
Ich begleite dich.
Ich bin stolz auf dich.
Ich liebe dich und nehme dich an.
Ich nehme deine Liebe an.

Wichtig ist, dass diese Botschaften aus der Perspektive eines Dritten gesprochen werden, also nicht von der Person des Therapeuten aus, sondern aus einer Metaposition. In Geschichten kann das ein Adler sein, der herangeschwebt kommt, am besten aber etwas wie die Sonne oder der Mond, der plötzlich zu dem Protagonisten in der Geschichte spricht. Im folgenden Beispiel werden sogenannte Stempelstifte mit kleinen Motiven wie Blumen, Tieren, Sternen etc. verwendet und es wird wechselseitig gemalt und erzählt.

Vicky war von ihren Eltern adoptiert worden, als sie drei Jahre alt war. Ihre Mutter kam wahrscheinlich von den Philippinen, Genaues war nicht bekannt. Sie hatte in Deutschland illegal gelebt und Vicky stark verwahrlost in einer Wohnung zurückgelassen. Vicky hatte starke Verlassenheitsängste und fühlte sich manchmal traurig und wütend. Wie viele Kinder, die wenig oder gar nichts über ihre leiblichen Eltern wissen, machte sich Vicky viele Gedanken, was ihrer Mutter passiert sein könnte, wie sie wohl wäre und wieso sie nicht bei ihr und ihrem Vater leben konnte. Es ist unterstützend für solche Kinder, wenn die Adoptiveltern solche Gedanken und Sorgen als ganz natürlich und entwicklungsgerecht werten können und sich nicht in Konkurrenz zu den „unsichtbaren Sehnsuchtseltern" setzen. Vickys Eltern konnten sehr gut mit ihren Wünschen umgehen und versuchten sogar mit ihr zusammen, die Mutter ausfindig zu machen.

In der „Stempelgeschichte" wählte Vicky eine kleine Schnecke, die immer wieder in Strudel und Stürme geriet, die sie an fremde Ufer spülte. Es gab viel Zerstörung und gleichzeitig Rettendes und Schützendes. Die Therapeutin hatte einen Marienkäfer hinzugesellt, der die Schnecke die ganze Zeit im Blick hatte und begleitete, mit ihr fühlte, sie tröstete und beruhigte. Wale, die halfen, oder sprechende Bäume, Muscheln und Herzen gesellten sich zusätzlich immer wieder zu der verwirrten kleinen Schnecke. Als diese dann sehr erschöpft am Strand fast einschlief, hörte sie eine Stimme von Ferne, so, als ob die Sonne zu ihr spräche, genau konnte sie das nicht herausfinden. Die kleine Schnecke hörte sie sagen: „Hallo, kleine Schnecke, ja, genau du, dich meine ich. Ich habe dich die ganze Zeit nicht aus den Augen gelassen. Ich schaue nach dir … Ich behüte dich und wärme dich … Ich helfe dir auf, wenn du stolperst, und freue mich, dich wachsen zu sehen … Ich liebe dich und kann deine innere Kraft spüren … Ich nehme dich an … und nehme deine Liebe und deine Sorgen an … auch deine Traurigkeit und Freude … Ruh dich aus, kleine Schnecke, ich behüte deinen Schlaf …"

Vicky war in dieser Sequenz der Geschichte sehr tief in Trance versunken, weinte etwas und streichelte dann über das Papier, auf dem zuvor gemalt worden war. „Das Gute ist ja, dass die Sonne nie verloren geht", sagte sie dann munter und schrieb „Ende" unter die Geschichte. Die Mutter berichtete, dass Vicky von dem Tag an alleine in ihrem Zimmer schlief und weniger schlechte Träume hatte.

Wie oben beschrieben, eignen sich für diese Geschichten Stempelstifte oder andere Stempel mit Tieren und Gegenständen, Bunt- oder Filzstifte bis hin zu komplexen Spielmaterialien. Man beginnt mit „Es war einmal …“, der Therapeut oder das Kind formuliert einen Satz, nimmt dann einen Stempel und drückt ihn aufs Papier. Dann übernimmt der andere, und so wird weiter abwechselnd erzählt und gestempelt oder gemalt.

Lilli hatte die Diagnose Selektiver Mutismus. Sie war sehr schüchtern und traute sich kaum zu sprechen, wenn unbekannte Menschen in der Nähe waren, gleichzeitig wünschte sie sich sehr, mit anderen unbefangen spielen und reden zu können. Auf einer Skala von 0 bis 10 wies sie ihrem Wunsch eine 5 zu, der Hoffnung eine 4.

Unserer Erfahrung nach deutet die Angabe 5 meist auf ein prekäres Gleichgewicht von Vor- und Nachteilen einer Symptomatik hin. Da Lilli kaum frei sprach, nahmen wir Stempelstifte zu Hilfe und ich begann mit „Es war einmal eine Schnecke …“. Lilli nahm einen Stern und sagte, dass der Stern von der Schnecke in den Himmel katapultiert werde und nun dort oben sehr bequem sitze und alles habe, was er mag. Ich fragte, was der Stern dort oben sehe, und bekomme gezeichnet und erklärt, dass dort unten ganz viele Sterne sind, die sich streiten, kämpfen und spielen, aber nur wenig Platz haben. Im weiteren Verlauf wird deutlich, dass es der Stern am Himmel sehr besonders hat, aber einsam ist und immer neidisch auf die Sterne, die da unten lachen und streiten und spielen. Gleichzeitig möchte er seine privilegierte Stellung nicht aufgeben. In diesem Moment ließ ich einen Schmetterling per Stempel auftauchen, der dann dem Stern eine kleine Geschichte von einem kleinen Kätzchen erzählte, das sich nicht entscheiden konnte, ob es in einem sicheren Versteck bleiben, sich versorgen lassen oder hinausgehen solle, um mit den anderen zu toben und Verstecken zu spielen. „Kennst du die Geschichte vom kleinen Kätzchen, dass sich nicht entscheiden konnte?“, wird der Stern gefragt. Dann wird erzählt, wie das Kätzchen von einem Mäuschen gesagt bekommt, dass es sich ja gar nicht für das eine oder das andere entscheiden müsse, das es spielen und in Sicherheit sein kann, beides zur gleichen Zeit, weil es diese Sicherheit in sich trage, wie jedes Kätzchen, das auf die Welt kommt. Mehr oder weniger. So ist das. Und dass jedes Kätzchen gleichzeitig mutig und vorsichtig, verletzlich und stark sein könne, dass es lerne, sich zu schützen und zu wehren. Und auch, wenn es sich unter die anderen mischt, bleibt es einzigartig und besonders.

Lilli schwieg eine Weile und ließ den Stern hin und her wandern. Der Kompromiss war dann, dass er eine etwas andere Farbe behielt und die Schnecke ihn immer wieder hochkatapultieren konnte, wenn es sicherer war. Schließlich ließ er sich an einem Seil herunter und ging mit den anderen Sternen spielen. In den folgenden Stunden malten wir immer wieder neue Episoden, wie der Stern zurechtkam oder Streit hatte, Ängste überwand und lernte, Fragen zu stellen, wenn er etwas wissen wollte. Für Lilli war das eine gute Möglichkeit, indirekt Anregungen und Ideen zu bekommen, wie sie sich im Kontakt mit anderen Kindern und Erwachsenen verhalten kann. Es wurden zudem immer wieder Ressourcenbegriffe und Kontrollsuggestionen in die Geschichten eingestreut (manchmal provokativ durch einen Fuchs oder humorvoll durch einen Wirbelwind), die die Hoffnung und Zuversicht unterfütterten.

Durch das Einweben von Botschaften in Geschichten lassen sich in ähnlicher Form auch Nachbeelterung (Reparenting), Ausgleich von Verletzungen und Würdigung gesunder Bedürfnisse von Kindern und ebenso von Erwachsenen transportieren. Durch Nutzen des Konjunktivs bleiben die Formulierungen dabei in der Wunsch- oder Möglichkeitsform, das Unbewusste nimmt gleichzeitig die Kernaussagen wahr (recte sind im Folgenden die Botschaften): „*Wenn ich deine Mutter wäre und wüsste, wie sehr dich mein Fortbleiben und meine Wutausbrüche geängstigt haben, wie sehr du bis heute darunter leidest, dann würde ich mich aus tiefstem Herzen dafür entschuldigen, sagen,* es tut mir so leid, dass ich nicht so für dich da war, wie du es gebraucht hättest und es jedem Kind natürlich zusteht. Dafür übernehme ich die Verantwortung. *Ich wünschte so sehr,* dass du *trotz allem* dich selber mögen kannst, für dich sorgst …“

Die Aussagen werden dabei an die Lebenserfahrungen der betroffenen Kinder angepasst. Sie sollten keine Inhalte umfassen, die nicht stimmig sind, wie „Ich lieb dich trotzdem und denke an dich“. Daher ist der Konjunktiv eine hilfreiche Lösung, besonders wenn zum Beispiel über Elternteile wenig bekannt ist.

Nick, ein Findelkind aus Südamerika, das von einer deutschen Familie adoptiert wurde, kannte seine Eltern nicht und litt darunter. Die Therapeutin ließ im Rahmen einer transderivationalen Geschichte eine Eule zu einem ähnlich alten Jungen, der seine Eltern suchte, sagen: „Wir wissen zumindest, dein Vater ist ein Mann und deine Mutter eine Frau. Wenn ich dich so ansehe, dann haben sie wohl braune Haare und, na ja, sportlich werden sie vielleicht sein. Und sie haben dir das Leben gegeben. Deine Mutter wollte, dass du überlebst, deshalb hat sie dich bei den richtigen Menschen abgegeben. Ich kann mir vorstellen, dass sie, wenn sie dich jetzt sehen könnten, vielleicht erstaunt wären – wow, das ist aus ihm geworden … – und sich freuen würden, dass es dich gibt.“

7. Teilearbeit mit Kindern und Jugendlichen

„An dem Tag, an dem du geboren wirst, bekommst du drei Freunde. Professor Kopf wohnt im Dachgeschoss unter deiner Pudelmütze, Rosi Herz lebt im ersten Stock links und Dick Bauch arbeitet im Keller. (...) Hin und wieder kommt es vor, dass sich die Freunde streiten.

Wenn sie nicht mehr miteinander reden, dann wirst du krank."

(Helme Heine, *Der Club*, 2003)

Das Konzept, mit Teilen zu arbeiten, gibt es schon seit der Trennung von Körper und Seele zu Zeiten von Platon und Aristoteles. Teilekonzepte kommen in jedem therapeutischen und persönlichkeitspsychologischen Konzept vor, ebenso in der Neuropsychologie (hier das Modell unterschiedlicher Teile des Gehirns: Reptiliengehirn / „Automat", Limbisches System / „Primat" und Neokortex / „Diplomat") und im alltäglichen Sprachgebrauch: „Das Kind im Manne", „der innere Schweinehund", Goethes „zwei Seelen" (Faust) und ähnliche Metaphern sind fast jedem geläufig. Daher sind Teilemodelle für die meistens Menschen und für Kinder im Besonderen ein sehr plausibles Konzept. Es gibt offene Formen, damit zu arbeiten, wie die spontane Benennung von Teilen, Ego-States oder Symbolisierungen des Patienten, sowie Persönlichkeitskonstrukte wie in der Psychoanalyse (Ich, Es, Über-Ich), Transaktionsanalyse (Kind-Ich – adaptiert oder ursprünglich, Reifes Ich, Eltern-Ich – kritisch oder nährend) oder der Schematherapie (über 30 Schemata), die dem Patienten vorgegebene „Modelle" von Anteilen vermitteln.

Wir arbeiten mit Zuständen oder States, wie die Ego-State-Therapie es nennt, und verstehen die Teile als Repräsentanten der neurophysiologischen Zustände und Botschafter der Bedürfnisse von Kindern wie Erwachsenen. Grawe (2004) hat basierend auf den Untersuchungen von Epstein aus den 70er-Jahren das Modell der vier Grundbedürfnisse erarbeitet, auf dessen Grundlage Glaubenssätze und Einstellungen gebildet werden, die dann wiederum Handlungs- und Verhaltensmuster mitbestimmen. Die Bedürfnisse nach Bindung und Zugehörigkeit, Kontrolle (Selbstwirksamkeit) und Orientierung, Lusterleben und Unlustvermeidung, Selbstwerterhöhung und Selbstschutz bringt jeder Mensch mit auf die Welt. Werden die Grundbedürfnisse ausreichend bedient, entsteht eine Balance und gesunde Innen-Außen-Orientierung, die sich durch ausgewogene Verarbeitungs-, Erlebnis- und Verhaltensmuster äußert (vgl. Abbildung 7.1).

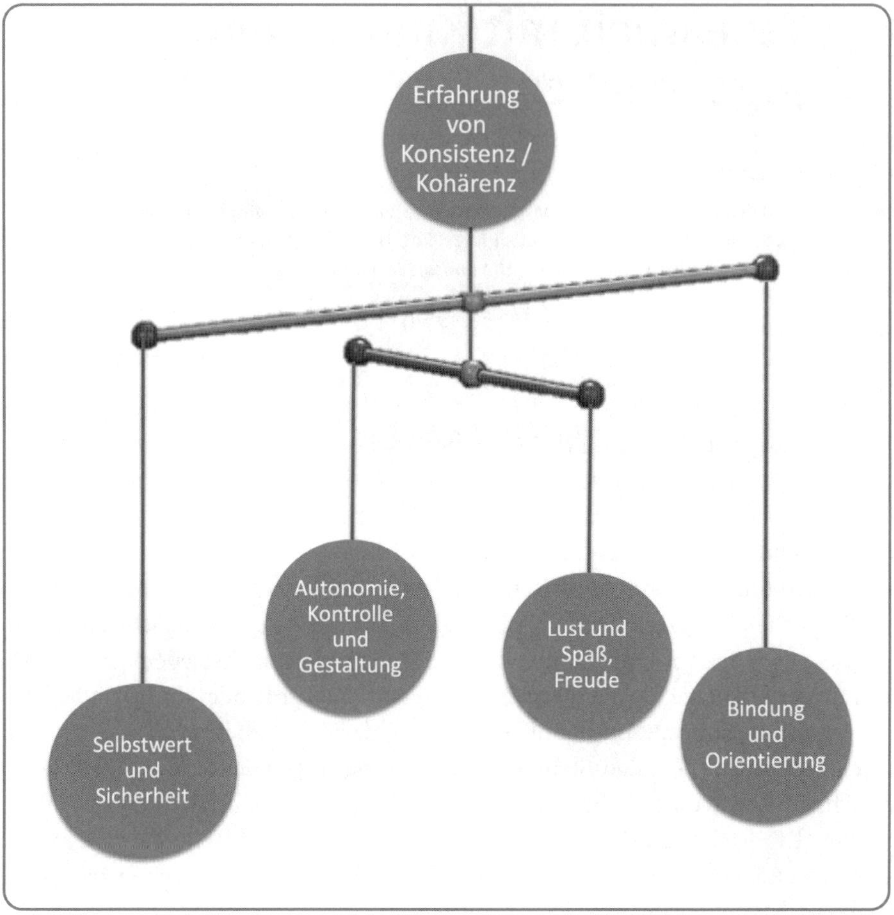

Abbildung 7.1: Wie ein Mobile: Werden die Grundbedürfnisse ausreichend bedient, entsteht eine Balance

Verletzte, zurückgewiesene Bedürfnisse tauchen oft in Form von Vermeidungszielen auf und werden dann zum Problem oder Symptom, wenn diese Art der Lösungsversuche (Vermeiden) scheitert oder die Bedürfnislage sich verändert. Konfligierende Bedürfnisse können den Entwicklungsprozess blockieren.

Liam (14) war seit seiner Kindheit stark übergewichtig, hatte mehrere Kuren und Sportmaßnahmen hinter sich, alle ohne Erfolg. Er nahm weiter zu. Er war sehr humorvoll und beliebt, ein guter Kumpel der Mädchen in seiner Klasse. Seiner Biografie ließ sich entnehmen, dass das übermäßige Essen ein Akt der Selbstbestimmung gegen ständigen Druck, „nicht in Ordnung zu sein", darstellte. Abnehmen wurde so unbewusst als Angriff auf die Autonomie erlebt. Sein depressiver Einbruch und eine Therapiemotiva-

tion entstanden erst durch die geänderte Bedürfnislage in der Pubertät. Er hatte sich verliebt und andere Interessen bezogen auf Bindung und Lusterleben. Essen war keine Lösung mehr, sondern ein Problem, das ihm im Weg stand.

Teile können Ressourcen, Fähigkeiten, Wünsche, Gefühle, Verhaltensmuster, Probleme, Symptome, Altersstufen, Introjekte oder innere Helfer und Stimmen sein. Grundsätzlich findet durch deren Benennung eine Externalisierung und Symbolisierung statt. Dies kann auf unterschiedlichste Weise erfolgen: durch direktes assoziiertes Hervorrufen von Teilen im Betroffenen, zum Beispiel durch das Aufgreifen einer Bewegung oder durch eine Stellvertretung von Teilen (Handpuppen, Helden oder Figuren aus Büchern, Filmen oder Computerspielen, imaginative Kreaturen, Alltagsgegenstände, Formen oder Energiefelder, Stühle, Knete oder andere kreative Medien). Das Kind wird durch die Externalisierung des Teiles in eine Beobachter- oder Metaposition gebracht und kann sich so vom meist unerwünschten Gefühl oder Problem eher distanzieren und es aus einer anderen Perspektive betrachten. So kann es Teile unterscheiden, benennen und miteinander in Kontakt bringen, regulieren oder beeinflussen, stärken und positionieren.

Die 14-jährige Lotte litt sehr unter Leistungsstress, war sehr streng mit sich und hatte starke Versagensängste. Sie traf sich kaum noch mit anderen Jugendlichen und ging nicht mehr zum Sport, weil ihr die Zeit zum Lernen wichtiger war. Sie antwortete auf die Frage, wer da innerlich mit wem so streng sei, irritiert, konnte aber zwei Anteile benennen: eine strenge bissige Stimme und einen eigentlich fröhlichen Teil, der sich aber sehr „geschrumpft" anfühlte. Da sie sich erst mal eine schnelle Selbsthilfemöglichkeit wünschte, um wieder etwas mehr Hoffnung und Freude zu haben, fragte die Therapeutin, von wo genau die strenge Stimme komme: eher von hinten oder von rechts oder von vorne …? Lotte konnte genau sagen, dass sie von schräg rechts vorne und leicht oben kam. Die Therapeutin bat sie nun, damit zu experimentieren, die Richtung, aus der die Stimme kam, zu wechseln, sie also von woanders herkommen zu lassen und zu erforschen, was sich dadurch veränderte. Lotte war sehr erstaunt, wie deutlich die Unterschiede waren und wie wenig die Stimme ihr ausmachte, wenn sie seitlich von links kam, auf Kopfhöhe. Es sei, als würde sie dann wachsen und der strenge Teil schrumpfen, lächelte sie.

Neben der neurophysiologischen Komponente (Musterunterbrechung) enthält diese Intervention auch eine Kontrollsuggestion: *„Du kannst die Stimme verändern, ihre Position selbst bestimmen und damit ihren Einfluss auf dein Erleben."*

Man kann das Symbol, den Teil an sich verändern, seine Entwicklung anstoßen, die räumliche Positionierung zu dem Teil und der Teile untereinander oder auch den Kontext, in dem der Teil aktiv ist, modifizieren. Teilearbeit ist in diesem Sinne eine symbolische Arbeit, eine Arbeit mit dem Wechsel von dissoziierten symbolisierten und assoziierten Zuständen (States). Diese können bewusst erlebt und wahrgenommen werden („... dann kommt immer dieses komische Gefühl" / „... dann ist diese Wut da und ich mache, was ich gar nicht will ...", „... eigentlich will ich ja, aber ...") und auch unbewusst aktiv sein, ja sogar das Handeln, Denken und Erleben komplett und autonom bestimmen. Die Kinder oder Jugendlichen sind dann mit einem solchen Teil identifiziert und haben aus ihrer Perspektive keinen Zugang zu ihren anderen Ressourcen oder Anteilen. Das kommt häufig im Zusammenhang mit frühen Verletzungen oder traumatischen Erfahrungen vor. Durch bestimmte Trigger – innere und äußere – werden die Zustände (Introjekte) mitunter sekundenschnell aktiviert. Die Betroffenen fühlen sich anders, manchmal fremdbestimmt, verstehen sich selbst nicht. In solchen Fällen sollte der Therapeut über Erfahrungen im Bereich der Traumatherapie verfügen.

Aber nicht immer ist ein schneller Wechsel zwischen Zuständen auf ein Trauma zurückzuführen. Kleine Kinder wechseln selbstverständlich und spielerisch zwischen solchen Ich-Zuständen hin und her. Auch die als hyperaktiv bezeichneten Kinder können schnell von „hochaktiv" zu „vollkommen entspannt" wechseln. Die Beobachterposition wird in diesem Fall stärker durch den Erwachsenen oder Therapeuten übernommen, bis das Kind durch die Rückmeldungen eine eigene Metaebene und die Fähigkeit zur Selbstbeobachtung entwickelt. Der Therapeut regt die Kontaktaufnahme und innere Kommunikation an, unterstützt heilsame Prozesse und Selbstregulation.

Sehr ausführliche Beispiele und Anregungen zur Teilearbeit mit Kindern und Jugendlichen finden sich auch in dem Buch *Der singende Pantomime: Ego-State-Therapie und Teilearbeit mit Kindern und Jugendlichen* (Brächter, 2017).

7.1 Die Phasen der Teilearbeit

Die im Folgenden dargestellten Schritte verlaufen nicht immer linear. Es gibt in der konkreten Arbeit oft Überschneidungen der einzelnen Phasen oder unterschiedliche Schwerpunkte, wenn beispielsweise der Zugang zu einem Teil schwierig ist. Manchmal benötigt man zur Identifikation, Kontaktaufnahme und Integration abgespaltener Anteile einige Ausdauer. Teile können sich mitunter sehr diffus als Nebel, dunkle Löcher, schwarze Farbe, maskierte diktatorische Wesen, furchterregende Monster, die einen überwältigen, repräsentieren, oder auch gänzlich versteckte, zurückgezogene oder verkapselte Ressourcen sein sowie innere kindliche Anteile und Bedürfnisse, zu denen es schwer ist, überhaupt einen Weg zu finden. Manchmal liegt der Schwerpunkt bei der Akzeptanz und Versöhnung, wenn Trotz oder Verbitterung durch erlebtes Unrecht die Entwicklung blockieren. Das genaue Zuhören und Wahrnehmen auch nonverbaler Äußerungen oder minimaler unbewusster Bewegungen der Patienten hat hier eine Schlüsselfunktion.

Teilearbeit Schritt für Schritt (TAMBAM)

Teilemodell anbieten, Teile identifizieren (Dissoziation fördern) und etablieren (Biografie / Herkunft der Teile erfragen)

Absichten und Funktion der Teile explorieren

Metaebene erarbeiten und fördern

Bedürfnisse und Motive hinter den Verhaltensmustern aufdecken

Annehmen und akzeptieren

Metakommunikation, Metamorphose und Integration

7.1.1 Teilemodell anbieten und Teile identifizieren

Zunächst sollte das Teilemodell für das Kind oder den Jugendlichen und unter Umständen auch für die Eltern plausibel erklärt werden. Übergeht man diesen Schritt, kommt es eventuell zu Missverständnissen und das Kind hält sich für „verrückt", „schizo", also pathologisiert und fühlt sich fremdgesteuert und ausgeliefert. Am besten erklärt man das Modell anhand von einfachen Alltagserfahrungen, die jeder kennt und als vollkommen normal empfindet. Unsere Sprache bietet dafür neben den metaphorischen Ausdrücken auch reflexive Verben als Grundlage: Wenn man *sich zu etwas zwingt,* ist man zumindest schon mal zu zweit: eine/-r, die / der zwingt und eine/-r , die / der gezwungen wird und nicht will. Andere Beispiele, die das implizite Teilemodell verdeutlichen, sind: sich nicht trauen, sich hassen, sich verlieren, sich beruhigen, „eigentlich will ich, aber …".

Kopf und Bauch, Körper und Seele – die Idee der Aufteilung ist, wie erwähnt, schon uralt. Eine schöne Grundlage, um Kindern und Erwachsenen das Teilemodell nahezubringen, bietet das Kinderbuch *Der Club* von Helme Heine (2003). Dort werden der Verstand, das Herz und der Bauch / Magen personifiziert dargestellt und im Zusammenspiel gezeigt. Der Organismus wird als kraftvolle Ressource dargestellt: „Wenn du geboren wirst, bekommst du drei Freunde, die dich dein Leben lang begleiten …" Gemeint sind „Professor Kopf", „Dick Bauch" und „Rosi Herz". Die drei haben ihre Aufgaben und unterstützen den Menschen. Manchmal machen sie auch kleine Fehler oder streiten sich, das kommt in den besten Freundschaften vor. Eine wunderbare Beschreibung für psychosomatische Beschwerden lautet dann: „Wenn sie nicht mehr miteinander reden, dann wirst du krank." Nicht das Streiten ist das Problem, sondern wenn die Anteile fraktioniert sind, abgespalten, nicht mehr miteinander im Kontakt sind und vielleicht sogar autonom agieren.

Die Bilder und kurzen Texte des Buches enthalten viele Inspirationen für hypnotherapeutisches Arbeiten, etwa Rosi Herz, die „alle Herzen aufhebt, die einem im Leben zugeflogen sind", Dick Bauch, der einem die Kehle zuschnürt, wenn man etwas nicht schlucken will, und Professor Kopf, der alle Eindrücke und Wahrnehmungen ordnet und sortiert.

Lenny, ein achtjähriger Junge, der aus unerfindlichen Gründen plötzlich jeden Morgen über schwere Bauchschmerzen klagte und auf keinen Fall in die Schule wollte, kam auf Anraten der Kinderärztin. Er aß nicht mehr und weinte schrecklich. Die Eltern waren verzweifelt. Er selbst fand das auch sehr seltsam, weil ja eigentlich alles in Ordnung sei. Er habe keine Angst, es laufe gut mit Freunden. Alle waren ratlos. Die Therapeutin bat ihn, nach der gemeinsamen Lektüre einiger Seiten des Buches Der Club, *für seinen Kopf, seinen Bauch und sein Herz Tiere (Handpuppen) auszusuchen, was er gerne tat. Dann unterhielt sie sich mit den Tieren und fragte schließlich Herrn Kopf, da er sich am besten „dort oben" bei Lenny auskenne, wo er eigentlich sein Wissen aufbewahre. „In Schubladen", war die Antwort und Herr Kopf ergänzte gleich darauf, da sei auch noch diese Sorgenschublade Nr. 41, die mache ihm nachts so viel Arbeit. Vorsichtig öffneten sie (imaginativ) die Schublade und ordneten die Sorgen nach Größe und Gewicht. Und dann tauchte sie auf: die Peinlichkeitssorge. Hierzu konnten Bauch und Herz auch einiges sagen, etwa, dass Mathe so schrecklich sei, dass Lenny sich Sorgen mache, ob er behindert sei, da er Angst vor den Kommentaren der anderen habe. Nach der Erlaubnis, sich „das mit Mathe" – auf Rat von Prof. Kopf – mal näher ansehen zu dürfen, ging es Lenny schon ein ganzes Stück besser. Es wurde eine schwere Dyskalkulie bei ihm festgestellt und er bekam eine Lerntherapie, die ihn sehr entlastete (Bierbaum-Luttermann in Mrochen, Holtz & Trenkle, 2014).*

Es gibt noch weitere Bilderbücher, die mit dem Teilemodell arbeiten und sich als Einstieg in die Arbeit eignen (zum Beispiel *Karin und Karin Anders* von Gunilla Wolde [1974], *Das rote Ding* von Ebi Naumann [2019], *Wanda Walfisch* von Davide Calì [2010], *Robbi regt sich auf – Robby Gets Mad* von Mireille d'Allancé [2018], *Hannes Strohkopp* von Janosch [2011] etc.).

Wesentlich für den hier vertretenen Ansatz ist die wertfreie Wahrnehmung aller Anteile und die Idee von Einflussnahme auf die eigene Entwicklung. Das wird in den Büchern für Kinder manchmal anders gewichtet. Ziel und Ausgang der Geschichten bestehen manchmal darin, Monster zu vernichten, zu verjagen, sie zu besiegen und zu bekämpfen. Hypnotherapie verfolgt keinen pädagogischen Auftrag in diesem Sinne, sondern fördert Selbstorganisation und Ressourcen.

Für Kinder oder Jugendliche, die mit Kinderbüchern nicht mehr ansprechbar sind, haben wir die abstraktere Erklärvariante von der Zusammenarbeit von Kopf, Herz und Bauch entwickelt (Abbildung 7.2).

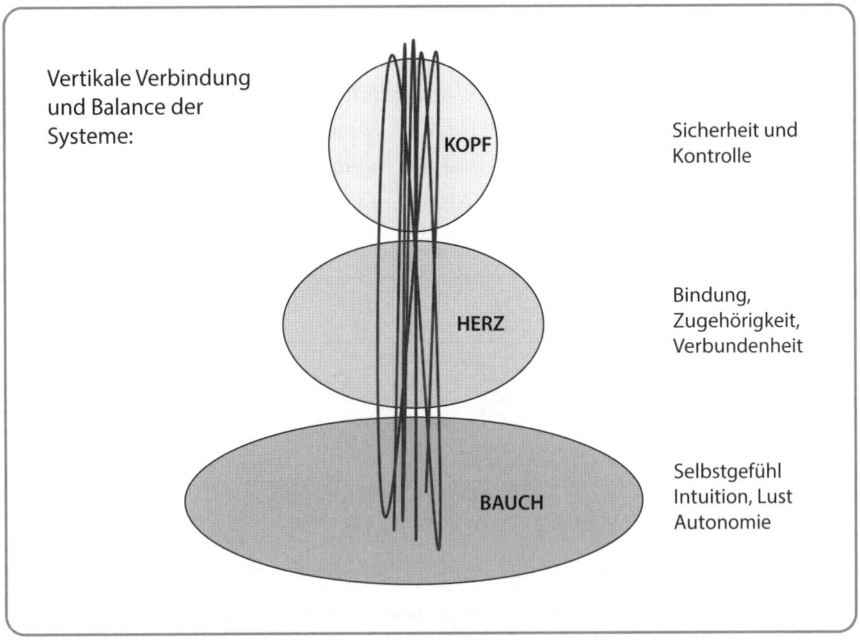

Abbildung 7.2: Wie Kopf, Herz und Bauch zusammenarbeiten

Wenn ein Problem, Schmerzerleben oder ein unangenehmes Gefühl benannt wird, fragt man, ob dies mehr im Kopf, Herz-Brust-Bereich oder im unteren Bauch spürbar ist und lässt dies dann auch aufzeichnen oder auf eine andere Art visualisieren. In der langjährigen Erfahrung mit dieser Intervention hat sich ergeben, dass die Zuordnung zum Kopf oft mit den Themen Kontrolle und Sicherheit korrespondiert, die Herz-Brust-Region mit Bindung, Verlust und Scham, die untere Bauchregion, also der Körperschwerpunkt, mit dem autonomen und intuitiven Selbst(wert)gefühl.

Ziel ist, den Kontakt, den Austausch oder Energiefluss, eine Art vertikale Verbindung der Körperregionen, die sich voneinander getrennt anfühlen, anzuregen. Nur wenn die drei „Freunde" im Kontakt sind, der Austausch stattfindet, entsteht eine Balance zwischen diesen Bereichen. In diesem Zusammenhang ist übrigens der viel zitierte Ausspruch des kleinen Prinzen von Antoine de Saint-Exupéry „Man sieht nur mit dem Herzen gut" durchaus kritisch zu sehen. Wenn nur einer der drei Anteile Entscheidungen trifft – reine Bauch-, Kopf- oder Herzentscheidungen sich durchsetzen – und Kontexte und Erfahrungen nur aus dieser Perspektive bewertet werden, kann dies für den gesamten Organismus durchaus destruktive Folgen haben.

Fiona hatte panische Angst zuzunehmen. Sie war seit einem Jahr stark untergewichtig und hatte bereits einen Klinikaufenthalt hinter sich, durch den das Gewicht zwar stabilisiert worden war, aber weiterhin starke Ängste und Unruhe sowie depressive Verstimmungen auftraten. Sie war sich sofort sicher, dass die Angst „total im Kopf“ sitze. „Kann es sein, dass deine Ängste etwas mit dem Thema Kontrolle und Sicherheit zu tun haben?“, lautete die Frage der Therapeutin daraufhin. „Ja, bestimmt, total …“ Die Therapeutin erklärte das Modell und bat Fiona, aufzumalen, wie die drei Anteile/Bereiche sich für sie anfühlten (vgl. Abbildung 7.3).

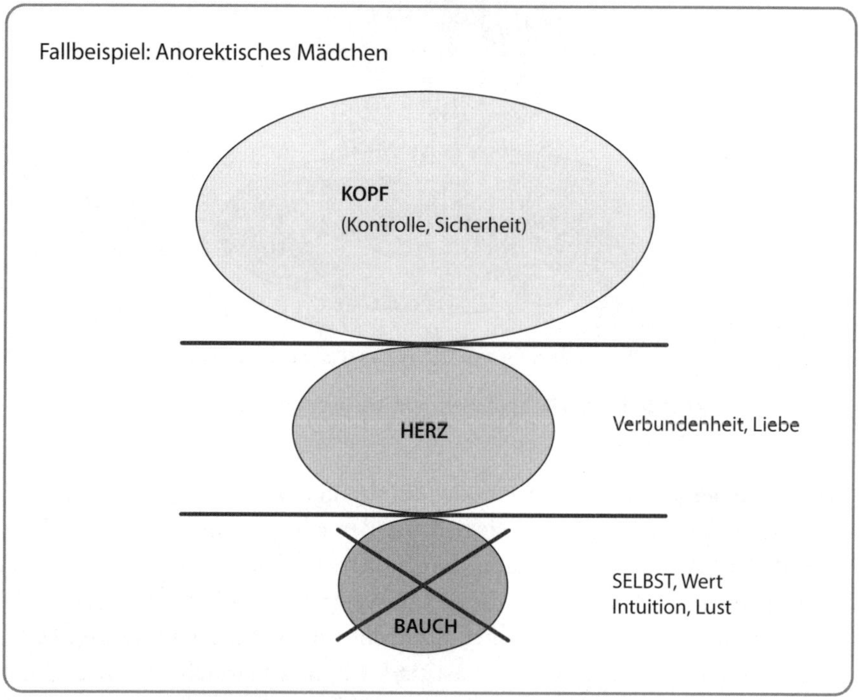

Abbildung 7.3: Fallbeispiel Anorexie

Diese Zeichnung war eine interessante Grundlage für Fiona, sich dem Thema Kontrolle, Zugehörigkeit und Selbstbestimmung anzunähern. In weiteren Sitzungen wurden ihr hypnotherapeutische Methoden angeboten, um den Kontakt/Energiefluss wieder spürbarer zu machen.

Je nach Kontext und Chronizität oder Funktionalität kann diese Herangehensweise ein überraschend schnell wirksamer Zugang sein oder eben sehr kleinschrittig, langwierig und leidvoll. Die Visualisierung der drei „Kugeln" ist hilfreich, wenn man sie als Stimmungs- oder Zustandsbarometer nutzt („Wie sehen heute die drei Kugeln aus? Wie ist der Kontakt?"). So lassen sich Unterschiede dokumentieren, die wieder als Ressourcen utilisierbar sind.

Für etwas ältere Kinder sind anatomische Gehirnmodelle (vgl. Abbildung 7.4) spannend.

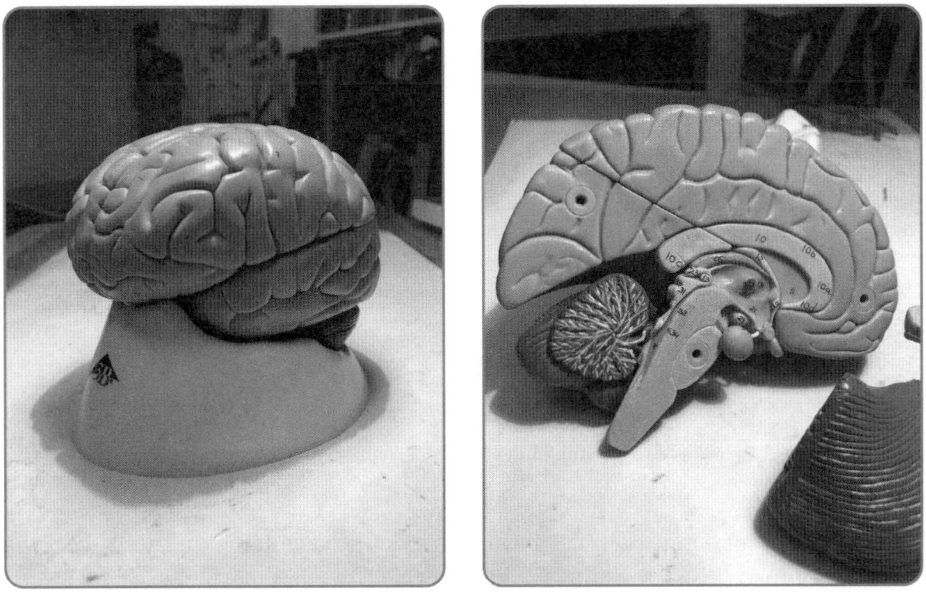

Abbildung 7.4: Gehirnmodell

Daran lässt sich erklären, wo die einzelnen Teile im Gehirn lokalisiert sind und wie sie arbeiten. In dem englischsprachigen Buch *Harry, the Hypno-Potamus: Metaphorical Tales for the Treatment of Children* (Thomson, 2017) wird Mrs Amy Gdala (Amygdala / Mandelkern) als übervorsichtige Zoowächterin beschrieben, die von Mr Grey Matters (graue Masse) beruhigt wird. Manche Kinder kennen den Sketch von Otto Waalkes, dem Komiker, in dem er einen inneren Dialog zwischen Gehirn / Auge, Faust und anderen Körperteilen humorvoll inszeniert. Auch der bekannte Animationsfilm „Alles steht Kopf" bietet ebenfalls eine gute Grundlage, ein Teilemodell – hier mit den Basisgefühlen Trauer / Kummer, Freude, Angst, Ekel und Wut – zu vermitteln.

Skalen helfen bei der Bestimmung der Anteile

In Abschnitt 2.5 wurde eingehend die Arbeit mit Skalierungen beschrieben. In der Eingangsphase der Therapie bietet die Frage „Gibt es einen Teil von dir, der jetzt nur unter Protest hier sitzt, der nicht gerne herkommt?" dem Angesprochenen die Möglichkeit, seine Zweifel, seine Unlust oder seinen Ärger über die eigene Lage in Form einer Stellvertretung auszudrücken. Eine Einschätzungsskala bietet immer zwei Seiten: links und rechts neben dem Kreuzchen, das gesetzt wurde. Auch diese eignen sich zur Konstruktion von Teilen. Auf beiden Seiten lassen sich Anteile ausmachen. Setzt ein Kind auf der Wunschskala sein Kreuzchen bei 8, deutet das darauf hin, dass es einen starken Anteil gibt, der die Veränderung vertritt (vgl. Abbildung 7.5). Es kann interessant sein, nach den beiden anderen Skalenwerten, also den zwei Punkten oder Einheiten rechts vom Kreuzchen zu fragen, die vielleicht Anteile mit (mehr oder weniger starken) Vorbehalten ans Licht bringen:

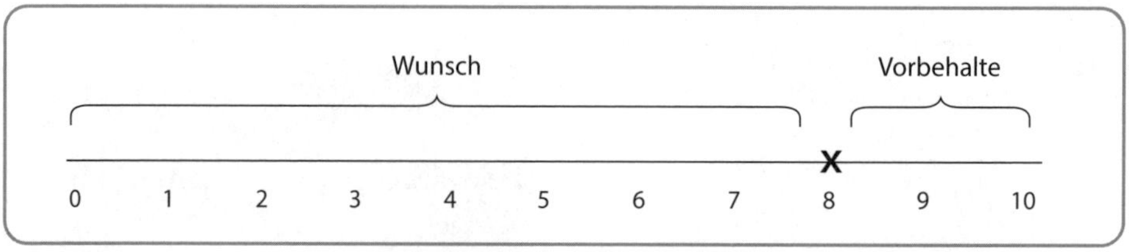

Abbildung 7.5: Wunschskala

Nele, die insbesondere wegen der bevorstehenden Klassenfahrt und weil sie gerne bei Freundinnen schlafen wollte, nachts „trocken" werden möchte, gab mit 7,5 die Stärke ihres Wunsches an (vgl. Abbildung 7.6). 2,5 standen auf Nachfrage für den Teil, der es sehr gemütlich fand, wenn es warm und entspannt im Bett wird. Auch das Wechseln ins Bett der Eltern, wenn es „kalt und nass ist", war ein schönes Gefühl, auf das der Anteil ungern verzichten würde. Wichtig war für Nele, die Trauer über das, was sie aufgäbe, zuzulassen, zu benennen und zu akzeptieren, dass wir oft etwas zurücklassen und aufgeben müssen, wenn wir etwas Neues erlernen und selbständiger werden wollen. Sie selbst verglich es damit, dass Kinder auf den Kindersitz und den damit verbundenen Komfort verzichten müssen, wenn sie selbst Radfahren lernen, was ein tolles Gefühl sei (Freiheit und Autonomie).

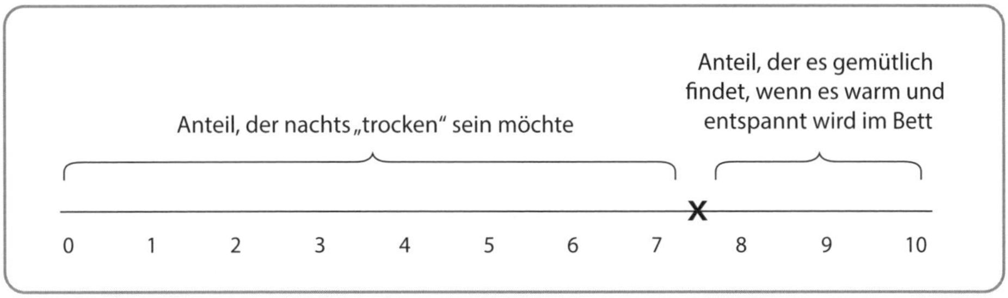

Abbildung 7.6

Wenn auf der Wunschskala das Kreuz bei 5 gesetzt wird (Abbildung 7.7), gibt es zwei Anteile, die gleichstark für oder gegen eine Veränderung stehen. Das deutet auf eine hohe und stabile Ambivalenz bezüglich der Ziele hin. Ebenso kann eine solche Konstellation auf eine Funktion dieses „Gleichgewichts“ im Familiensystem hinweisen.

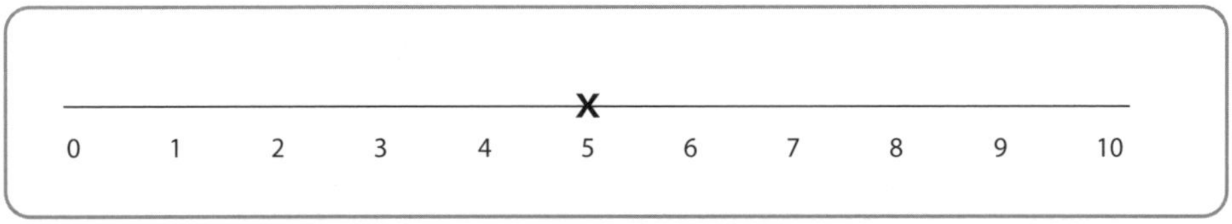

Abbildung 7.7: Ein Kreuz bei 5 offenbart starke Ambivalenz

Utilisieren von Körperhaltungen und unwillkürlichen Bewegungsmustern als Ausdruck von Teilen

Wenn man geschult in der Beobachtung von minimalen Bewegungen, Körperhaltung und -ausdruck ist, fällt selbst ein kaum wahrnehmbares Schulterzucken, ein Fußkicken oder eine asymmetrische Sitzposition auf, was man aufgreifen kann, indem man die Bewegung verstärkt erleben lässt, nach dem „Urheber“ und Botschafter dieser Bewegung oder Haltung fragt und mit diesem dann in Kontakt tritt, ihn kennenlernt, versteht, mit ihm gegebenenfalls verhandelt.

Melanie ist fast 18 Jahre alt und hat seit einiger Zeit depressive Verstimmungen, die sie in ihrer Heftigkeit erschrecken. Im Grunde sei sie völlig erschöpft durch Abiturstress, Sport und andere Aktivitäten. Sie sagt, sie wolle sich für das nächste Jahr vornehmen, öfter mal Nein zu sagen, wobei sie die rechte Körperhälfte, vor allem das Bein, weit streckt und verspannt, während die linke Seite eher locker und entspannt wirkt. Ich bemerke, dass ich gerade zwei Botschaften von ihrem Organismus bekomme, von der rechten Körperhälfte eine andere als von der linken. Meine Frage, was denn ihr Bein da mache, das sei interessant, oder ihre Schulter, reagiert sie verblüfft und überrascht. Ich frage weiter, was denn das vielleicht für unterschiedliche Haltungen zu diesem Thema in ihr sein könnten, und sie kann sehr präzise die Stimme der rechten und die der linken Körperhälfte wahrnehmen und benennen.

Es folgt eine Sequenz, in der sie immer wieder überrascht ist, weil sie noch nie so deutlich die unterschiedlichen, auch ambivalenten Botschaften ihres Körpers wahrgenommen und versprachlicht habe … Die Körperhaltung verändert sich im Verlauf der dialogischen Arbeit der beiden Anteile (Wunsch nach Autonomie und Abgrenzung/Angst vor Ablehnung und davor, andere zu enttäuschen) deutlich in Richtung Balance und Symmetrie.

Diese Herangehensweise erfordert einen guten Rapport, damit sich die Patienten nicht „ertappt" oder bloßgestellt fühlen. Es erfolgt ein sehr direkter Zugang zum Erleben und den entsprechenden Reaktionen.

Nadine (19) hatte sich hart durch ihr Leben gekämpft. Ihre Pubertät war geprägt gewesen durch Drogenerfahrungen, Prostitution und Obdachlosigkeit. Es war ihr aber trotz allem schließlich gelungen, sich eine Existenz aufzubauen. Sie kam in die Therapie wegen ihrer aggressiven Durchbrüche und Überreaktionen, wenn sie sich (z. B. im Fahrstuhl) eingeengt oder in ihrer Bewegung eingeschränkt fühlte. Sie finde das schrecklich daneben und hasse das Gefühl, nicht mehr die Kontrolle zu haben. Während sie davon erzählte, schlug sie sich mehrfach schnell und heftig mit der Faust in die Hand. Die Therapeutin hörte aufmerksam zu und forderte die Patientin freundlich auf, diese Schlagbewegung noch einmal durchzuführen, diesmal aber deutlich langsamer, und auf ihren Körper zu achten. Nach anfänglicher Verunsicherung folgte die Patientin der Einladung, begann zu erzählen und zu weinen, wurde wieder wütend und mit der Wiederholung der Bewegung in „Zeitlupe" ruhiger. Es kam ein Anteil zu Tage, der wie ein „Wächter" fungierte und bei der Verlangsamung das Gefühl von Resignation und Überwältigtwerden erlebte, andererseits tauchte gleichzeitig ganz vage ein verspielter neugieriger und „normaler" (Bezeichnung der Patientin) Anteil auf.

Die Erfahrung zuzulassen und mit diesen Anteilen in Kontakt zu kommen, hat etwas sehr Berührendes auch für den Therapeuten. Die Assoziation des Betroffenen mit dem Teil macht den Prozess komplex und erfordert aufseiten der Beratenden Übung und Sicherheit in der Methode, um die „Trennung" des Teils von der Person aufrechtzuerhalten, das teilweise unvermittelte Wechseln von Zuständen zu erkennen und aufzugreifen. Die Betroffenen sollen somit erleben, dass sie, um es mit Jeffrey Schwartz (2011) auszudrücken, „mehr sind als ihre einzelnen Anteile, mehr als ihre Gedanken und Gefühle".

Einfacher ist es, wenn man schon zu Beginn der Arbeit die Teile externalisiert, sie also außerhalb des Körpers verortet. Eine sehr gängige Technik ist in dieser Hinsicht die Darstellung von Teilen durch Handpuppen (Mrochen in Brächter, 2017):

Ludwig, ein elfjähriger, stark untergewichtiger Junge, der wegen seiner atypischen Essstörung in Behandlung kam, gab bei der Frage nach dem Wunsch einer Veränderung (mehr als nur vier verschiedene Lebensmittel zu essen) an, dieser läge bei 5. Seine Einschätzung bezüglich der Hoffnung, dass es gelingen könne, benannte er ebenfalls mit 5. Die Therapeutin bemerkte, dass es da eine Art Gleichstand gebe zwischen Ja und Nein, woraufhin er lachte.

THERAPEUTIN: *„Es ist dir also nicht völlig egal, also 5 heißt immerhin die Hälfte."*
LUDWIG: *„Ja, stimmt."*
THERAPEUTIN: *„Hört sich so an, als ob es da zwei Parteien gibt in dir, eine, die zunehmen und normale Sachen essen will und daran glaubt, dass du das auch kannst, und eine andere, die das Verhalten eher nicht ändern möchte – glaubt die nicht, dass es klappen kann?"*
LUDWIG: *„Hmm,weiß nicht, die hat eher Angst vor dem komischen Gefühl, wenn man was Neues isst. So komisch und ekelig im Mund oder irgendwie fremd."*

Nach einer kurzen weiteren Exploration wird Ludwig aufgefordert, sich für beide Anteile eine Handpuppe auszusuchen. Er findet einen Waschbären für die rigide, ängstliche Seite und einen starken Vogel für die andere, mutige Seite, die gerne muskulös, etwas dicker und normal sein möchte. In der Folge werden beide Teile interviewt, wobei Ludwig ihnen seine Stimme „leiht".

Die aktive Auseinandersetzung mit den symbolisierten Teilen findet hier durch den Wechsel von Dissoziation und Assoziation statt, Letzteres durch die Tatsache, dass das Kind die Handpuppe spricht, aktiv spielt und sich in den damit verbundenen Zustand hineinversetzt. So kann es z. B. sein, dass die Handpuppe wesentlich mehr (unbewusst verankerte) Informationen hat als das Kind selbst, worauf dieses mitunter mit echtem Erstaunen reagiert.

Fin (6 Jahre) hat eine Monsterpuppe für sein nächtliches Einnässen gewählt. Zu Beginn erzählt der sehr offene und motivierte Junge, dass er sich einfach nicht vorstellen könne, wie das immer passiert, obwohl er es doch nicht möchte. Fin ist sehr gut in der Lage, die Dissoziation zu verstehen, und beginnt spontan mit dem Monster zu reden. „Was willst du von mir, kannst du nicht jemand anders nerven? Ey, wie heißt du denn überhaupt?" Das Monster, von Fin gesprochen, sagt dann, dass es noch eine Weile bei ihm bleiben werde, bis er keine Angst mehr habe. Fin ist verwundert und die Therapeutin fragt nach der Herkunft und Absicht des Monsters, das daraufhin erzählt, dass es schon lange bei Fin sei und komme, wenn er mal Alpträume habe, dann werde er ja eben wach, weil es so nass im Bett sei und kalt werde. Wovon er träume, fragt die Therapeutin. Das Monster antwortet, das gehe sie nichts an, man kenne sich ja noch gar nicht. Damit verabschiedet sich das Monster für diese Stunde mit der Aussicht, beim nächsten Mal den Kontakt wieder aufzunehmen.

Die Biografie erarbeiten

Die Eingangsphase beginnt in der Regel mit der Frage an die Puppe oder das Stofftier, ob es in Ordnung sei, miteinander zu reden, und ob das Kind dem Tier die Stimme dafür leihen könne. Dann folgt der Kennenlernprozess: *„Du, Drache* (oder andere Figur), *dich hat Lukas* (Kind) *für (thematisiertes Verhalten / Ressource …) ausgesucht. Wie ist das für dich? Und wie heißt du eigentlich, hast du einen Namen? Seit wann bist du bei ihm in dieser Form? Seit wann spielst du diese wichtige Rolle in seinem Leben?"*

Durch solche Fragen angeregt, soll das Kind innerlich auf die Suche gehen, sich selbst klarer werden, wie es zu dem kritisierten, ungeliebten, störenden Verhalten oder Gefühl(en) steht, wie es ihm geht, wenn die Puppe, die es für dieses Verhalten ausgesucht hat, auftaucht und für was sie möglicherweise auch gut ist. Im weiteren Verlauf werden dann Absicht und Aufträge des Teiles exploriert.

7.1.2 Absichten und Funktion der Teile explorieren

Wie weiß der Teil, dass er gebraucht wird?

„Woran merkst du, dass Lukas dich braucht, wobei hilfst du ihm? Wie sorgst du für ihn? Was ist deine ‚Mission'?" – So wird zunächst die Perspektive dieses Anteiles ermittelt, wertfrei, interessiert und offen für das, was die ausgewählte Handpuppe dann äußert.

Sodann kann das Kind gefragt werden, in welchen Bereichen des Lebens der Teil es behindert und in welchen er ihm nützt oder mal genützt hat? Wovor hat er das Kind bewahrt / geschützt? Mit welcher (positiven) Absicht ist er angetreten? Hat ihn jemand geschickt? Und nicht zuletzt: Was würde passieren, wenn dieser Teil sich plötzlich zurückziehen würde, was wäre anders ohne ihn, was würde fehlen?

Für die Erarbeitung von **Ressourcen-Teilen** werden sinnvollerweise Interessen und Vorlieben ausgesucht, die vom Kind als eigene Fähigkeiten akzeptiert werden. Mitunter ist es notwendig, etwas scheinbar Selbstverständliches als ein Ergebnis von Ausdauer, Training, Hingabe und Begabung so auszuarbeiten, dass das Kind es mit einem Gefühl von Kompetenz und Stolz annehmen kann (s. o.) und es im Therapieprozess geeignet ist, eine Balance zum Problem-Teil herzustellen. Dies kann z. B. vertieft werden durch die Frage: „Was braucht es alles, um so Gitarre zu spielen oder den Sprung mit dem Skateboard zu machen?" Auf diese Weise werden Fertigkeiten zu Tage gefördert, wie Mut, Konzentration, Ehrgeiz, bei einer Sache bleiben, Gleichgewichtssinn, Zielorientiertheit, Anstrengungsbereitschaft etc., die man im Verlauf der Arbeit auch in anderen Kontexten nutzen kann (Ressourcentransfer).

7.1.3 Metaebene erarbeiten und fördern

Flankierend zu dem obigen Interview zu den Ressourcen und Stärken des Kindes wird die Metaebene durch das Kind eingenommen und verstärkt. Es beobachtet und ergründet also den Teil aus der Metaposition. Hier ist es die Aufgabe des Therapeuten, die Kommunikationsebenen sauber zu trennen, nämlich die, auf der der Therapeut zu der Puppe spricht, von der zwischen Kind und Therapeut und vor allem von der zwischen Kind und Puppe. Regt man Dialoge zwischen Kind und Puppe oder auch zwei Puppen, die komplementäre Seiten vertreten, an, verfestigt sich die Metaebene, das Kind spricht auf diese Weise mit sich und zu sich selbst in einer vom Therapeuten unterstützten Form. Ziel ist es, die Teile in Kontakt zu bringen, sich kennenzulernen und die Absichten, Fähigkeiten und Sichtweisen voneinander zu erfahren. Ein sehr anschauliches Beispiel, bei dem einer der Teile für ein traumatisches Jahr durch Trennung des Kindes von den Eltern steht (Teil von früher), der andere für das Jetzt, das Leben im Heim (Teil von heute), findet sich in einem Beitrag von Mrochen („Das RMI-Konzept") in dem Buch *Die Pupille des Bettnässers: Hypnotherapeutische Arbeit mit Kindern und Jugendlichen* (Mrochen, Holtz & Trenkle, 2014, Seite 117–123).

7.1.4 Bedürfnisse und Motive hinter den Verhaltensmustern aufdecken

Gelingt der Kontakt zu den Teilen mithilfe der Moderation durch das Kind und den Therapeuten, geht es darum, die hinter dem Verhalten liegenden Grundbedürfnisse zu erfragen. Dies erfolgt manchmal schon automatisch im Zusammenhang mit den Absichten. Wesentlich ist dabei der Wechsel vom Vermeidungsziel (z. B. Selbstschutz / Schutz vor Zurückweisung) in Richtung des eigentlichen dazugehörigen Annäherungszieles (Selbstwert und Selbstbewusstsein / Wunsch nach Zugehörigkeit).

Der Therapeut wendet sich an den Drachen, die Handpuppe, die der kleine Lukas gewählt hat, um seinen zornigen, unkooperativen Anteil zu repräsentieren:

„Drache, du möchtest, das habe ich jetzt so verstanden, den Lukas schützen, damit er nicht verletzt und wegen seines kranken Vaters geärgert wird. Durch dich haben die anderen so viel Angst vor Lukas, dass sie ihn in Ruhe lassen." Dann zu Lukas gewandt: „Vielleicht kannst du, Lukas, noch eine Handpuppe aussuchen, eine für deine Verletzlichkeit."

Lukas nimmt einen kleinen Hasen. Der wird kurz interviewt. Er (der Hase) ist schon immer bei Lukas, ganz pfiffig freundlich, etwas schüchtern.

„Weißt du, Drache, kennst du den Hasen?" „Ja", sagt der Drache, „der kann nichts, der wird ja nicht ernst genommen. Den muss ich ja beschützen." Der Hase bemerkt daraufhin, der Drache sei ja auch nicht gerade cool, er würde alles vermasseln.

„Drache, mich interessiert, ob du das gewusst hast, wie es dem Hasen und auch letztlich Lukas damit geht, wenn du auf diese Weise für ihn sorgst. Er fühlt sich in dem Moment sicher, okay, gleichzeitig hat Lukas eigentlich keine Freunde und fühlt sich einsam, nicht gemocht. Hase, kannst du dem Drachen mal sagen, was du dir eigentlich wünschst?" „Ich möchte, dass Lukas auch Freunde hat und mitmachen kann. Respekt sollen die anderen schon haben, aber nicht Angst vor diesen Ausbrüchen. (Zugehörigkeit und Selbstwert)"

„Lukas, meinst du, der Drache hat das verstanden, was der Hase meint?"

Lukas bleibt nachdenklich.

„Lukas, kannst du mit beiden reden, dich vielleicht auch bedanken bei den beiden für das, was sie für dich tun?"

Lukas überlegt, wiegt den Kopf hin und her, ebenso die Puppen auf seiner Hand. „Ich glaube, der Hase kann schon was, der ist ja nicht blöd. Empfindlich, ja schon, aber nicht blöd, den mag ich."

„Sag ihm das, Lukas, auch wenn dir das jetzt etwas seltsam vorkommt."

„Hmm, okay, Hase, ich finde dich ganz okay. Ich mag, dass es dich gibt."

An dieser Stelle ist es wichtig zu beobachten, wie die Reaktion beim „Hasen" aussieht: Gibt es eine Resonanz, Rührung, Aufrichtung oder Ablehnung und Selbstabwertung des Hasen? Es kommt nicht darauf an, eine verbale Antwort zu erhalten, sondern Suchprozesse im Kind oder Jugendlichen auszulösen, Erfahrungen, die ungewohnt sind, anzustoßen.

Lukas wird nun eingeladen, auch zum Drachen zu sprechen:

Zum Drachen gewandt sagt er, dass er ihn blöd finde, weil er immer Ärger bringe und zu doll reagiere, was Lukas dann hinterher richtig „daneben" finde. Die Hand mit der Drachenpuppe sinkt auf den Boden. Der Therapeut betrachtet dies etwas nachdenklich einen Moment und fragt daraufhin Lukas, ob er mitbekommen habe, wie das, was er gesagt habe, beim Drachen angekommen sei. „Der findet das gemein", sagt Lukas spontan. „Was sagt er?", fragt der Therapeut. Der Drache spricht (mit Lukas Stimme): „Ich mach hier alles klar für dich und schütze dich, und jetzt das!"

7.1.5 Annehmen und akzeptieren

Das Annehmen und Akzeptieren der einzelnen Teile, besonders der als problematisch erlebten, ist die Voraussetzung für den konstruktiven Umgang mit Ambivalenzen, Kohärenzerleben und Selbstregulation. Dafür ist das gegenseitige Wahrnehmen, Einnehmen der Perspektive und Aushandeln einer friedlichen Koexistenz notwendig. Eine gute Form, dies zu etablieren, bietet die Gewaltfreie Kommunikation (GFK) nach Rosenberg (2016). Hiernach beschreibt zunächst der Sender, was er erlebt oder wie er eine Situation einschätzt, dann wiederholt der Empfänger der Botschaft, was er verstanden oder gehört hat. Wenn dies mit der Absicht des Senders der Botschaft übereinstimmt, wird nach den Gefühlen, die mit dem Erleben einhergehen, gefragt und diese werden akzeptiert. Dann wird nach den unterliegenden Motiven und Bedürfnissen gefragt und schließlich äußert der Sender einen Wunsch an den Empfänger bzgl. seines Verhaltens. Dieser Wunsch wird entweder akzeptiert oder es wird verhandelt, unter welchen Voraussetzungen er erfüllt wird.

In die folgende Sequenz fließen die Akzeptanz sowie das Trennen von Absicht und Wirkung durch die Moderation des Therapeuten ein.

„Soll er doch sehen, was ist, wenn ich weg bin!", empört sich der Drache.

„Hmm, was wäre dann anders für Lukas, wenn du weg wärest?", fragt der Therapeut.

„Frag ihn doch selbst, keine Ahnung", brummt der Drache.

Der Therapeut spricht zu Lukas: „Was meinst du? Was wäre anders?"

„Hmmm ... nee, so ganz weg wäre auch nicht gut, ich mag ja auch zeigen, dass ich stark bin, und will nicht das Opfer sein."

Der Therapeut fasst zusammen: „Also, stark fühlen möchtest du dich schon ... innerlich so ... ist das richtig? Und gleichzeitig dazugehören ...?" Lukas nickt. Therapeut: „Das hat auch was mit dem Drachen zu tun, sich innerlich stark fühlen? Und dazugehören."

„Ich muss ja auch alleine alles hier machen", sagt der Drache (von Lukas gesprochen).

Der Therapeut umschreibt die Worte des Drachen: „Du fühlst dich alleingelassen mit der Aufgabe, für Respekt zu sorgen?" „Exakt", sagt der Drache. „Du willst Lukas schützen und ihm Respekt verschaffen, das ist deine Absicht, die Wirkung. Das, was dann passiert, ist für Lukas aber gleichzeitig irgendwie blöd … Lukas, kannst du dem Drachen eine Idee vermitteln, was du dir von ihm wünschst?"

„Hmm, na, dass er, also du, Drache, das so machst, dass ich nicht immer der Blöde bin am Ende." „Sondern …", hilft der Therapeut weiter. „Na, dass er es anders macht, so, ich weiß nicht, eben dass ich mich geschickter verteidige."

Der Therapeut wendet sich dem Drachen zu: „Was meinst du? Bekommst du das hin? Wäre das machbar?"

„Na ja … Ich weiß nicht so richtig, wie es anders geht", antwortet der Drache.

„Wäre es okay, wenn ich dich dabei unterstütze, Drache, damit du Lukas anders Respekt verschaffen kannst?", fragt der Therapeut.

„Ja, das wäre okay!", willigt der Drache ein und Lukas nickt.

7.1.6 „Inside me": Metakommunikation und Integration (Metamorphosen)

Man kann an dieser Stelle unterschiedliche Wege verfolgen: eine Art Versöhnung zwischen den Anteilen (im Beispiel: Hase und Drache) einleiten, eine Kooperation anregen oder eine Metamorphose des Drachen initiieren. Dafür ist es immens wichtig, die Arbeit und Bemühung der Anteile zu würdigen, ihre Perspektiven zu verstehen und sich für ihre Arbeit und Absichten ggf. zu bedanken.

Lukas wird gefragt, ob er sich bei dem Drachen für seine Treue und Loyalität bedanken kann. Nach längerem Zögern nickt er und sagt: „Danke für den Einsatz, Drache, war bestimmt anstrengend."

Fühlt sich der Anteil dann ausreichend respektiert, kann der Drache in einem Verhandlungsprozedere gefragt werden, woran er merken werde, dass er sich weniger lautstark einmischen müsse, welche Signale er von Lukas oder anderen Anteilen brauche. („*Wenn der Hase auch da wäre und nicht so viel Angst hätte*" oder wenn der Drache dem Hasen auch mal in Konflikten eine Chance gibt zu zeigen, wie er sich entwickelt hat.) Sich selbst zuhören, sich sammeln, in sich hineinhorchen, Selbstmitgefühl entwickeln – all das bildet einen Raum für neue (Selbst-)Erfahrung, Reifung, manchmal Heilung und Verwandlung. In vielen Märchen und Geschichten gibt es solche Verwandlungen von aggressiven oder feindseligen Protagonisten in gereifte Formen. Frau Mahlzahn aus *Jim Knopf und die wilde 13* verwandelt sich in einen goldenen Drachen, ein Frosch in einen Prinzen, und auch in *Die Schöne und das Biest* ist es ähnlich. Wesentlich ist, für den als problematisch erlebten Teil einen guten neuen Platz, eine Aufgabe oder Position zu finden, die für ihn akzeptabel ist.

7.2 Teilearbeit in Form von Symbolen

Eine weitere Form der Externalisierung, meist von älteren Kindern bevorzugt, ist das Wählen von Symbolen für Anteile, Probleme, Ressourcen oder Gefühle. Das können zum einen ganz konkrete Gegenstände sein wie Steine, Tücher, Werkzeuge oder was immer der Patient passend findet und womit man haptisch und räumlich arbeiten kann. Auch Stühle können als Stellvertreter für Zustände dienen, um beispielsweise das Verhältnis des Patienten zum Symptom darzustellen und mit unterschiedlichen Abständen oder Richtungen zu arbeiten, vielleicht auch, um aus einer blockierenden Position in eine kooperative zu kommen.

Die andere Möglichkeit ist, sich Symbolisierungen vorzustellen, also in der Imagination zum Beispiel den Schmerz zu einer schwarzen Kugel werden zu lassen, die Depression zu einem schwarzen Hund, wie es in Johnstones hervorragendem kleinen Bilderbuch (2008) beschrieben wird, oder die Angst als Nebel. In der modernen Verhaltenstherapie werden diese Konzepte inzwischen ebenfalls angewandt: Bei der Behandlung von Zwängen gibt es z. B. das Zwangsmonster oder den Zwang als eine Art Haustier (Wewetzer & Wewetzer, 2017), im Training mit aggressiven Kindern den Schlaufuchs als Ressource (Petermann & Petermann, 2012) oder in der Schematherapie die Arbeit mit einem komplexen Modell von Anteilen (Schemata). Im Gegensatz zur Hypnotherapie wird hier das Symptom aber oftmals als „schlecht" bewertet und bekämpft, anstatt seine Verdienste anzuerkennen und einen kooperativen Veränderungsprozess anzustoßen.

Arbeit mit einem Störungssymbol

Hier wird der Patient aufgefordert, sich das (zum Beispiel körperliche) Symptom als Teil von sich vorzustellen, als Gegenstand oder eine Figur mit Farbe und Form.

Stefan, ein zwölfjähriger, eher angepasster und etwas altkluger Junge, kam wegen eines auffälligen Hustens und Räusperns in die Behandlung, was so störend war, dass er bereits einmal aus dem Unterricht verwiesen worden war und viel Ärger auf sich gezogen hatte. Der Therapeut forderte ihn nach einem kurzen Interview, in dem deutlich wurde, dass der Jugendliche vom Vater, der die Familie verlassen hatte, wenig Beachtung bekam, auf, sich diesen Husten vorzustellen: „Wenn der Husten etwas Gegenständliches wäre … was wäre er und wie fühlte er sich an?" Der Junge sagte, er sei wie ein Pfeil, spitz und kratzig. Darauf folgte eine hypnotische Sequenz, in der der Therapeut diesen Teil würdigte und eine Reflexion darüber anstieß, was der Pfeil vielleicht transportieren könne, in welche Richtung er fliegen würde, welche Botschaft er habe und für wen. Die Trance überraschte den Jungen und machte ihn nachdenklich, der Husten ging deutlich zurück und Stefan begann, seinen Ärger oder seine Enttäuschung direkter auszudrücken (Mrochen & Vogt-Hillmann 2006).

Schritte zur Arbeit mit einem Störungssymbol

1. **Etablierung eines stabilen Rapports mit dem Patienten**
2. **Überprüfung und Etablierung einer Arbeits- und Veränderungsmotivation**
3. **Erarbeitung und Hervorhebung eines autonomieorientierten Zieles**
4. **Gesprächspassage über die Bedeutung des Symptoms im Alltag, das Verhältnis zwischen Patienten und benanntem Symptom / Verhalten**
5. **Erarbeitung eines Symbols / einer Metapher, das / die zur Störung / zum Symptom passt** – Beschreibung der submodalen Qualitäten der Metapher durch den Patienten:
   „Dieser Kopfschmerz an deinem Hinterkopf, Zoe, wenn du den irgendwie beschreiben kannst, wie ist der – eher spitz oder stumpf, glatt oder rau, weich oder hart, eckig oder rund, hat er eine Farbe oder macht er Töne? Welche Temperatur kannst du fühlen? Ist es ein Gegenstand, etwas, was du erkennen kannst?"
6. **Induktion eines leichten Trancezustandes**
   Der Patient wird aufgefordert, das Symbol zu imaginieren, es, sofern möglich, aus dem Körper herauszubewegen, um es besser ansehen zu können, es sich von allen Seiten, von oben und unten, vorzustellen. Er kann es ein Stück wegschweben lassen, um es dann wieder ganz nah heranzuholen, und dabei einen Platz finden, der am besten für die gemeinsame Arbeit geeignet ist. Es kann sehr interessant sein, sich die Oberfläche genau anzusehen, es immer noch etwas näher und genauer zu betrachten, es vielleicht zu berühren, zu fühlen, wie die Beschaffenheit ist oder wie sie sich verändert, wenn man es anfasst. Ist die Beziehung zum Symbol (Symptom) eher feindselig und ablehnend, kann man den Patienten auffordern, zu versichern, dass man „ihm nichts tun wird", und abwarten, was sich verändert. Man kann an ihm riechen oder hineinhören, vielleicht erfährt man

etwas, versteht, was es braucht oder sagt. Es kann damit experimentiert werden, an den Modalitäten etwas zu verändern, an einer Richtung der Bewegung, an Farbe und Form. Dabei lautet die begleitende Induktion, einfach nur zu beobachten, wie sich dies auswirkt. Der Therapeut kann auch Anregungen einfließen lassen, wenn das passend ist, um den Prozess zu befördern. Im Grunde geht es darum, eine Art Metamorphose des als in der Regel unveränderbar erlebten symbolisierten Zustandes anzuregen. Die Absichtsoffenheit des Therapeuten kann hier von wesentlicher Bedeutung sein, da Absichten, das Symptom zu verringern oder zu beseitigen, in diesem Prozess oft kontraproduktiv wirken.
Ältere oder jugendliche Patienten werden in einem weiteren Schritt gebeten, sich die Erlaubnis zu geben, auf irgendeine Weise in das Symbol hineinzugehen, sich dort umzuschauen, umzuhören und zu spüren, ob es eine Botschaft, eine Nachricht oder Information für sie gibt. Diese Botschaft könne als Schriftzug erscheinen, als Temperaturempfindung, als Idee, als Gefühl oder Stimme. Dabei kann man dem Patienten suggerieren, dass sein Unbewusstes ihm helfen werde, die Botschaft wahrzunehmen und zu verstehen.
Wenn er sich ruhig und gelassen, wie in Zeitlupe, dort eingefunden hat, kann er den Impulsen seines Unbewussten folgen, dieses Symbol, diesen Raum von innen zu verändern, etwas zu vergrößern, zu verkleinern, umzuformen, umzubauen, etwas Neues hinzuzufügen, etwas Störendes herauszunehmen und immer im Kontakt damit zu bleiben und wahrzunehmen, ob die Veränderungen stimmig sind. Vielleicht auch damit zu experimentieren, wie Situationen und Lebenslagen sich gestalten, wenn das auf diese Weise Veränderte dort teilhat.

7. **Der Patient wird reorientiert und kann, wenn er will, eine kurze Rückmeldung über den erlebten inneren Prozess geben.**

8. **Es kann zur Verankerung sinnvoll sein, zu fragen, ob sich das Symbol nach dieser Trance auch von außen verändert hat.**

Unmittelbar nach der Intervention sind Interpretationen und eine Rückübersetzung auf die reale Verhaltensebene nicht sinnvoll. Im weiteren Verlauf kann man aber immer wieder aus prozessdiagnostischem Interesse nach der Entwicklung, der Beschaffenheit oder dem Zustand des Symbols fragen.

Die Symbolisierung kann auch als Arbeit mit den Händen des Patienten erfolgen. Hier wird das Symbol in eine der beiden Hände des Patienten imaginiert, indem der Therapeut ihn mit einladenden offenen Formulierungen auffordert, die Hände zu öffnen und zu schauen, in welche der beiden Hände das Symptom wohl eher passen könne. Ein beiläufiger Satz an ein älteres Kind oder einen Jugendlichen könnte lauten: „*Jetzt hast du dein Problem in die Hand genommen.*“ Oder bei indirektem Vorgehen: „*Wie ist es dort, in deiner Hand, kannst du es beschreiben, wie schwer wiegt es?*“

Auch kann ein anderer hilfreicher Teil, der zum Beispiel mit einem Ziel verbunden ist, in die andere Hand imaginiert werden, sodass beide Teile gleichzeitig erlebt und wahrgenommen werden:

„Nun hast du dieses Problem, diesen Anteil, in der einen Hand, in der linken platziert, und den anderen, den starken, in der rechten. Beide zur gleichen Zeit, rechts und links. Wenn du es interessant findest, kannst du auch die Plätze tauchen und auf den Unterschied achten: Was ändert sich, wenn der starke Teil in der linken Hand ist? Nur so, um es mal auszuprobieren. Dann lass sie dort, rechts oder links, wo es am besten passt. Geh nun in eine kleine Trance, mit offenen oder geschlossenen Augen, wie es besser geht, beide gleichzeitig wahrzunehmen und zu spüren und dir vielleicht vorzustellen, wie das Gefühl aus der rechten und der linken Hand sich in dir begegnen, wie sieht diese Begegnung aus, wie fühlt sie sich an?“

Dabei ist wieder darauf zu achten, dem Patienten zu folgen, offen zu sein für dessen Vorstellungen, Bilder aufzugreifen und Angebote zu machen, die den Prozess in Gang halten. Da der Patient die Hände immer dabeihat, ist diese Tranceerfahrung leicht zu ankern und als Selbstheilungs- und -hilfestrategie anzuwenden. Ist die Erfahrung der Begegnung oder des sich „Vermischens“ der Gefühle eher unangenehm, kann man mit der Aufmerksamkeit „pendeln“ (Levine & Kline, 2013) – vom unangenehmen Zustand zum Ressourcenzustand – und immer die Unterschiede der Zustände wahrnehmen lassen. Gleichzeitig findet eine Kontrollsuggestion statt: Ich kann die Aufmerksamkeit selbst lenken und damit mein Erleben beeinflussen.

Lichtbogenintervention

Alternativ kann das Kind auch aufgefordert werden, sich vorzustellen, dass zwischen dem Ressourcen- oder Bewältigungsteil in der einen Hand und dem bedürftigen Teil, der vielleicht noch von früher stammt, in der anderen Hand ein Lichtbogen oder eine Brücke entsteht. So wird beiden Teilen nonverbal die Möglichkeit gegeben, in Kontakt zu kommen, sich gegenseitig kennenzulernen und zu beeinflussen. Kann das Kind Energien zwischen den beiden Händen fließen lassen, wird seine Wahrnehmung auf das gerichtet, was sich dabei im Körper, im Kopf, im Herzen und im Bauch abspielt.

Hat man als Teile das aktuell erlebte Problem und das gewünschte Ziel in die Hände imaginiert, kann der Satz *„Nun hast du deine Schwierigkeiten und auch Hoffnungen bzw. Wünsche in die Hand genommen“* das Erleben von Selbstwirksamkeit unterstützen.

Papier als metaphorisches Medium in der Teilearbeit

Eine Methode, die als intensiv und hilfreich erlebt wird, ist die (Teile-)Arbeit mit Papier (vgl. Bierbaum-Luttermann, 2019), die auch für Ressourcen und sichere Orte genutzt werden kann. Nach der Induktion, das Papier in Brusthöhe auf beide Hände zu legen, die Augen zu schließen und in Trance zu gehen, wird begonnen, das Papier zu zerknüllen, während man an das benannte Problem denkt und alle Bilder und Ideen, Erfahrungen, die damit zusammenhängen, auftauchen lässt. So entsteht eine Skulptur mit „Räumen" und in einem dieser Räume ist der Teil, um den es geht, verortet. Dort kann man ihn aufsuchen, ihm begegnen, vielleicht auch den „Knüll" öffnen, dem Teil mehr Raum geben, die benachbarten Teile wahrnehmen etc. Wenn es passt, kann man auch etwas in den Raum zu dem Teil durch die eigenen Hände hineinfließen lassen, was dieser braucht, um sich angenommen und verstanden / weniger verletzt zu fühlen. Bestehen ein sehr guter Rapport und Einverständnis, kann auch der Therapeut den Papierknüll in die Hände nehmen und mit dem Teil Kontakt aufnehmen, zu ihm sprechen, ihn trösten. Damit wird indirekt auch das Kind / der Jugendliche angesprochen und die Akzeptanz schmerzlicher oder unangenehmer Gefühle leichter gemacht.

Paul, ein 17-jähriger Schüler, entwickelte einige Monate nach dem tragischen Unfalltod seiner Freundin anorektische Verhaltensweisen, nahm stark an Gewicht ab und ging nur noch unregelmäßig zur Schule. In der Behandlung war er niedergeschlagen und knüllte ein Papier zusammen, auf das er eigentlich Notizen schreiben wollte. Die Therapeutin fragte daraufhin, was es sein könne, was er da gerade eingeschlossen oder eingepackt habe zwischen seinen Händen. Es folgte Kopfschütteln, Schulterzucken und ein noch festeres Drücken des Papierknülls. Dann ließ er es fallen. Die Therapeutin betrachtete das Papier einige Zeit und fragte dann, ob es in Ordnung sei, es in die Hand zu nehmen. Nach der Zustimmung hielt sie es in den Händen und sprach zu dem Papier: „Ich weiß nicht genau, was du bist für Paul und wofür du stehst, aber mein Gefühl ist, dass du dich sehr alleine gelassen fühlst … Das Leben kann so unfair sein und ungerecht … aus der Kontrolle geraten … Umso wichtiger kann es sein, dass Paul Kontakt mit dir, also genau mit diesem Teil / Gefühl aufnimmt, so gut es gerade geht … es wieder selbst in die Hand nimmt." Nach einigem Überlegen nahm Paul es in die Hand. Die Therapeutin fragte ihn: „Wenn der Teil dir etwas sagen könnte, was ihn bewegt, wütend oder verzweifelt macht … – was nimmst du wahr?"

PAUL *(unter Tränen): „Er (der Teil) ist wütend und hilflos. Alle sagen, Paul soll die Lena loslassen und Tote soll man gehen lassen, das fühlt sich falsch an, wie ‚vergessen' oder total auflösen."*
THERAPEUTIN: *„Was würde sich richtiger anfühlen für den Teil?"*
PAUL: *„Er will sie festhalten, weil sie ja leben wollte, sie wollte gar nicht gehen."*

THERAPEUTIN: *„Okay, das verstehe ich. Er will die Verbindung halten zu ihr, das ist nachvollziehbar, dass es sich falsch anfühlt, jemanden loszulassen, der festgehalten werden will …"*

PAUL: *„Ja, total!"*

THERAPEUTIN: *„Also, die Absicht ist, die Verbindung zu halten, ihr auch irgendwie Halt zu geben?"*

PAUL: *„Ja, genau." Während des Redens hatte Paul das Papier wieder geöffnet und mit den Händen damit gespielt.*

THERAPEUTIN: *„Diesen Halt – wie kann Paul ihr den geben? Mein Eindruck ist, dass du* (weist auf den Teil / das Papier) *versuchst, Paul zu bewegen, ihr zu folgen, auch nicht wirklich zu leben … Kann das sein?"*

PAUL: *„Hmmm."*

Es folgte eine längere Pause und dann die Idee, dass es ja eigentlich um die Verbindung zur „Hierwelt" gehe. Die Therapeutin sprach darüber, dass es darum gehe, eine neue Beziehung zu finden, und erklärte den Ansatz von Roland Kachler (2005), was Paul sehr interessiert aufnahm. Das Papier hatte er inzwischen geglättet. Als er es betrachtete, lächelte er ein wenig: „Sieht aus wie 'ne Landkarte oder ein Plan." Er schrieb den Literaturhinweis darauf und war deutlich weniger angespannt.

Eine weitere Arbeit mit Papier aus dem Spektrum der Impact-Techniken nach Danie Beaulieu, die sich gut als Tranceprozess nutzen lässt, ist das Falten eines normalen DIN-A4-Papiers. Zuerst nimmt man das ganze Blatt in die Hände und sagt: „Wenn dies hier deine ganze Person ist, also du mit allem, was dazugehört, mit deinen Talenten, Hobbys, deinen Erfahrungen, Krankheiten, Fähigkeiten etc. – wie viel ist davon noch da, für dich spürbar, wenn es dir so geht, wenn du auf diese Weise ängstlich (depressiv, hilflos, verletzt, bekifft …) bist?" Dann gibt man dem Patienten das Papier und lässt ihn das Blatt zusammenfalten. Meist wird es erst auf die Hälfte geknickt, dann weiter, oftmals bis es sich nicht kleiner falten lässt. Dann nach einer kleinen Pause erklärt man: „Genau, so viel scheint noch übrig … Und dieser Teil, der entscheidet und bewertet für dich, was passiert, was du tun kannst, deine Wahrnehmung und deine Möglichkeiten. Nur dieser Teil allein steuert deine Gefühle und Gedanken mit seinen Möglichkeiten. Wie alt ist dieser Teil? Ist das fair und in Ordnung, dass er allein entscheidet? … Alles andere, was dich ausmacht, ist noch da, eben weggefaltet. Wenn du nun einmal auffaltest, was taucht dann wieder auf?"

Man wartet ab, bis der Betroffene etwas benennt, und lässt sich erzählen, was dann wieder auftaucht und wie es wirkt.

Maggie (14 Jahre) war extrem empfindlich, wenn sie sich zurückgewiesen fühlte, z. B. wenn jemand sie nicht gegrüßt hatte oder sie unterbrochen wurde. Auch wenn sie wusste, dass das „Quatsch" war, fühlte sie sich einsam, gekränkt und verlassen. Sie faltete das Papier ziemlich klein bis auf ein Achtel der ursprünglichen Größe und sagte, dass dieser Teil eigentlich erst drei oder vier Jahre alt sei. (Aus der Therapie war bekannt, dass ihre Mutter sie zu dem Zeitpunkt für mehrere Wochen zu Verwandten gegeben hatte, da sie ein zweites Kind bekam und sich überfordert fühlte. Auch danach habe sie sich oft beiseitegeschoben gefühlt.) Dass dieser Teil nun all ihre Empfindungen bestimmte und ihre Möglichkeiten einschätzte, machte sie nachdenklich und sie klappte automatisch das Papier etwas auf. „Was ist das, was taucht da auf, wenn du es wieder auffaltest?", fragte die Therapeutin.

Maggie lächelte etwas und sagte: „Da ist meine Oma und die sagt so was wie ‚Kopf hoch!' oder ‚Hallo, Maggie …'"

„Was verändert das?"

„Es fühlt sich etwas leichter an, nicht mehr so einsam …"

Maggie wird ermuntert, das Blatt weiter zu öffnen, und so kommen nach und nach Ressourcen und Erfahrungen oder ältere Anteile hinzu.

Am Ende, als das Blatt ganz entfaltet ist, gibt es durch die Knicke viele Kästchen, die alle Anteile von Maggie darstellen. Sie richtet sich auf und lächelt: „Jetzt ist dieser gekränkte Teil nur einer von sehr vielen anderen und die können den beruhigen. Kann ich das Papier mitnehmen?" Maggie brachte das Blatt immer wieder mit und malte Kasten für Kasten aus mit ihren Anteilen. Es half ihr, wenn sie sich wieder so verlassen fühlte, sich zu trösten und für sich zu sorgen.

Teile-Pizza oder -Torten

Auf einfachen weißen Tortenpappen oder Papier kann man mit der Frage „Was gehört zu dir?" oder „Was macht dich aus?" Anteile und vor allem auch Ressourcen einzeichnen lassen. Die Felder können dann mit Farbe, als Collage gestaltet oder einfach Altersstufen zugeordnet werden. Um Teile deutlich zu machen, die nicht mit den anderen verbunden sind, also isoliert oder abgekapselt existieren und agieren und dann autonom „am Steuer" sitzen, kann eine zweite Scheibe mit einem ausgeschnittenen Fenster daraufgelegt werden (vgl. Abbildung 7.8):

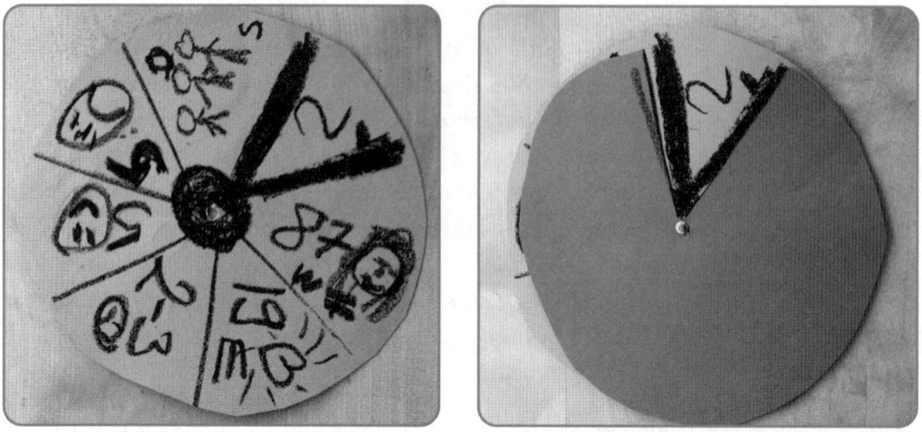

Abbildung 7.8: Teile-Pizza

Das Teile-Rad

Eine Variation der Torten- oder Pizzastücke ist das Entwerfen eines Rades, wie Siegfried Mrochen es vorstellt: Ein Kreis wird in die Mitte des Blattes gemalt mit der Bemerkung: „*Das bist du. Also du,* (Name). *Das ist die Mitte des Rades.*“ Dann malt man einen nach außen gehenden Speichenabschnitt und trägt das Problem ein: „*Und das ist* (das Einnässen etc.). *Und was gehört noch zu dir? Du gehst zum Breakdance, was brauchst du dafür? Genau, Geschicklichkeit. Das malen wir daneben.*“ Nun wird Speichenfeld um Speichenfeld hinzugefügt, bis das Rad komplett ist: „*Alle Speichen gehören irgendwie dazu, und du bist der Mittelpunkt, von dem das alles ausgeht.*“ Je nachdem, wie das Kind reagiert, wird weiter mit der Idee gearbeitet, dass das Einnässen (oder ein anderes Problem) ein Speichenfeld von vielen ist, und wenn nur dieses da wäre, würde das Rad sich nicht drehen und käme somit nicht vom Fleck: „*Wann immer es sich so anfühlt, erinnere dich daran, dass du dieses komplette Rad hast, dass dir, auch wenn es schwierig wird, alles zur Verfügung steht, was du brauchst, um in Bewegung zu bleiben, deinen Weg zu finden ...*“

Abbildung 7.9 zeigt ein solches Teile-Rad von Celine, einer 12-Jährigen, die wegen einer sehr einschränkenden Mücken-/Stechfliegen- und Bienenphobie in Behandlung war.

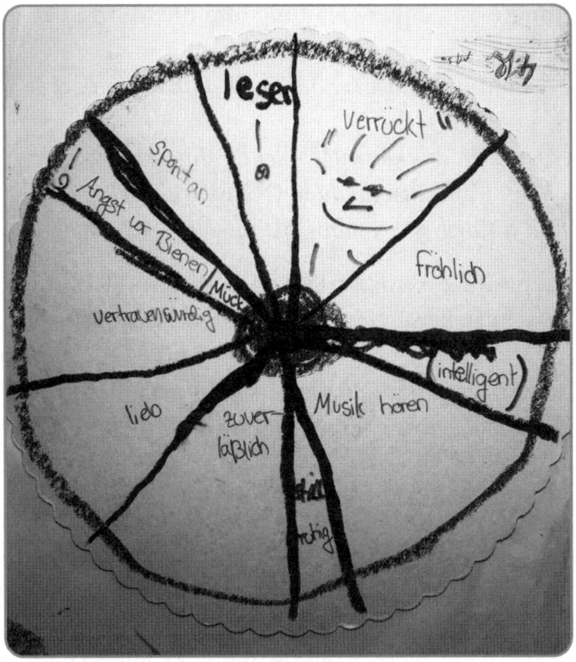

Abbildung 7.9: Teile-Rad von Celine: Die Bienenphobie macht nur eine einzige Speiche im Rad aus.

7.3 Assoziiertes Arbeiten mit Teilen

Mehr Erfahrung erfordert es, *assoziiert* mit den Teilen oder Ego-States zu arbeiten. Dabei geht der Patient in die Rolle des Anteils, er spielt ihn quasi, lässt ihn in sich auftauchen. Das geschieht am besten mit Bodenankern, Stühlen oder Ähnlichem im Raum. Noch komplexer ist die Arbeit, wenn diese Teile in der Person auftauchen und von der Person gesprochen und repräsentiert werden. Hier die Dissoziation / Assoziation aufrechtzuerhalten ist für ungeübte Therapeuten und auch für die Patienten deutlich schwieriger.

Bei der Arbeit mit Bodenankern, die sich eher für ältere Kinder oder Jugendliche eignen, werden Zustände am Boden frei imaginiert oder mit einem Papier, Seil oder Footprintings (Fußabdrücke aus verschiedenfarbigem Neopren von Susan Dowell, ↗ http://www.footprintings.com) markiert. Die einfachste Form ist, zunächst einen Ressourcenteil zu imaginieren, dafür einen Platz im Raum zu suchen und sich in den Zustand, wenn dieser Anteil intensiv aktiv ist, hineinzubegeben, alle Körpersensationen, die innere und äußere Haltung und die Motive des Ressourcenanteils zu explorieren:

- *„Wo bist du in dem Moment, wo / wann tauchst du auf im Leben von* (Name)?“
- *„Was tust du?“*
- *„Wie kommt es, dass du das kannst? Welche Fähigkeiten gehören zu dir?“*
- *„Was treibt dich an, wofür bist du da in* (Name) *Leben?“*
- *„Wenn es ein Bild für dich gäbe, dann bist du wie …* (Metapher suchen lassen)?“

Ist der Zustand gut positiv erkennbar, lässt man an dem Platz am Boden in der Vorstellung einen Kreis entstehen in einer Farbe, die zu dem Ressourcenteil passt. Die posthypnotische Suggestion ist, dass, wann immer das Kind (der Jugendliche) diesen Kreis am Boden imaginiert und / oder darauf steht, sich dieses Gefühl, dieser Anteil spürbar zeigt und die Steuerung (mit) übernimmt.

Arbeitet man mit mehreren Teilen, auch ungeliebten und störenden, kann man diese mithilfe der Fußabdrücke oder des farbigen Papiers am Boden verorten. Dann wird der Betroffene aufgefordert, die unterschiedlichen Positionen einzunehmen und sich dafür auf die Fußabdrücke zu stellen und prüfen, ob es passt, bzw. eventuell die Stellung der Füße oder die Position zu verändern. Dann wird jeweils aus der Perspektive der Teile assoziiert gesprochen, der Teil wird interviewt und vom Betroffenen gespielt. Ziel ist, erst einmal miteinander in Kontakt zu gehen. Der Therapeut übernimmt dabei die Moderation. Hier kann auch eine hypnosystemische Arbeit mit der inneren Familie (Schmidt, 2018) auf praktisch konkrete Weise stattfinden. (Ausführlichere Beispiele hierzu und auch zur Arbeit mit verdeckten Teilen finden sich in Brächter, 2017).

Ähnlich ist das Vorgehen beim Einsatz von verschiedenen Stühlen als Platzhalter für Teile, wie es in der Gestalttherapie und anderen Verfahren praktiziert wird. Sehr anschaulich ist auch die Stuhlarbeit mit dem „Inneren Kritiker“ von Boris Pigorsch (2019).

Die assoziierte Arbeit mit als negativ oder aversiv erlebten Teilen ist mitunter sehr intensiv und geht mit heftigen Emotionen einher. Entsprechend geschult und geübt sollte der Therapeut in diesem Fall sein und über entsprechendes Wissen und Erfahrungen z. B. mit Traumabehandlungen verfügen.

Teilearbeit mit Familien

Die Arbeit mit Anteilen unterschiedlicher Familienmitglieder hat sich als entlastend und hilfreich erwiesen. Zu verstehen, dass jeder in der Familie ein Subsystem, eine Art „innere Familie“, in sich trägt, kann die Kommunikation entscheidend verändern. In Feedback-Gesprächen wird genau dieser Ansatz als häufigste Antwort auf die Frage gegeben, was in der gemeinsamen Arbeit als hilfreich und plausibel erlebt wurde: „Die Sache mit den zwei Kindern, also dass mein Sohn unterschiedlich alt sein kann, so fünf bis sechs und 13, und ich verstehen muss, mit welchem Kind ich es gerade zu tun habe und wer in mir auf ihn reagiert. Das hat mir geholfen."

Daneben werden immer metaphorische Aktionen und Bilder als nachhaltig wirkungsvoll beschrieben. Das Vorgehen hierzu wird in Abschnitt 9.1 „Wer (in mir) trifft auf wen (in dir)? Teilearbeit mit Eltern und Kindern" beschrieben.

Das **Erzählen von Geschichten** kann ebenfalls mit der Teilearbeit kombiniert werden. Innere Anteile können dabei Protagonisten und Antagonisten sein (Heldenreise). Beides fließt auch in der hypnotherapeutischen Arbeit mit Spielsequenzen ein, sowohl bei freiem als auch bei interaktivem oder Regelspiel (vgl. Kapitel 8).

8. Hypnotherapeutische Herangehensweisen im Spiel

„Beim Spiel kann man einen Menschen in einer Stunde besser kennenlernen, als im Gespräch in einem Jahr."

(Platon, 427 bis um 348 v. Chr.)

Spiel ist immer ein Trancezustand, in dem wir, egal ob Kind oder Erwachsener, versunken, mit einer speziellen Art der Konzentration einem Thema oder einer Tätigkeit nachgehen und dabei in einen anderen Modus wechseln. Sei es beim Fußball oder einem anderen Sport, in einem Wettkampf, im Glücksspiel oder bei „Mensch, ärgere dich nicht" – unsere emotionalen und Bewältigungsmuster („Skripte") werden aktiviert. Das Verhalten wird unbewusst und eher intuitiv gesteuert oder es wird bewusst ein Rollenwechsel vollzogen, wenn wir uns z. B. verkleiden. Der So-tun-als-ob-Modus öffnet Erfahrungs- und Erlebnisräume. Diesen Aspekt enthalten auch Computerspiele, besonders wenn ein Alter Ego, eine eigene „Person" im Spiel kreiert wird oder bestimmte Fertigkeiten trainiert werden. Unbestritten fördern Computerspiele oder das Versinken im Netz Trancezustände, die unter Umständen suchtartige Züge annehmen und sich in der hypnotischen Wirkung auch negativ auswirken können. Dies kann bis zu Suizidaufforderungen gehen oder anderen hochmanipulativen Intrusionen, die Kindern schaden. Eine solche Manipulation, die Kinder erschreckt und zu selbstschädigenden Verhaltensweisen aufruft, ist die sogenannte Momo Challenge: So taucht seit 2018 die Horror-Figur Momo plötzlich in YouTube-Filmen, Spielen und unter WhatsApp-Kontakten auf und stiftet dazu an, zunehmend gefährlichere Dinge zu tun. Pädagogen, Psychologen und auch die Polizei ist alarmiert (Hombach, 2019).

Daher ist es so wichtig, die Kinder damit nicht alleine zu lassen, ihnen Medienkompetenz zu vermitteln und auch dehypnotische Strategien, um sich destruktiven oder suchterzeugenden Komponenten gegenüber abzugrenzen.

„Wir horchen euch aus …", schrieb unlängst der Spielentwickler Gregor Engelmeier in einem Zeitungsartikel an einen jungen User, der begeisterter *Fortnite*-Spieler ist. Engelmeier listet darin sehr verständlich auf, mit welchen Methoden diese Art von Spielen, bei denen man mit anderen Spielern gemeinsam interagiert, Abhängigkeit, Bereitschaft, Geld auszugeben und viel Zeit mit dem Spiel zu verbringen, befördert (Engelmeier, 2019).

Das Wissen um diese Tricks hilft Kindern, sich besser abzugrenzen und Fallen zu erkennen. Die gemeinsame Lektüre des Artikels hat in meiner Praxis bei einigen Kindern ein stärkeres Autonomiestreben im Umgang mit solchen Spielangeboten angestoßen.

Biofeedback-Methoden mit elektronischen Medien lassen sich gut mit Selbsthypnose kombinieren. Wesentlich ist, zu erfassen, welche Zustände und Ressourcen dabei aktiviert werden, die hilfreich und heilsam sind für das Kind. Es gibt im Internet zudem Expertenvideos wie „Ted Talk" oder „In a Nutshell", die für Psychoedukation oder eigenes Training geeignet sind. Zu nennen wäre hier auch das Programm *Ich schaffs!* von Ben Furmann, für das es eine kostenlose App gibt (↗ http://www.loesungsfokussiert.de/Ich_schaffs_App).

8.1 Das Spiel als natürlicher Induktionsrahmen

„Spielen erzeugt eine eigene Wirklichkeit: die der Möglichkeiten."

(Natias Neutert)

Es ist sinnvoll, sich von Kindern und Jugendlichen erzählen und zeigen zu lassen, was sie spielen oder wem sie im Internet „folgen", um ihre Interessen, Informationsquellen und das damit verbundene Beliefsystem zu verstehen und zu erweitern. Das haptische und interpersonelle Spiel im Hier und Jetzt sollte jedoch immer seinen Raum behalten. Dem Spiel im Internet fehlt der Aspekt der Selbstgestaltung und Kontrollierbarkeit, da Inhalte und Verläufe vorgegeben sind und die Prozesse selten ein Ende haben.

Es genügt, spielende Kinder in ganz unterschiedlichen Kontexten zu beobachten, um zu realisieren, dass kindliche Bewusstseins- und Aufmerksamkeitszustände sich je nach inneren und äußeren Impulsen sowie Tätigkeiten immerzu verändern. Kinder tun das in unterschiedlicher Weise. Einige von ihnen bleiben dicht an der Realität, sie halten Kontakt mit den Dingen und Personen, von denen sie umgeben sind. Andere lösen sich von der umgebenden materiellen Realität, tauchen ein in ihre Fantasiewelten oder sie beziehen ihre Umgebung entsprechend ihren „inneren Drehbüchern" mit ein. So hat man gelegentlich den Eindruck, dass ein spielendes Kind eine unsichtbare Glocke um sich herum bildet, sich vom umgebenden Kontext entfernt bzw. dessen Bedeutungen verändert und andere Wirklichkeiten schafft.

Im spielerischen Zusammenhang erlebt das Kind ein Gefühl von Kompetenz und Selbstwirksamkeit. Die Aktivität ist aus sich selbst heraus befriedigend, ja mehr als das: Sie macht als solche Freude – Tun und Ziel stimmen überein. Gerhard Steiner nennt Kriterien für entwicklungsfördernde Spielsequenzen (Steiner, 2008, Seite 74):

- Die fantasierten Inhalte und Motive müssen interessant und reizvoll sein.
- Das Kind muss sie weiterspinnen können, aber sie sollen für den, der sie produziert, eingrenzbar bleiben. Das heißt, das Kind gestaltet und bestimmt die Spielabläufe, Anfang und Ende, Möglichkeiten und Wirkung der Figuren und Konstrukte.
- Attraktivität, Unabgeschlossenheit und Kontrollierbarkeit sind die Voraussetzungen dafür, dass die inneren Vorstellungen sich positiv auf die Entwicklung auswirken.

Weitere Merkmale eines solchen Zustandes sind nach Csikszentmihalyi (1978) eine gewisse Einengung des Wahrnehmungsfeldes mit erhöhter Konzentration und dem Gefühl der Kontrolle, die zu einer Begeisterung und im Extremfall zu einem Sichselbst-Vergessen, einem Verschmelzen mit der Aktivität und der Umwelt führen. Der genannte Autor nennt dies ein Flow-Erlebnis.

Es geht im so verstandenen Spiel aus hypnotherapeutischer Perspektive nicht um pädagogische Ziele, sondern darum, das Kind mit sich selbst in Kontakt zu bringen, sich besser in seiner sozialen Resonanz wahrzunehmen, seine Erfahrungen zu erweitern und, wenn möglich, seine Freude an Selbstentwicklung anzuregen. (Be-)Lehren und insbesondere Loben und Bewerten stört oft genau diese Lernoffenheit. Dabei können alle bisher dargestellten Interventionen ins Spiel einfließen: die hypnotische Sprache, Metakommunikation, Utilisation von Mustern, Teilekonzepte, Geschichten und Metaphern.

8.2 Spielraum-Therapie

Durch das Verlassen des alltäglichen Lebensumfeldes und das Betreten des besonderen therapeutischen Raumes, also konkret des Spiel-Raumes, findet ein Wechsel der Aufmerksamkeit statt. Zusätzlich bündelt das Markieren eines „Spiel-Feldes“ im Raum (eine Decke, ein Teppich, Sandkasten oder Tisch) die Konzentration auf das Spiel, wie auf einer Bühne. Auf dieser „äußere Bühne“ werden Aspekte der „inneren Bühne“ des Spielenden abgebildet. Gleichzeitig hat das Kind und auch der Therapeut die „Betrachterperspektive“ auf das Geschehen, ist also Zuschauer und Regisseur in einem. In diesem veränderten Zustand werden Botschaften und Erfahrungen, neue, manchmal überraschende (Zu-)Wendungen über die Spielbühne auf die „innere Bühne“ des Kindes übertragen (vgl. Abbildung 8.1).

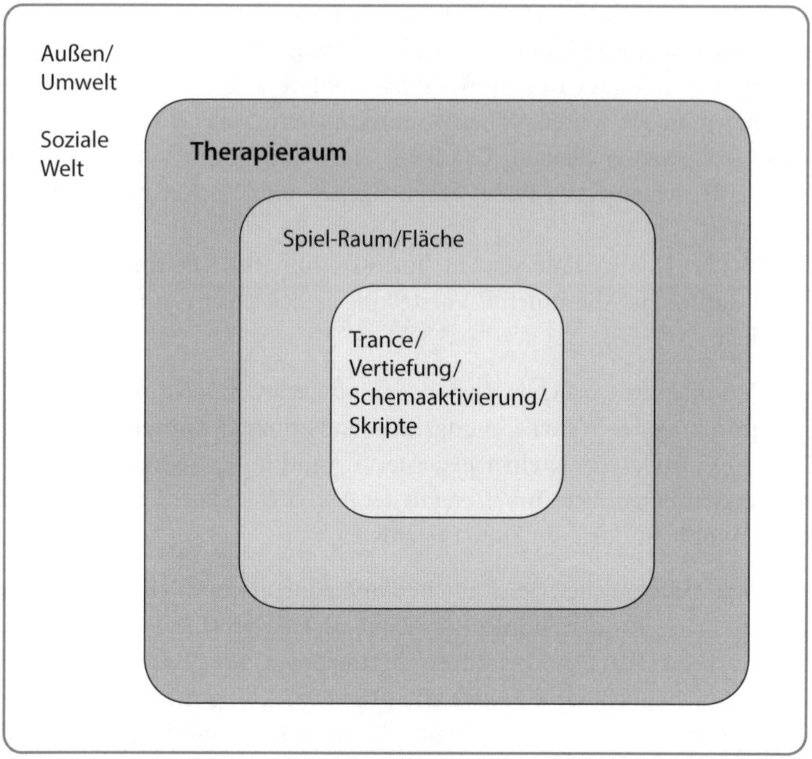

Abbildung 8.1: Der Spiel-Raum

Hildegard Pruckner (2001) unterscheidet zudem das Spiel auf einer „Bühne" im Raum oder einer Fantasiegeschichte von dem „eingekleideten Spiel", bei dem die Kinder und der Therapeut eine Rolle einnehmen, die sie selbst „verkleidet" spielen. Das Bühnenspiel findet aus dissoziierter Perspektive statt, das eingekleidete ist assoziiert und entsprechend anspruchsvoller, besonders für den Therapeuten, der „zu zweit" anwesend ist: als Spielender und Beobachter bzw. Begleiter. Da Spielen die Spielenden immer in Trance versetzt, werden auch schnell die Skripte des Therapeuten aktiviert, seine Reaktion auf Gewinnen und Verlieren, Umgang mit Fairness oder belastenden Themen. Es findet oftmals eine Altersregression statt, derer man sich als spielender Therapeut bewusst sein muss.

Hierfür ist das intermediäre Spielen (Pruckner) eine gute Möglichkeit, sich im inneren Wechsel der Perspektiven zu schulen. Dem Kind wird dabei komplett die Regie übergeben, d. h., der Therapeut lässt sich sehr detailliert die Handlungen oder Ausarbeitung der Rolle, die er übernimmt, schildern. Dabei werden Gefühle und Ausdruck der Rolle in der Intensität und Modulation genau erfragt, ebenso die Reaktionen und Gedanken. Dieses Vorgehen z. B. mit Handpuppen oder in der Imagination wenden wir übrigens auch durchaus bei Erwachsenen an, die immer wieder erstaunt sind, wie schnell hier die unbewussten Motive aktiviert werden.

Mira (8 Jahre) wird gebeten, zwei Handpuppen auszusuchen, eine für sich und eine, welche die Therapeutin spielen soll. Mira nimmt einen Wolf und eine Schlange. Sie spielt den Wolf. „Was für eine Schlange ist das?", „Wie alt ist sie?", „Ist sie gefährlich oder ängstlich oder beides?" sind einleitende Fragen nach Regieanweisungen. In Miras Fall soll es eine giftige Klapperschlange sein, die noch ganz jung ist und alleine. Der Wolf ist auch noch jung und neugierig und stark.

„Kennen sich die beiden schon oder treffen sie sich zum ersten Mal?", fragt die Therapeutin. Es soll die erste Begegnung sein. Jetzt erfragt die Therapeutin, wie genau die Schlange sich verhält, ob sie ängstlich oder neugierig-frech ist, wie viel Angst sie hat und wie sie das zeigt. Mira beginnt nach anfänglichem „Genervtsein", weil sie alles entscheiden soll, sich in das dialogische Spiel einzufinden. Schlange und Wolf kommen in einen interessanten Kontakt, in dem der Wolf mit der Ängstlichkeit der Schlange spielt, sie mal mehr, mal weniger erschreckt, bis die Schlange die Lust verliert und irgendwann nicht mehr will. Beide „Seiten" werden von Mira gestaltet und ausdifferenziert. „Kein Wunder, dass du keine Freunde findest", sagt sie dann zum Wolf, was in ihrem realen Leben ihrer eigenen Situation entspricht. Nun konnte eine Teilearbeit angeschlossen werden, in der Mira mit dem Wolf spricht.

Kontrolle und Einwirkung, Lust- und Spaßerleben, Kompetenzen erwerben und verbessern, sich zugehörig und eingebunden fühlen, Resonanz des eigenen Tuns erleben und Orientierung zu bekommen sind die menschlichen Grundbedürfnisse, die hier in unterschiedlicher Gewichtung aktiviert werden. Durch das Spiel bekommen sie eine Sprache, einen ganz eigenen Ausdruck. Im Spiel erfolgt dann die oftmals mosaikhafte Zusammensetzung eines Prozesses, der sich zu einem Bild, einer Geschichte, einem Kunstwerk verdichtet – einhergehend mit einem hohen Maß an Konzentration, einer Begeisterung und dem Gefühl der Selbstwirksamkeit, aus der Kinder nur schwer herauszubringen sind. Spielende oder in dieser Weise „arbeitende und forschende" Kinder sind demnach „Hüllenwesen", die nicht an Raum, Zeit und Realität gebunden sind. Daher sind Zeitstrukturierungen und Platzierung von Intensivierung eines Spielprozesses durch hypnotische Sequenzen durch den Therapeuten so zu planen, dass ausreichend Zeit zur Reorientierung gegeben ist. Absichtsfreiheit, Zieloffenheit, Momentzentriertheit, im Grunde also Handeln und Erleben im Hier und Jetzt – das ähnelt den Grundlagen der Achtsamkeit und der Idee von Gegenwärtigkeit in der buddhistischen Lehre und Meditation. In vielen Bereichen wird dies inzwischen als hilfreiche Methode zur Selbsthilfe für Patienten mit unterschiedlichsten Störungen eingesetzt. Diese Form des Erlebens oder „Da-Seins" hat offenbar eine heilsame und entlastende, eine beruhigende Wirkung.

Das gemeinsame Betrachten einer Sache (eines Schmetterlings, eines Regentropfens an der Scheibe) oder das Beobachten des Spiels von Farben, Vorgängen oder eines Raumes, das gemeinsame Erleben von „Überraschungen", das Ausrichten der Neugier, der Aufmerksamkeit, schaffen den Zustand und das Containment, in dem wir gegenwärtig sind und wahrnehmen.

Joint Attention lautet in diesem Zusammenhang ein psychologischer Fachbegriff, der nur schwer ins Deutsche zu übersetzen ist (am ehesten vielleicht mit „gemeinsame Aufmerksamkeit"), aber wunderbar den Zustand und das Geschehen zwischen Kind und Erwachsenem beschreibt. Diese gemeinsame Erfahrung von zieloffenen Prozessen, die ihre Sinnhaftigkeit in sich selbst haben, kennen heute viele Kinder weder in ihren Familien noch in der Schule – vielleicht im Spiel mit anderen Kindern, sofern Spielräume dafür zur Verfügung stehen.

Kinder, die in den Grundbedürfnissen verletzt oder unzureichend gefördert und gefordert wurden, haben oft Probleme, den Zugang zu ihren motivationalen Schemata zu finden oder ihre Bedürfnisse proaktiv einzubringen. Sie sind blockiert im Ausdruck, Erleben von intrinsischen Motiven und im Umgang mit Raum und Begrenzung. Ihr Spiel ist oft unbelebt, persistierend, flach und sprunghaft und lässt wenig Raum für ichnahe Empfindungen.

Die Phasen eines hypnotherapeutischen Spielprozesses, der sich auf die Entfaltung der emotionalen Intelligenz und die Integration der unterschiedlichen Aspekte der Persönlichkeit bezieht, fokussieren daher zunächst auf die Wahrnehmung des Selbst und die Suche nach inneren Motiven. „Motive sind intelligente Bedürfnisse", sagt Prof. Julius Kuhl und er betont in seinen Ausführungen die hohe Wirksamkeit beiläufigen Tuns für nachhaltige Lernerfahrungen (2012).

8.3 Die Phasen des Spielprozesses

Im Großen und Ganzen lässt sich der Spielprozess in drei Phasen einteilen:

1. Orientierungs- und (Motiv-)Suchphase
2. Handlungs- und Vertiefungsphase
3. Stabilisierungs- und Integrationsphase

Der Beginn kann vollkommen frei und assoziativ erfolgen oder im angeleiteten Spiel durch Aufforderung des Therapeuten, etwas thematisch Bestimmtes darzustellen (eine Szene, einen Traum, ein Gefühl, einen inneren Konflikt, das Familiengefüge mit Tierfiguren etc.).

8.3.1 Die Orientierungs- und (Motiv-)Suchphase

Diese erste Phase umfasst:

- eine Veränderung des Bezugsrahmens,
- das „Einkreisen" von Themen (Motivsuche),
- das Achten auf Muster (prozessdiagnostische Merkmale) im Verhalten oder in der Wahrnehmung, um diese ggf. später aufzugreifen.

In der Regel geht dem Spiel ein Suchprozess voraus, der sich manchmal auch in Langeweile ausdrückt. Die Suche nach (inneren) Motiven, Objekten, Ideen folgt einer Art inneren Landkarte, die letztlich von Bedürfnissen und den entsprechenden daraus erwachsenden „Skripten" oder „Schemata" gestaltet wird, in der Bedürfnisse aktualisiert und in Motive, Bilder, Aufbauten etc. umgesetzt werden. Manchmal geht das sehr schnell und das Kind zeigt eindeutige Spielabsichten, manchmal ist es lustlos oder wechselhaft in seinen Interessen. Es lohnt sich, solchen Suchprozessen Raum und Zeit zu geben, Langeweile auch als Tranceerleben, als „Tor zur Kreativität" einzustufen und nicht der Versuchung, schnell etwas zu animieren, nachzugehen. Damit in der Suchphase schon der Tranceprozess beginnt, ist somit keine Induktion oder Hinführung zu einem Thema notwendig. Auch beiläufiges Kritzeln, Blättern in Büchern, Hantieren mit Figuren oder Kneten kann einen solchen Prozess einleiten. Utensilien, die auf dem Schreibtisch liegen, eine Fliege im Raum, herumspielen mit den Fingern im Sand, was immer die Aufmerksamkeit bindet, kann utilisiert werden. Bei sehr sprunghaften Kindern ist es sinnvoll, das Interesse und die Aufmerksamkeit bei Themen oder Requisiten auszudehnen, da sie den ichnahen Sequenzen oft ausweichen. Der Therapeut bleibt dann bei einer Sequenz oder einem Detail, auch wenn das Kind diese / dieses fallen lässt. Er zeigt sich neugierig, nachdenklich oder geheimnisvoll. Er nimmt zum Beispiel ein weggeworfenes Tier in die Hand und streichelt es, lässt sich von ihm etwas ins Ohr flüstern, spricht zu ihm: *„Gerade hat sich Paula noch für einen Moment für dich interessiert, kleiner Bär, und dann hat sie dich auf einmal fallen lassen, hmm … Was sagst du …? Ah, verstehe, du meinst …. aha …!"* Sehr häufig sind die Kinder dann neugierig und aufmerksam, wollen wissen, was da gesprochen wird etc.

Es erfordert etwas Übung, dabei die ichnahen Empfindungen und sogenannten minimal cues – kleine Schlüsselhinweise wie Bewegungen, kurzes Verharren oder Verwerfen von Impulsen – oder „Beleben" von Materialien zu erkennen und dann ein Thema verbal oder durch gezieltes wie auch beiläufiges Mitspielen „einzukreisen" (Bongartz & Bongartz, 2000).

Am einfachsten ist es, das Geschehen verbal zu begleiten, indem man beschreibt, was man sieht: *„Du hast den Indianer in die Hand genommen. Aha. Ein kleiner Indi-*

aner ... Ist der alleine unterwegs? Woher kommt der wohl ...? Hat der vielleicht auch eine Stimme?", wären dann weiterführende Fragen, um eine Spielsequenz einzuleiten.

Marek, ein deutsch-türkisches Kind, wurde mit fünf Jahren von einem sehr liebevollen und engagierten Paar adoptiert. Er war traumatisiert durch viele Umgebungs- und Betreuungswechsel, Verwahrlosung und Misshandlung. Zum Zeitpunkt der Behandlung war er sieben Jahre alt, lehnte seine türkische Herkunft vollkommen ab, hatte manchmal heftige aggressive Durchbrüche, Ärger mit Mitschülern und Ängste. Nachts nässte er oft noch ein und die Eltern beschrieben sein Spielen als destruktiv: Er haue alles immer gleich wieder kaputt, wenn er etwas gebaut habe. Dies machte den Eltern Sorgen. Unheimlich fremd sei er ihnen manchmal, wenn er „so" sei, dann wüssten sie nicht, was in ihm vorgehe.

Marek stocherte erst etwas lustlos und gelangweilt in der Playmobilkiste herum, fand die Figuren blöd oder „nicht richtig". Die Therapeutin beobachtete ihn einfach nur, nahm ebenfalls die eine oder andere Figur in die Hand, betrachtete sie etwas intensiver und sprach darüber. Marek hielt ebenfalls eine Figur etwas länger in der Hand und als die Therapeutin ihn fragte, was der Figur fehle, begann er, sie mit reichlich Waffen auszustatten. Die Therapeutin fragte, ob er mit der Figur auch sprechen könne, und sie antwortete mit einem Kauderwelsch, der „indianisch sei". Die Therapeutin interessierte sich für die Geschichte und die Herkunft des kleinen Indianers und warum er sich so sehr schützen müsse.

Beiläufiges Spiel als metaphorische Aktion am Beispiel Sand

Die hypnotherapeutischen Interventionen beim Sandspiel sind nicht unbedingt an Requisiten gebunden. Nutzt man den Sand an sich als metaphorisches Medium oder als Tranceinduktion, kann das Rieselnlassen des Sandes beispielsweise eine Altersregression oder die Erinnerung an einen guten Zustand befördern. Es kann ein Gefühl von absichtslosem, spielerischem Tun vermitteln und metaphorisch – ähnlich einer Sanduhr – als fließendes Element für die Zeit stehen. Die Induktion hierzu könnte lauten:

„Lass dich, während du diesen feinen Sand durch deine Finger rieseln lässt, überraschen, welche Bilder oder Gefühle in dir auftauchen ... oder nimm vielleicht einfach nur wahr, wie zunehmend ruhig und klar sich dein Kopf dabei anfühlt. Und möglicherweise möchtest du dem Sand zusehen, diesem Rieseln und Fließen, oder spüren, wie deine Lider sich schließen möchten und du das Gewicht deines Körpers mit der Schwerkraft gehen lässt, so wie der Sand es tut ... Oder vielleicht ist dies ein guter Moment, dir vorzustellen, wie du mit dem Sand, der durch deine Finger rinnt, das, was du gerade gehen oder hinter dir lassen möchtest – für diesen Moment oder über-

haupt – loslässt, und so, wie die Körner in deiner Hand sich mit dem Sand verbinden, wahrnehmen, wie das belastende oder störende Gefühl sich allmählich auflöst …"

Diese Trance lässt sich auch mit einer Schale Sand auf dem Bauch des Patienten oder neben der Person im Liegen oder auf dem Boden sitzend durchführen, wenn das für den Betroffenen angenehm ist.

Das Verlagern der Handlung und Erfahrung, den Sand rieseln zu lassen, auf einen inneren Prozess, z. B. als Imagination zur Selbstregulation, ist eine weitere Variante dieser Methode:

„Betrachte den Sand, der von oben, aus deinen Händen, nach unten rinnt, und richte gleichzeitig einen anderen Teil deiner Aufmerksamkeit nach innen … Wo kannst du deine Aufregung, Anspannung spüren … im Brustbereich und Hals … Kiefer? Oder in der Schulterpartie? … und wie wäre es, wenn du dir vorstellst, dass diese Energie, ähnlich wie der Sand in einem Stundenglas, aus dem Brust-Herzbereich, deinem Kopf, den Schultern … herabfließt und sich dort in deinem Bauch sammelt, da, wo dein Körperschwerpunkt liegt und sich dieser Raum mit einer interessanten und angenehmen Schwere oder Wärme füllt, die dir ein Gefühl von Sicherheit und vielleicht kraftvoller Gelassenheit gibt … während dein Kopf und Brustbereich sich möglicherweise leicht und beweglich, irgendwie frei anfühlen … Nimm das Tempo wahr … Ist es gleichmäßig oder gibt es gröbere und feinere Körner? Vielleicht geht es mit dem Ausatmen noch einfacher, die Energie mit der Schwerkraft gehen zu lassen … Vielleicht hat der Sand eine Farbe oder besondere Konsistenz … erzählt jedes Körnchen den Teil einer Geschichte … aus der sich diese Anspannung, Erregung, Zorn oder Scham … zusammensetzt …"

Dieses „Zoomen" in die einzelnen Anteile des Sandes vertieft die Trance in der Regel und regt innere Such- und Verständnisprozesse an. Weitere Anregungen und Interventionen zum Sandspiel finden sich in *Neue Wege im Sand* (Brächter, 2016).

8.3.2 Handlungs- und Vertiefungsphase

Die zweite Phase im Spielprozess umfasst

- die Kontextualisierung,
- die Metamorphose und
- die Integration.

In dieser Phase wird weitergesucht und es erfolgt in der Regel eine Kontextualisierung, das bedeutet das Herstellen eines situativen Umfeldes, in dem das Spiel stattfindet. Es wird etwas aufgebaut, ein Rahmen abgesteckt, ausgesucht, „was mitmacht" und was nicht. Es wird gebastelt, verworfen und ausprobiert. Das zugewandte Begleiten des Prozesses fördert das „Ankommen" des Kindes in seinem Spiel. Das geschieht in dieser Spielform auch interaktiv: Es werden Vorschläge gemacht, manchmal Regeln ausgehandelt oder „Teile" als Stellvertreter etabliert.

Metamorphose

Heilsame Veränderungen finden häufig im Zustand einer affektiv-kognitiven Inkongruenzerfahrung statt. Diese produzieren ein Arousalerleben durch ungewohntes Handeln, Überraschungen, Verunsicherungen, Humor. Sie erfordern und erlauben eine Neuordnung, Erweiterung und Modifikation des Handlungs- und Erlebnisspektrums.

Die Wahrnehmung und Kommunikation mit und die Neubewertung und Integration von abgelehnten oder unbewussten Anteilen der Person sowie deren Ressourcen werden zugänglicher. Interventionen, mit denen festgefahrene Muster gestört werden können, sind:

- Verlangsamen von Handlungen, durch Verändern des Tempos von Sprache und/ oder Bewegungen,
- Aufbauen und Gestalten der Requisiten,
- Einfrieren von Handlungen
- Nichteingehen auf wiederholtes Provozieren oder übertreibendes Pacen,
- Erweitern des Kontextes oder der Handlung,
- Einführen der Metaposition,
- Einführen paralleler Spielebenen.

Mareks Spiel (Fortsetzung von Seite 156):
Es begann ein serielles Spiel – vor allem in der Spielsandkiste –, das sich über mehrere Therapiestunden hinzog und die Geschichte des kleinen Indianers darstellte, der halb Indianer und halb Deutscher war (ebenso wie Marek halb Türke und halb Deutscher war). Es gab zwei stark verfeindete Lager, zwischen denen der Indianer sich hin und her bewegte oder gezerrt wurde. Anfangs wurde, kaum dass es aufgebaut war, alles wieder „niedergeballert". Marek war ungeduldig und schnell genervt. Er ging nachlässig mit den Figuren um und sein Spiel war persistierend, d. h. wiederholte sich immer wieder ohne qualitative Veränderung. Durch ***Verlangsamen von Spielhandlungen*** *(z. B. langes Einkleiden der Figuren vor dem Kampf mit „lautem Nachdenken" über das, was wohl passiert, woher eigentlich die ganze Wut kommt, ob es sich lohnt, so viel zu zerstören, etc.),* ***Fokussieren und Erweitern der Handlung*** *(z. B. durch weise Männer, die ihre Krieger ermahnen, die Suche nach brauchbaren Dingen in den Trümmern einer Verwüstung etc.) wurde das Spiel intensiver, ruhiger und es entstand eine Art „Heldenreise", die viele Stationen durchlief. Anfangs reagierte Marek verärgert auf*

solche Verzögerungen oder das ***Einfrieren*** *(aufhören mitzuspielen, in einer Situation verharren) von Handlungen. Dann, da die Therapeutin sich nicht irritieren ließ, fand er es interessant – und nachdem die Spielfigur der Therapeutin (ein Medizinmann) streng und ruhig zu Mareks Indianer gesprochen hatte: „Kleiner Indianer, wo hast du gelernt, zu kämpfen? Wer war dein Lehrer? Weißt du denn nicht, wie wichtig es ist, zu wissen, wofür man kämpft, um wirklich gut zu sein?" Daraufhin erzählte „der Medizinmann" die Sufi-Geschichte vom Hund im Spiegelraum, der sich zu Tode bellte und aufregte über all die Feinde und Angreifer um sich herum. Die Geschichte endete mit den Worten: „Er hätte nur einmal mit dem Schwanz wedeln müssen …"*

So werden Geschichten in die Geschichte eingebettet, was die Trance vertieft und das Zuhören intensiviert. Auch das Benennen von Submodalitäten („Wie warm ist es da jetzt und wonach riecht es?") vertieft die Spielsequenz, sofern es sich um positive, hilfreiche Erfahrungen handelt. Traumatische Szenen bleiben eher in der Betrachtungsebene, um eine Distanzierung zu ermöglichen.

Das **Übertreiben** eines persistierenden Spielmusters wirkt ähnlich wie das „Einfrieren". Durch einen Rollenwechsel erfolgte es im Beispiel von Marek. Die Therapeutin merkte an: *„Ich möchte auch mal wissen, wie sich das anfühlt, wenn man alles ganz schnell niederballert. So peng-peng-peng …"* (Sie führte eine entsprechende Handbewegung aus.) *Marek schaute überrascht und deutlich irritiert zu, wie sie ihre Aufbauten zerstörte. Er schüttelte den Kopf und beobachtete die Szenerie. „Macht Ihnen das Spaß … wirklich?" Die Therapeutin zuckte mit den Schultern und machte weiter. „Jetzt ist aber mal gut", sagte Marek und forderte sie auf aufzuräumen, immer noch sehr konsterniert. „Können wir jetzt spielen?", fragte er dann. Er zerstörte seitdem nicht mehr unmittelbar, was er gebaut hatte.*

Das Übertreiben kann auch sehr humorvolle Aspekte ins Spiel bringen und damit Muster unterbrechen, auflockern und Distanzierung zu problematischen Verhaltensweisen oder Erfahrungen anstoßen.

Teilearbeit und Spiel

In der Arbeit mit Teilen oder States finden im Spiel ebenso wie in der Arbeit mit Symbolen oder Handpuppen die unterschiedlichen Stufen der Integration statt:

- Explorieren von Motiven und entsprechenden Teilen, die oft durch Figuren oder bestimmte Elemente Ausdruck finden,
- Kennenlernen und in Kontakt gehen, die Biografie und Intentionen der Protagonisten erfragen,
- Akzeptieren, woher sie kommen, wie sie sich entwickelt haben,
- Zusammenfinden, kooperieren und integrieren.

Im Spiel ist diese Arbeit indirekter, da das Kind nicht bewusst mit seinen Anteilen konfrontiert ist oder diese benennt und deren Rolle übernimmt. Es werden durch den Therapeuten unwillkürliche Ausdrucksformen aufgegriffen und entsprechende Angebote zur Entwicklung oder Verarbeitung gemacht. Die Resonanz des spielenden Kindes auf diese Angebote entscheidet dabei, wie sich das Spiel entwickelt, nicht die Vorstellungen des Therapeuten.

Das Nähren oder „Nachbeeltern“ (Nuturing / Reparenting) von verstoßenen Teilen ist ein häufig auftauchendes Motiv. Abgelehnte Protagonisten – bedrohliche sowie auch als schwach erlebte Selbstanteile – werden gerne tief verbuddelt, manchmal noch mit Steinen obendrauf beschwert und zusätzlich in einem Gefäß oder Käfig eingesperrt.

Michael (5,5 Jahre) war ein sehr verstörtes, als von Autismus betroffenes Kind diagnostiziert. Durch seine spezielle Form der Kommunikation, die viele Wiederholungen und aus Filmen adaptierte Dialoge enthielt, war er vom Kontakt mit anderen Kindern so gut wie ausgeschlossen. Auch Erwachsene verloren schnell das Interesse, seinen Äußerungen zu folgen, sodass er sehr auf sich selbst bezogen und „abwesend“ erschien. Im Spiel mit dem Sandkasten, der ihn sehr faszinierte, baute er immer wieder mit Bechern und Knete „Projekte“ auf, wobei eine sehr kleine Playmobilfigur zuerst immer in einen kleinen Mülleimer gesteckt und ganz tief im Sand vergraben wurde. Oft kam noch ein Pflasterstein obendrauf, bevor dann an der Oberfläche gebaut wurde. Die Frage nach dem kleinen Figürchen und wie es ihm da wohl gehe, ob es da einsam sei oder in Sicherheit, blieb lange unbeantwortet. Die Therapeutin äußerte dann, dass sie sich Gedanken mache, wie es dem Kleinen da gehe, und begann vorsichtig nach dem Figürchen in der Tonne zu suchen. Michael ließ es geschehen, reagierte aber kaum. Dann bekam die Figur von der Therapeutin etwas zu trinken und zu essen, begleitet von freundlichen Sätzen und Ermutigungen. Michael nahm daraufhin die kleine Figur, steckte sie grob zurück in die Tonne und in den Sand. Dieses Muster wiederholte sich über mehrere Sitzungen mit immer kleinen Veränderungen, bis schließlich das Figürchen auf dem Pflasterstein sitzen und beim Spielen zusehen durfte. Schließlich riss Michael ein Stück Papier aus einem Blatt und bastelte eine Decke für die Figur in der Mülltonne. Dies war der Anfang einer schrittweisen Integration der Figur in den Spielprozess. Parallel dazu wurde auch Michael deutlich kommunikativer und zusammen mit der Therapeutin begannen sie, seine „Filmsprache“ in die „Normalsprache“ zu übersetzen. (Brächter, 2016)

Im hier beschriebenen Spielprozess deutet sich, wie im Beispiel von Marek durch den Medizinmann, eine Metaposition im Spiel an. Dies geschieht außerdem durch „Über-die-Bande-Spielen“, lautes Nachdenken, geheimnisvolles Tun, Flüstern, indem das Kind in die Zuschauerposition gebracht wird, durch Beiläufigkeit oder akzentuierendes Kommentieren.

Wie in der Teilearbeit wird eine zusätzliche Perspektive eingeführt, aus der indirekt Botschaften an das Kind gesendet werden. Ähnlich wie Erickson es in der Geschichte vom Februarmann tut, stellte die Therapeutin von Marek dem kleinen Indianer eine Helferfigur zur Seite, die seine Erfahrungen und das immer wieder ausbrechende Chaos im Spiel mit ihm aus einer anderen Perspektive erlebte. Er erzählte ihm Geschichten, die ihm Mut machten, und es begann eine Phase des sich Kennenlernens in beiden Lagern.

Marek suchte einen Freund und Begleiter aus, nannte ihn „No-Mann" und dieser Begleiter stand ihm ab da zur Seite bei allen Krisen und Erfolgen.

Als das Haus des Indianers einige Male im Sand „versank" und alle Spuren seines Lebens gelöscht wurden, wurde dieser getröstet und unterstützt. In den Trümmern wurde Brauchbares gesucht und gefunden, was für den weiteren Weg nützlich war.

Diese Vorgehensweise entspricht auf der spielerischen Ebene dem Aufspüren von Ressourcen und dem Reparenting, der Nachbeelterung des Protagonisten stellvertretend für den Jungen selbst. So streute die Therapeutin im Laufe einer solchen Szene beispielsweise sogenannte „Good-Parent-Massages" ein (nach Rosenberg & Kitaen Morse, ↗ http://www.ibponline.org/resources/Couples_Therapy.pdf). Auf diese Weise wächst und reift der Protagonist heran mit einer freundlichen, zuverlässigen Begleitung.

Schwer erreichbare Kinder und transderivationales Spielen

Wenn ein Kind schwer zu erreichen und festgefahren in den eigenen Mustern ist, bringt man es in die Zuschauerrolle, wenn der Therapeut selbst parallel spielt. Erfahrungsgemäß ist dann die Aufmerksamkeit schnell beim Spiel des anderen.

Zoe spielt im Puppenhaus immer wieder die gleiche Szene in verschiedenen Varianten: Die Kinder werden erst versorgt, dann werfen die Figuren, die Mutter und Vater darstellen, alles durcheinander, benehmen sich verrückt und gemein, springen vom Dach und stecken die Kinder in Schränke. Zoe hat ein für sie schwer berechenbares Elternhaus. Beide Eltern haben Suchtprobleme, es gibt Streit und Chaos. Versuche, im Spiel eine protektive Figur einzuführen, lehnt Zoe ab, indem sie auch diese hinauswirft aus dem Haus.

Der Therapeut beginnt im benachbarten Playmobil-Krankenhaus eine Mutter zu spielen, die ihr Kind besucht, das dort liegt. Das Kind im Krankenhaus erzählt, dass es durch das Fenster immer in das komische Haus nebenan schaut und sie das verwirrt und sie manchmal Angst hat vor diesen Eltern. Die Mutterfigur hört zu und erklärt dem Kind, dass es manchmal Eltern gibt, die sich seltsam und unberechenbar benehmen und dass das schlimm für die Kinder sein kann. Zoe spielt im Haus weiter, eine ihrer Figuren, der Vater, sagt: „Das geht euch gar nichts an, unsere Kinder finden das gut."

„Manche Eltern denken, die Kinder finden das gut oder es stört sie nicht, wenn sie (die Eltern) immer anders sind ...", sagt die Figur der Mutter im Krankenhaus. So entsteht ein paralleles Spiel, indem die Mutter im Krankenhaus ihrer Tochter eine Geschichte erzählt, die von einer Bärenfamilie handelt. Die Bärenkinder trauen sich schließlich, Hilfe zu holen, und es wird mit den Bäreneltern gesprochen.

Auch in diesem Beispiel lassen sich – je nach Fallgeschichte und Zielvorstellung – Interventionen einbauen. Bei diesem transderivationalen Spielen wie auch beim so gearteten Erzählen kann es sein, dass das Kind sich wiedererkennt und sagt, dass „es ja wie bei ihm sei", dass es das gut kenne. Das ändert in der Regel nichts an der Wirksamkeit, vor allem wenn mit der identifizierten Figur liebevoll, wertschätzend und interessiert umgegangen wird. Gelegentlich greifen Kinder dann sogar korrigierend ein und erzählen, wie es genau verlaufen soll, oder wünschen sich ein auf ihre eigene Geschichte zugeschnittenes Spiel.

In andere Spielformen wie dem Regelspielen oder in Bewegungsspielen, beim Tischtennis, Klettern und Herunterspringen, Schaukeln in der Hängematte, Bauen von Höhlen und Rennwagen oder Flugzeugen können in gleicher Weise hypnotische Suggestionen mithilfe der Milton-Modell-Sprache (Abschnitt 2.4) eingewoben werden.

Während Max, der als hyperaktiv eingestuft wurde, ein Kletterseil nutzen will und versucht, dieses zu entwirren, spricht der Therapeut langsam dazu: „Kinder, die so lebendig sind und sich viel bewegen und flink sind im Erfassen von dem, was zu tun ist, ... können sehr gut Knoten lösen. Sie lockern das, was fest ist, und bleiben dabei ... bis sich das Seil nach und nach entwirrt. Genau so! Max ... und jetzt hast du es geschafft und kannst es nutzen und dir einen Platz suchen, an dem du es gut anbringen kannst. Schau dich mal um, wo es gehen kann ..."

Max bewegte sich daraufhin deutlich ruhiger und fokussierter, vor allem ging er planvoller vor und band das Seil nicht schnell irgendwo fest, sondern überlegte, wo es am besten hält.

Sport und Bewegungsspiele werden im Allgemeinen gut als „Referenzrahmen" für Lernen in der Psychotherapie akzeptiert. Mentales Training ist im Sport üblich, im Kampfsport sogar wichtiges Element. Geeignet für Suggestionen dieser Art ist besonders das Bogenschießen. Die Vorbereitung sollte dabei „zelebriert" werden, was die Attraktivität durchaus erhöht. Das genaue Hinsehen, das Aufspannen, das Halten der Spannung und die Fokussierung auf das Ziel sind an sich schon Tranceprozesse, die vertieft und verallgemeinernd mit anderen Aussagen, Ressourcen und Instruktionen verbunden werden können. Für hyperaktive oder impulsive Kinder wie auch Kinder, die schnell aufgeben oder frustriert sind, sind unterschiedliche Suggestionen hilfreich. Man kann Übungen aus dem Embodiment (s. Kasten) einfließen lassen, wie sie etwa von Croos-Müller (2012) für Kinder und Jugendliche zusammengetragen und gut erklärt wurden.

Den Atem, den Körpermittelpunkt, die Spannung oder das richtige Loslassen aufgreifen – all das verbindet sich gut beim Bogenschießen. Hier ein Beispiel aus der Arbeit mit einem 12-jährigen Jungen:

„Thorsten, wenn du nun die Lage des Bogens geprüft hast, genau ... und der Pfeil fest zwischen deinen Fingern klemmt, kannst du beginnen, den Bogen zu spannen und darauf zu achten, wie viel Kraft dahinter steckt, wie viel Spannung ausreicht und sein muss, damit der Pfeil die richtige Geschwindigkeit bekommt, genau ... und jetzt halte für einen Moment diesen Punkt, stell dir vor, der rote Punkt in der Mitte der Scheibe ist ein Tunnel, in den du hineinschießen willst ... und dann, im richtigen Moment, lässt du einfach hinten den Pfeil los ...“

Embodiment

Embodiment beschäftigt sich – grob gesagt – mit der Wechselwirkung von Körper und Psyche (Stimmungen und Gefühlen). Das Wissen darüber ist schon sehr alt und wird zur Selbstwahrnehmung und Selbstregulation genutzt. Dabei macht man sich zunutze, dass bestimmte Körperhaltungen und Gesten nicht kompatibel sind mit bestimmten Befindlichkeiten, etwa: nach oben schauen mit geradem Hals und Niedergeschlagenheit, die Schultern nach unten bewegen und wütend werden. Viele dieser Bewegungen machen wir unwillkürlich und automatisch. Wenn wir traurig sind, gehen wir eher gebeugt und mit Blick auf den Boden durch die Welt. Mithilfe spezieller gegenwirkender Übungen können wir unser Gefühlsleben selbst beeinflussen.

Bei Kindern mit geringer Frustrationstoleranz fokussiert man weniger auf das Treffen des Ziels als vielmehr auf den Prozess an sich und das mentale Training, das damit einhergeht. Auch ist es ratsamer, zunächst leichtere Ziele anzuvisieren, einen Sandhaufen oder Ähnliches. Hat das Kind Erfolgserlebnisse, lassen sich diese wiederum als Ressource für andere Tätigkeiten nutzen.

Gute Erfahrungen bestehen zudem mit Hypnotherapie in Kombination mit Improvisationstheater als spielerische Variante mit Zuständen und Induktionen. Den Körper einbeziehen, Ressourcen aktivieren, so tun, als ob, Spontanität, Prozessorientierung und dass alles, was auftaucht, utilisiert werden kann, es also nichts „Falsches“ oder „Richtiges“ gibt, all das entspricht der Grundhaltung beider Herangehensweisen: sich (neu) erleben, Verhalten reframen und diese Selbsterfahrung integrieren.

8.2.3 Stabilisierungs- und Integrationsphase

Zum Ausklingen oder Abschließen der Handlungen werden die integrativen Prozesse und Veränderungen in das Selbstbild und Selbsterleben verankert. Das kann durch Bilanzieren, direkt oder mit den Stellvertretern aus dem Spiel indirekt erfolgen: Vorher-nachher-Vergleiche, Visualisierungen auf Skalen oder Ähnliches lassen die Entwicklung und Reifung deutlich werden, „Früher“ und „Heute“ können als Teile symbolisiert und miteinander in Kontakt gebracht werden.

Hat es einen längeren Spielprozess mit Episoden gegeben, kann eine Figur aus dem Spiel den Protagonisten treffen und ihm eine Rückmeldung über die Veränderung geben, ihm eine Geschichte erzählen oder eine Feier gestalten, eine Trophäe überreichen und ihn in sein Leben entlassen.

Rituale am Ende von Spielsequenzen oder posthypnotischen Suggestionen stabilisieren den erlebten Prozess. „*Ab jetzt, wann immer du* (Handlung) *tust oder* (Wahrnehmung) *spürst, werdet du und dein ganzer Organismus diese* (Haltung, Fertigkeit) *wahrnehmen, wird dir* (Fähigkeit) *zur Verfügung stehen und du wirst neue Erfahrungen machen.*“

Transfer der Integration von „Teilen“ und neuen Mustern

Überwindet der „Held“ die Widrigkeiten mit Geduld, Anstrengungsbereitschaft, Annehmen von Hilfe und Fokussierung auf das Ziel, wird er die Heimkehr als „andere“ gereifte Person erleben. Er kommt zurück in die soziale Umgebung, ins Leben. Unterschiedliche Anteile, Kontrahenten oder abgewertete Teile sind anders im Kontakt, Akzeptanz und Versöhnung verändern das Miteinander.

„*Wenn du jetzt noch einmal zurückschaust, wie alles begonnen hat …*“, könnte der freundliche Begleiter in Mareks Spiel fragen und noch einmal die Stufen der Veränderung ansprechen: „*Weißt du noch, deine Festung am Anfang und wie du dich dann auf den Weg gemacht hast …? Du warst alleine und irgendwie zwischen den Welten.*“

In der Fallgeschichte von Marek passierte Folgendes:

Unter den Anführern beider Völker wurden Regeln für die Kämpfe vereinbart und schließlich gab es nur noch „Kräftemessen und Trainings", die Grenzen zwischen den Völkern wurden durchlässig und die Phase der Akzeptanz („andere Länder, andere Sitten", wie Marek vergnügt sagte) ging über in die der Kooperation und schließlich Integration. Es gab einen großen Kampf der Häuptlinge mit anschließendem großen Essensmahl für alle. Beide Völker errichteten zusammen im Sandkasten ein Kressefeld, betrieben gemeinsam Landwirtschaft und heirateten untereinander.

„Ich glaube, ich bin schon ein bisschen geheilt", sagte Marek seiner Mutter eines Tages nach der Therapie.

9. Hypnotherapie und hypnosystemische Herangehensweisen mit Familien

„Ein System ist eine Ganzheit. Jedes Teil ist mit jedem so verbunden, dass jede Änderung eine Änderung des Ganzen bewirkt."

(Virginia Satir)

Eigentlich besitzt jede Familie die Fähigkeit zur Hypnose. In der alltäglichen familiären Interaktion treten ebenso unwillkürliche wie auch direkt induzierte Trancezustände auf. Solche Induktionen haben nicht nur positive Wirkungen, sondern können auch Blockaden, Selbstwertprobleme und Beliefsysteme nachhaltig befördern.

Typische Tranceinduktionen in Familien können Wiegenlieder, Anekdoten, Erzählen von Geschichten und Märchen, Fabeln, Beten etc. sein. Eher indirekte Trancen werden durch bestimmte Formen von Erziehungsstilen wie intermittierende Zuwendung oder „Double-Bind-Kommunikation" hergestellt. Als intermittierend bezeichnet man Reaktionen, die mal positiv, mal negativ auf das gleiche Verhalten erfolgen, unberechenbar für das Kind. Auch Spielautomaten funktionieren nach dem Konzept der intermittierenden Verstärkung. Durch zufällige Belohnung wird eine starke Motivation angeregt, die auch zur Sucht werden kann. Sogenannte Double Binds (u. a. Watzlawick, 2009) stellen den Betroffenen unter unlösbaren Stress, da die zur Entscheidung angebotenen Lösungen (vgl. folgendes Beispiel) immer negativ ausgelegt werden können. Egal, auf welchen Teil der Botschaft man sich bezieht, es ist „falsch". So kann zum Beispiel eine Mutter ihr jugendliches Kind auffordern, doch ruhig abends auszugehen, während sie aber mimisch und durch ihre Stimmlage deutlich macht, dass dies sehr verletzend für sie ist. Bleibt der Jugendliche zu Hause, sagt die Mutter, dass das nicht nötig sei und ob er denn keine Freunde habe, geht er hingegen aus, hat er ein schlechtes Gewissen und bekommt eventuell Vorwürfe, weil die Mutter nicht schlafen konnte, da sie ja allein gewesen sei mit ihren Kopfschmerzen ... Diese doppelten Bindungen funktionieren nachhaltig tranceinduzierend, wenn keine Lösung „gut" ist, eine bedeutsame Beziehung zur anderen Person besteht und die Botschaften auf unterschiedlichen Ebenen stattfinden (verbale – nonverbale Ebene / Sachebene –Beziehungsebene). Das bekannte Beispiel von Paul Watzlawick in seinem Bestseller *Die Anleitung zum Unglücklichsein* (2009) verdeutlicht das Dilemma: Eine Mutter bringt ihrem Sohn vom Einkaufen zwei Hemden mit. Eins ist grün, das andere blau. Der Sohn wird aufgefordert, sie anzuprobieren. Er nimmt das blaue Hemd und die Mutter sagt verbittert: „Ach, und das andere gefällt dir wohl nicht?!"

Auch Wenn-dann-Drohungen, Sprichwörter, Binsenweisheiten oder Spitznamen können suggestiv wirken. Insofern ist es sinnvoll, die hypnotischen Muster und deren Wirkungen in einer Familie zu erfassen. Hypnotische Phänomene in der Arbeit mit Familien zu nutzen, kann viel und tiefgreifend in Bewegung setzen. Die hypnosystemische Kommunikation an sich bringt bereits neue Perspektiven und Trancephänomene mit sich (Loriedo, 2018).

Schritte zur Erweiterung des gemeinsamen Erlebens sind:

- **Reduzieren der spontanen festgefahrenen Interaktion:** Verlangsamen des Rhythmus, der wechselseitigen Kommunikation in der Familie, indem man zusammenfasst, was man verstanden hat, langsamer spricht, „laut nachdenkt", den Körper und die Positionierungen einbezieht (Skulpturen, Sitzordnung verändern), mit einzelnen Mitgliedern der Familie redet und die anderen in die Zuschauerposition bringt.
- **Musterunterbrechungen** durch Umdeuten, mitunter Polarisieren und zusammenfassendes Übertreiben, Humor und provokative Elemente, Impact-Techniken (Beaulieu), Verändern von Sitzordnungen am Familientisch etc. Das Reduzieren der Aufmerksamkeit für Beziehungsstrukturen und „Anspringen" auf andere Familienmitglieder (automatische Konfliktschleifen) öffnet Raum für Perspektivwechsel.
- Mehr **Aufmerksamkeit für individuelle Muster und Sichtweisen**, z.B. durch zirkuläres Skalieren von Wunsch und Hoffnung, Nutzen von spontanen Trancereaktionen und „Cues", abwechselndes „Aufstellen" von erlebten Strukturen aus unterschiedlichen Perspektiven.
  Eine Intervention zum Perspektivwechsel könnte dabei folgendermaßen gestaltet werden: Es werden drei Positionen eingenommen. Die der sich streitenden Konfliktparteien 1 und 2 sowie ein unbeteiligter Beobachter von außen (Briefträger o. Ä.) 3. Nun wird eine typische Szene gespielt, in der das Problem auftritt. Jeder der Beteiligten spielt die Szene dabei in jeder Position einmal durch. Es wird dabei nicht diskutiert, ob etwas richtig oder falsch ist. Sind nur zwei Personen vorhanden, kann der Therapeut die dritte Person spielen oder sie wird durch ein Symbol ersetzt.

Eine Anleitung zum Vorgehen bei einer Familienhypnosesitzung finden Sie im Anhang.

9.1 Wer (in mir) trifft auf wen (in dir)? Teilearbeit mit Eltern und Kindern

In der hypnosystemischen Arbeit mit Familien hat es sich bewährt, Anteile von Eltern und Kindern visualisieren zu lassen. Nachdem das Konzept erklärt und verstanden ist („Sie haben mehr als einen Sohn, manchmal ist er fünf und manchmal 15 Jahre alt", „Deine Mutter kann also wie ein Drache sein und auch wie eine Löwin"), können Handpuppen oder Gegenstände für Anteile der einzelnen Familienmitglieder ausgesucht werden. Letztere können Ressourcen, erwachsene Anteile, kindliche, süchtige, nährende, wütende und impulsive Anteile sein. Interessant ist, ein Gefühl dafür zu entwickeln, wer auf wen reagiert. Begegnen sich (auf das obige Beispiel bezogen) Drache und der kleine Fünfjährige? Was passiert dann? Wäre eine andere Konstellation sinnvoller oder zieldienlicher? Durch die spielerische Herangehensweise entstehen oftmals komische und heitere Momente, die die Stimmung auflockern und Bewegung in festgefahrene Konfliktmuster bringen.

Eine alleinerziehende Mutter mit ihrer zehnjährigen Tochter Norma kam zur Therapie, weil sie sehr heftige Konflikte miteinander hatten, die immer eskalierten und manchmal auch handgreiflich endeten. Eingeladen, für die miesgelaunte Mutter und die zickige Tochter jeweils gegenseitig ein Tier auszusuchen, hatten sie bereits viel Spaß. Es gab ein Kamel für die Mutter und eine Ziege für das Kind. Dann wurde nach Teilen gesucht, die „Gelassenheit" (Löwin) oder „Norma normalnett" (Hirtenhund) hießen.

Schnell wurde deutlich, wie unterschiedlich die Kommunikation sich gestaltete, je nachdem, „wer" von der Mutter auf „wen" beim Kind reagierte. Die Rückmeldung nach einigen Wochen war sehr positiv. Die Situationen ließen sich nun oft schneller und mit Humor auflösen, indem die Teile und nicht die gesamte Person in Konflikten angesprochen wurden (Bierbaum-Luttermann in Brächter, 2017).

Diese Methode kann als Mittel der Psychoedukation von Kindern mit psychisch kranken Eltern unterstützend sein. Wenn die Betroffenen zu alt für Handpuppen sind oder keine Handpuppen zur Verfügung stehen, lässt sich auch einfach ein Kreis aufzeichnen oder eine Tortenunterlage aus Pappe nutzen, die man in „Pizzastücke" oder „als Rad mit Speichen" (vgl. Seite 144) aufteilt und verschiedene Anteile nach aktueller Bedeutung größer oder schmaler gestaltet. „Was gehört zu meiner Mutter?", „Wie unterschiedlich erlebe ich sie?", „Wie kann sie sein?" sind die dazugehörigen Fragestellungen. So kann das Kind verstehen, dass die Mutter mit depressiver Störung einen solchen Teil hat, der manchmal sehr stark wird und mit dem man anders umgehen muss als mit dem „lebendigen Mama-Teil" (vgl. Abbildung 9.1). Gut verstehen und darstellen lassen sich die Anteile durch Alterszuordnungen: „Wie alt bist du, wenn …?" oder „Wie alt ist deine Mutter, wenn …?".

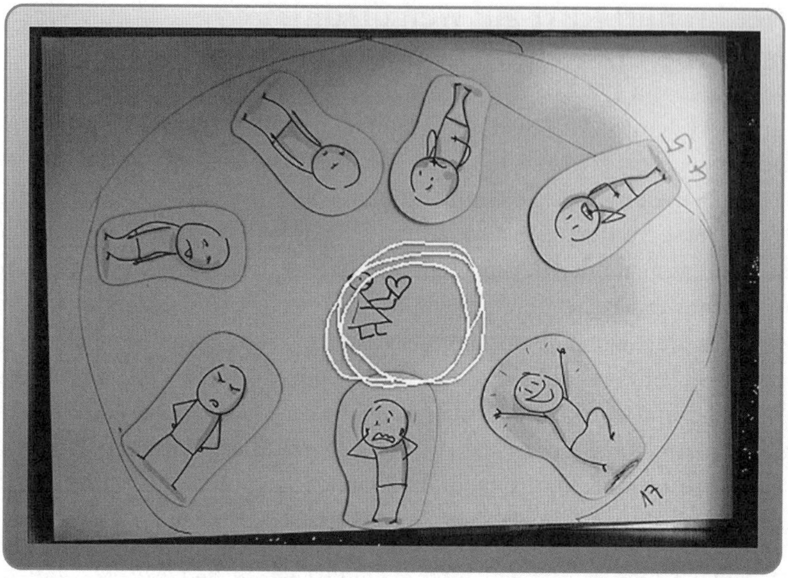

Abbildung 9.1: Hier wurden Scribility-Magnetplättchen genutzt, die sich hervorragend für diese Arbeit mit Teilen eignen. In der Mitte ist die Metaposition dargestellt als wohlwollende, liebevolle, innere Figur, die die anderen Anteile im Blick hat.

Bei Siras (17) Mutter wurde eine Persönlichkeitsstörung diagnostiziert. Die Mutter konnte sehr liebevoll und fröhlich sein, wechselte aber oft und für die Kinder nicht berechenbar die Stimmung, war dann gehässig, kühl und abwertend, vor allem aber unnahbar. Sira war stark verunsichert, hatte oft starke Bauchschmerzen, diffuse Ängste und kratzte sich die Haut auf. Sie stellte ihre Mutter nach Erklärung des Vorgehens mit Teilen in verschiedenen Altersstufen dar. Sie war sehr erleichtert und fand es entlastend zu sehen, dass sie es mit unterschiedlichen Anteilen ihrer Mutter zu tun hatte und sich, wenn sie es erkannte, besser darauf einstellen konnte. Für sich erstellte sie auch so eine „Pizza" und ergänzte einen liebevollen, selbstfürsorglichen Teil in der Mitte, der ihr helfen sollte zu erkennen, wie sie sich am besten positionierte gegenüber den aktiven Anteilen der Mutter.

9.2 Verbindende Aktivitäten und Förderung des familiären Gemeinschaftsgefühls

Verbindende Aktivitäten können außerhalb und innerhalb der Therapiesituation angeregt werden.

Kreieren eines Familienmottos

Hierzu schreibt jeder Anwesende drei bis fünf Adjektive verdeckt auf einen Zettel, und zwar zum Thema „Wie wir sind – Stärken und nervige Sachen". Dann werden die Zettel vom Therapeuten eingesammelt und vorgelesen, eventuell reframt in der Bedeutung und inhaltlich nach Gruppen zusammengefasst, sodass am Ende etwa drei Begriffe als Motto übrig bleiben. „Wir sind eine streitbare, lustige, bunte Familie" könnte dabei herauskommen. Auch kann man ein Familienwappen malen lassen mit vier Feldern, eine Melodie finden, die zur Familie passt, oder eine Geste überlegen, um im Alltag an das gemeinsam Erlebte, an Ressourcen oder erwünschte Ziele zu erinnern. In der Therapiesitzung ist zum Beispiel auch das Gestalten eines „Familienbusses" eine solche Aktivität mit kurzen Tranceelementen (s. u.).

Der Familienbus

Es werden Stühle, wie Autositze angeordnet, aufgestellt. Die Anzahl der Stühle richtet sich nach den Mitgliedern oder Angehörigen der Familie, die im Lebensalltag oder der Geschichte von Bedeutung sind. Spielen verstorbene oder nicht greifbare Personen eine Rolle, werden diese durch Symbole dargestellt.

Eingeleitet wird mit der Frage: *„Wenn bei Ihnen zu Hause Situation XY (Unruhe, Streit …) entsteht, wer sitzt dann am Steuer, wer bestimmt dann Ihrer Meinung nach die Atmosphäre, Stimmung, Kommunikation …? Und wer ist davon betroffen?"*

In der Regel sind sich die Beteiligten einig, dass es das „Problemkind" / die „Problemperson" ist, die den Streit etc. auslöst. (Manchmal sind das auch Ahnen oder Eltern, die noch „nachwirken".)

Dann wird das entsprechende Kind / die Person ans „Steuer" auf den Fahrersitz platziert und derjenige aus der Familie, der am meisten leidet, z. B. die Mutter, darf die anderen im „Auto" so platzieren, wie sie es erlebt (hinter den Fahrer, als Beifahrer …).

Dann wird die Befindlichkeit aller erfragt und ggf. darf die Mutter (die Person, die am meisten leidet) das Setting neu ordnen, so, wie sie es angenehmer findet. Wieder wird die Befindlichkeit erfragt.

Jeder, der möchte, darf dann weiter ausprobieren, was er am stimmigsten findet. Der Therapeut hat dabei eine Moderator- und Verhandlungsführerposition inne, würdigt Kompromissbereitschaft, fragt nach der „Fahrerlaubnis", lässt Pausen zum Erleben der unterschiedlichen Positionen, bis ein tragfähiger Kompromiss gefunden wird. Das muss nicht bedeuten, dass alle hochzufrieden sind, es ist manchmal der kleinste gemeinsame Nenner. Wichtig ist, dass es auch Flexibilität geben kann. Je nach Kontext, also „Strecke und Witterung" oder Stimmung im Bus können Plätze getauscht werden. Ist die für die benannte Konfliktsituation stimmigste Sitzordnung ausgehandelt, kann eine kurze Trance zum Hineinfühlen in die Position und die damit verbundene innere Haltung angeleitet werden. Dann erfolgt das Ankern zur Erinnerung an diesen Zustand und das innere Erleben und ggf. Transfer in die Zukunft: *„Wie wird es sich anfühlen, wenn du (jeder für sich!) in der nächsten kritischen Situation genau diese Haltung erinnerst/einnimmst?"*

Das folgende Beispiel stammt aus dem Beitrag von Bierbaum-Luttermann & Mrochen aus dem Buch *Neugierig aufs Großwerden: Praxis der Hypnotherapie mit Kindern und Jugendlichen* (Holtz et al., 2000, S.108–109):

Eine Familie, mit hohem akademischem Niveau kam in die Beratung, weil sie mit der älteren der beiden Töchter nicht mehr zurechtkam. Das Mädchen zeigte extremes oppositionelles Trotzverhalten, sie war seit langem deswegen von vielen gemeinsamen Familienaktionen, wie Essen oder kleineren Ausflügen, ausgeschlossen. Das Reden über die Schwierigkeiten führte schnell zu Brüllereien, ständigem Unterbrechen, Widersprechen und Streit zwischen den beiden Töchtern, die 12 und acht Jahre alt waren.

Die Familie wurde nun aufgefordert den Bus oder das Auto zu besetzen, so, wie es atmosphärisch empfunden wurde.

Wie häufig in solchen Fällen wurde die renitent auftretende Tochter ans Steuer gesetzt. Die Eltern saßen auf der Rückbank, zwischen ihnen die kleinere Tochter. Das Erfahren dieser Positionen durch jeden Einzelnen, die immer für einen Moment erhalten blieben, wirkte klärend und emotional bewegend. Der Vater schaffte im Folgenden eine Art Hundeabteil weit hinter der letzten Sitzbank, in der das Mädchen eingesperrt wurde. Zur großen Freude der Schwester, während die Mutter dies als sehr schmerzlich empfand. So wurden viele Varianten mit vielen emotionalen Facetten durchgespielt, in deren Verlauf auch der Vater mal im „Hundezwinger" war und dies als sehr deprimierend erlebte etc. Schließlich saß die Mutter am Steuer, die Tochter daneben, dahinter der Vater und die kleine Schwester hinter der Mutter. Später berichteten die Eltern, die Intervention habe ihnen sehr geholfen: Die Mutter fahre jetzt wieder viel mehr Auto und beginne allmählich wieder zu arbeiten.

Alltagsgegenstände für die Arbeit mit Familien nutzen

Seile

Die beiden beteiligten Personen nehmen jeweils ein Ende eines Seiles in die Hand und werden gebeten, die Spannung herzustellen, die gerade zwischen ihnen herrscht, und darauf zu achten, wie sich das anfühlt, was daran interessant und stimmig ist, und was sich vielleicht zu viel oder zu wenig anfühlt. Dann werden sie aufgefordert, mit mehr oder weniger Spannung oder Abstand zu experimentieren und die Wirkung auf sich und auf die Beziehung wahrzunehmen.

Gibt es eine dritte Person, zum Beispiel ein Kind, das sehr unter den Spannungen leidet, kann man dieses einmal mit dem Seil umwickeln und dann die Eltern daran ziehen lassen oder dem Kind in jede Hand ein Seil geben, was dann am anderen Ende von den Elternteilen gehalten wird (wenn es um das „Zerren" am Kind geht).

„Das Seil loslassen" ist eine Variante dieser Intervention: Was genau passiert, wenn man am Seil zerrt, versucht, den anderen auf seine Seite zu ziehen, und wie ist es, wenn man das Seil loslässt? Was genau passiert mit dem Konfliktpartner? Diese Idee kann auch in der Vorstellung umgesetzt werden.

Etwas mehr Platz benötigt folgende Aufgabe: Jede anwesende Person bekommt ein Seil. Damit legt sie sich im Raum einen Kreis oder Platz aus. Dann wird mit Abständen, Größe, Offenheit, Geschlossenheit experimentiert. Die Unterschiede werden erfragt und ein stimmiges Miteinander wird ausgehandelt. Ähnlich wie bei dem „Familienbus" (Seite 171 f.) kann bei diesen Experimenten eine Einladung zur gemeinsamen Trance erfolgen.

Papier

Jede beteiligte Person nimmt ein weißes Blatt in die Hände und formt etwas daraus, was zu ihm passt, bezogen auf den benannten Kontext oder das Problem. Dazu kann man sich etwas Zeit nehmen. Dann wird eine Art Familienskulptur auf dem Boden zusammengestellt und damit gearbeitet.

Familie F. benannte das Thema „Kommunikation und Spannung". Die Tochter (17) hatte eine Anorexie, die noch nicht ganz überwunden war, der Sohn (15) zog sich zurück und verweigerte die gemeinsamen familiären Aktionen. Alle waren irgendwie unzufrieden mit der Situation und kamen zum Familientermin, um etwas zu verändern. Jeder bekam ein Blatt Papier und formte es nach folgender Induktion:

„Konzentriere dich einen Moment auf die Stimmung, die Situation in der Familie und darauf, wie du dich damit fühlst. Wenn du magst, kannst du deine Augen schließen, das Gewicht deines Körpers an den Stuhl abgeben für diesen Moment und dich ganz auf dieses Gefühl, diesen Zustand einlassen. Dann beginnst du auf deine Weise, dieses Papier zu formen, zu knüllen, zu falten … bis du fertig bist.“ (Bei dieser Arbeit ist es einfacher, die Du-Form zu nutzen, wie es auch sonst eher die Regel ist in Tranceprozessen.)

Es kamen unterschiedliche „Skulpturen“ zustande. Der Vater hatte einen Flieger gefaltet, die Tochter eine Art Schale, die Mutter hatte einen Knüll hergestellt, der Sohn das Papier zusammengefaltet. Dann wurde die Familie eingeladen, diese „Skulpturen“ zu einem gemeinsamen Bild aufzustellen. Schon durch die Unterschiede der Gebilde gab es eine veränderte Stimmung, Neugier und Überraschung. Das Miteinanderreden ohne Bewertung im Interviewstil, aktives Zuhören und Respektieren der individuellen Perspektiven wurden dabei geschult.

Die Beteiligten können auch aufgefordert werden, das Blatt so fest zu knüllen, wie es gerade ihrer Offenheit bzw. Verschlossenheit gegenüber der Familie entspricht. Dann experimentiert man damit, was gerade stimmig ist und was man sich anders wünscht. Dabei können „Knülls“ wieder geöffnet oder stärker voneinander abgegrenzt werden, näher zusammenrücken, sich berühren oder einander einwickeln, je nach Konstellation im System.

Auch kommt es manchmal dazu, dass Zerrissenheit durch das Papier demonstriert wird, eben durch Risse oder Zerteilen eines Blattes. Dies ist etwa bei Loyalitätskonflikten nach Trennung der Eltern der Fall. Den Eltern wird dadurch deutlich gemacht, dass das Kind sich teilen muss, und das Kind wird in seiner Empfindung gewürdigt.

Willi (neun Jahre) leidet sehr unter der Trennung seiner Eltern, er hat Panikattacken, schlaflose Nächte und kaut exzessiv an den Nägeln. Die Eltern sind sehr mit sich beschäftigt und fordern sehr viel Verständnis vom Kind ein. Die Therapeutin nimmt in Gegenwart der Familie ein Blatt und sagt: „Das, Willi, ist dein Leben gewesen, bisher … Und dann ist … das (die Therapeutin reißt das Blatt in der Mitte durch in zwei Hälften) *passiert.“ Alle schlucken und sind etwas schockiert. „Ja, genau so ist das“, sagt Willi nach einer Weile mit Tränen in den Augen. Dann wird auf die Blätter geschrieben, was sich genau verändert und was alles bleibt. „Sie bleiben deine Eltern, egal was passiert, da kommen sie nicht raus aus der Nummer. Ihr esst nicht mehr zusammen. Dein Schulweg ist anders, wenn du bei Papa schläfst.“ Die Eltern schauen zu und sind berührt. Anschließend wird die Zaubertrankmethode* (Seite 175 f.) *angewandt, damit jeder für sich entscheidet, was er in das Serum hineintut, um den Schmerz zu lindern.*

Wasser und Gläser

Gläser und Wasser können grundsätzlich als Metapher für Energie, Aufwand, Zeit, Anerkennung oder Zuwendung (den Tank füllen) stehen.

Wenn jedes Familienmitglied einen Becher mit Wasser in die Hand bekommt, wird die Frage gestellt: *„Wer investiert wie viel für die Familie oder das gemeinsame Ziel? Wer nimmt sich etwas heraus aus dem gemeinsamen Topf? Wo tankt jeder auf?"*

In Plastikbecher kann man auch Löcher hineinstechen, wenn ein Familienmitglied das Gefühl hat, sehr viel Energie zu verlieren. Möchte man nicht mit echtem Wasser arbeiten, lässt sich diese Intervention auch sehr gut in der Vorstellung durchführen. Wenn dies mit Schuldzuweisungen wie („Du kostest mich alle meine Nerven!") verbunden ist, spricht man darüber, wie die Löcher in den Becher kommen und von welcher Seite man sie am besten stopft. Von innen ist es deutlich effektiver, als zu hoffen oder zu erwarten, dass jemand außen das Loch zuklebt oder dicht hält. Häufig wird argumentiert: „Du hast das Loch hineingemacht, jetzt sollst du es auch stopfen!" Damit entsteht eine hohe Abhängigkeit vom Verhalten des anderen. Weiterführende Fragen können in diesem Fall sein:

- *„Wie genau macht Ihr Sohn die Löcher hinein?"*
- *„Welche Stellen sind besonders leicht zu durchbohren?"*
- *„Wie lassen Sie zu, dass Ihr Gefäß so zerlöchert wird?"*
- *„Welche Möglichkeiten der Veränderung gibt es in dieser Becher-Intervention?"*

Auf die Arbeit mit Impact-Techniken von Danie Beaulieu wurde schon mehrfach hingewiesen. Sie eignen sich sehr gut als Tranceinduktionen für Familien.

Synchrones Erleben in Trancen mit Metaphern

Die Zaubertrankintervention ist relativ einfach durchzuführen. Sie kann als interaktive Sequenz und, wenn die Familie darauf neugierig ist, als gemeinsame Trance vertieft werden. Dazu wird mit allen Mitgliedern der Familie, die sich von dem Problem betroffen fühlen, ein gemeinsames Ziel erarbeitet, ein „kleinster gemeinsamer Nenner". Oft handelt es sich dabei um ein allgemein formuliertes Motivziel („mehr Verständnis", „mehr Frieden", „wieder besser im Kontakt sein", „mehr Spaß miteinander haben und sich in Ruhe lassen" etc.). Die Ziele werden positiv formuliert, wie generell in der Hypnotherapie. Es kommt also keine Negation oder „Weniger"-Formulierung vor. Wenn gesagt wird, man wolle „keine Ausdrücke" mehr hören, regt der Therapeut an zu benennen, was man stattdessen möchte: vielleicht Respekt oder das angemessene Ausdrücken von Ärger. Statt „weniger Streit" formuliert man lieber „mehr Verständnis und Zuhören".

Dann wird die Idee eines heilsamen Serums, Zaubertranks oder einer ganz speziellen Familienmedizin angeboten (je nach Alter der Kinder und Zugang zu der Metapher), die vielleicht helfen könnte, dieses Ziel zu erreichen. Sodann wird jedes anwesende Mitglied der Familie dazu aufgefordert, eine Zutat imaginativ in den Trank zu geben, eine *die man für Geld nicht kaufen kann.* Letzteres ist zu betonen, damit keine „Möhren" oder „Fahrradhelme" genannt werden, sondern Dinge wie Geduld, Zeit, Fragen, wenn man etwas möchte, etc. Auch muss es eine „eigene" Zutat sein. Wenn eine Mutter in den Trank füllen möchte, „dass der Sohn freundlicher wird", ist eine Wiederholung der Aufgabenstellung notwendig, bis jeder für sich etwas gefunden hat. Anschließend wird der Trank mit einer kleinen begleitenden Trance „umgerührt", verknüpft mit der Vorstellung, dass sich diese Zutaten zu etwas ganz Besonderem, Einzigartigem und Heilsamem für diese Familie verbinden. Vom Therapeuten wird nach Bedarf eine Prise Anerkennung hineingegeben dafür, dass sich alle hier zusammengefunden haben, um etwas für die Familie zu tun. Dann lässt man Zeit, die imaginäre Flüssigkeit zu probieren mit der Frage, wie es sich anfühlt, wenn man diese Substanz, in der alle diese Zutaten sind (wiederholtes bedeutungsvolles Aufzählen verstärkt die Wirkung), in sich aufnimmt und wirken lässt … (erneut ausreichend Zeit lassen für das Erleben): Wie wird dann ein Streit verlaufen oder das Frühstück am Morgen? Oder die Situation, wenn der Sohn von der Schule nach Hause kommt?

Diese kleine gemeinsame hypnotische Sequenz ist für viele Familien oder auch Gruppen, in denen man sie anwenden kann, eine interessante und intensive Erfahrung, die Motivation fördert und einseitige Schuldzuweisungen herausnimmt. Manchmal ist es auch ein „Kuchen", der „gemeinsam gebacken" wird, eine Suppe oder ein Zauberspray, was die Familie gemeinsam kreiert. Die therapeutische Kunst ist es, dafür Sorge zu tragen, dass der Prozess interessant, emotional berührend und stimmig für die Familienmitglieder ist.

Die so etablierten Ziele sind zunächst Motivziele, d. h. Wünsche, Bedürfnisse und Vorstellungen, die nicht unbedingt konkrete explizite Verhaltensänderungen oder Vorgehensweisen beinhalten, sondern eher wie ein Motor fungieren und eine Haltungsänderung befördern. Julius Kuhl (2012) nennt Motive „intelligente Bedürfnisse", weil sie Bedürfnisse letztlich in Handlungen umsetzen.

Familie F. stellt sich als „Trennungsfamilie" vor, die seit einigen Jahren versucht, möglichst alles genau aufzuteilen, die jeweiligen Zeiten des Aufenthalts des Kindes bei den Elternteilen, die Kosten und Feiertage. Arne, der Sohn hat immer wieder Phasen, in denen er niedergeschlagen und resigniert ist. Trotz vieler Regeln gibt es Konflikte, die sich an kleinen „Fehlern", Nachlässigkeiten und hoher Empfindlichkeit entzünden. Oft spielen Kränkungen aus der Vergangenheit eine Rolle und die damit verbundenen verdeckten „Minus-Konten", die die Expartner untereinander führen. Für die beiden Söhne ist es „unerträglich", so der zwölfjährige Arne: „Es zieht voll Energie."

Die Ausrichtung durch die Frage, wofür man hier zusammensitze, mündet in eine gemeinsame Zielfindung und verliert sich nicht in gegenseitigen vergangenheitsorientierten Schuldzuweisungen. Nach einigem Diskutieren finden alle, dass es gut wäre, wenn man respektvoll und großzügig miteinander umgehen könne. Alle Anwesenden geben dann etwas in das „Serum" für die Familie hinein. Der Vater beginnt mit Gelassenheit, Arne wählt Offenheit, sein Bruder Samuel (10) Respekt, wie er ihn beim Judo gelernt hat, die Mutter fügt „Loslassen/fünf gerade sein lassen" hinzu und am Ende, nachdem alles noch einmal aufgezählt wurde, fügt der Vater noch Humor hinzu. Alle grinsen und die Therapeutin rührt noch eine Prise Anerkennung in den Trank, „dafür, dass die Familie zusammengekommen ist, alle bereit sind, etwas für die Gemeinschaft zu tun und Dinge hinter sich zu lassen. Ihr habt eine wichtige Entscheidung getroffen. Die Entscheidung, etwas zu verändern. Das ist nicht selbstverständlich. Es zeigt, dass es wirklich um die Kinder und die Elternschaft geht." Alle sind etwas gerührt und interessiert an einer gemeinsamen Trance. Das Serum wird gerührt und alle Zutaten vermischen sich zu einer heilsamen, hilfreichen Mischung. „Ich möchte euch einladen, euch vorzustellen, wie diese Flüssigkeit, euer Serum, schmeckt … vielleicht für jeden von euch anders … und welche Konsistenz sie hat, welche Temperatur richtig ist, wenn ihr jetzt einen Schluck davon probiert … Wie fühlt sich das an, wenn dieses Serum aus Gelassenheit, Respekt, Offenheit, Loslassen und Humor gewürzt mit einer Prise Anerkennung sich im Körper ausbreitet und beginnt, zu wirken … und respektvoller Umgang und Großzügigkeit mehr Raum einnehmen im gemeinsamen Raum … und jeder von euch kann sich etwas davon mitnehmen, ein Fläschchen vielleicht, aus dem man immer, wenn es wichtig ist, ein Schlückchen nehmen kann. Und dann diese Wirkung spürt, so wie jetzt … Jeder auf seine Weise. Und wenn jeder Einzelne von euch dafür Sorge trägt, dass seine Zutat vorhanden ist in diesem Serum, dann verändert die Wirkung etwas im Miteinander … und wenn ihr mögt, stellt euch jetzt eine Situation vor, in der diese Wirkung des Serums aus Humor, Respekt, Gelassenheit, Offenheit und Loslassen einen Unterschied macht. Wie läuft es dann in dieser Situation, in der sonst Streit entsteht …? Und dann geht mit eurer Vorstellung ein bisschen in die Zukunft, wann könnte die nächste Situation auftreten, in der du ein Schlückchen von diesem Trank brauchen könntest … und achte auf den Unterschied.

Der Wechsel von „ihr" zum „du" ist dabei gewollt, um das Commitment, die Zuständigkeit zu betonen. Manchmal ist das besonders wichtig, etwa wenn die Anwesenden gerne Ratschläge geben, was der andere doch in den Trank geben solle.

Familie F. kam nur noch zu einer zweiten Sitzung. Sie berichteten, dass es viel besser laufe, man öfter mit Humor reagiere und die Kinder deutlich sagten, wenn sie sich „zwischen den Stühlen" fühlten.

Nutzen von „limbischer Kommunikation"

Das Aufgreifen von Alltagsmetaphern wurde bereits zu Beginn des Buches beschrieben (Seite 42 f.). Sagt eine Mutter „Ich bin der Mülleimer der Familie", kann der Therapeut dieses Bild utilisieren, indem er fragt, welche Art von Tonne sie sei, wo sie stehe, wer etwas hineintun dürfe und wann, ob sie immer offen stehe und wann sie geleert werde.

Es ist bei diesem Vorgehen sehr darauf zu achten, respektvoll mit den Betroffenen umzugehen. In der Regel lockert es die Thematik auf und führt zu neuen Sichtweisen und Lösungen. Dieses Vorgehen kann mit Elementen aus dem Improvisationstheater kombiniert werden. Dafür wird zum Beispiel der Mülleimer dargestellt und die anderen gruppieren sich darum. Wenn Familien Humor haben und sich gerne bewegen, ist dies eine gute Möglichkeit, neue Erlebnisformen anzubieten, die nachhaltig wirken.

9.3 Arbeiten mit einer Person oder mehreren Mitgliedern in Anwesenheit der Familie als indirekter Zugang

Die ersten Anregungen für das Setting hatte Siegfried Mrochen vor vielen Jahren, als er mit einem Mädchen (Kira, 10 Jahre) in einer Krisenintervention im Beisein der Mutter eine individuelle Trancegeschichte erzählte. Beide, Tochter und Mutter, befanden sich, jede auf ihre Art, in hypnotischen Zuständen. Bei der Mutter wurde während des Erzählens eine tiefe emotionale Resonanz ausgelöst, die dann den Fortgang der Therapie stark beeinflusste.

Hier eine kurze Beschreibung aus dem Therapietranskript einer weiteren Stunde, bei der auch der Vater und der Bruder sowie Therapeuten des Workshops, zu dem die Familie eingeladen wurde, anwesend waren:

Das Mädchen, das sehr depressiv und selbstunsicher war, wurde aufgefordert, für jedes Mitglied der Familie eine Puppe auszusuchen und anschließend jedes der Familienmitglieder zu spielen bzw. in der Rolle des jeweiligen Mitglieds auf die Fragen und Statements des Therapeuten zu antworten.

Mrochen: *„Du bist der Bruder von Kira … und siehst ziemlich stark aus.“*
Kira (den Bruder in Gestalt einer Stier-Puppe sprechend): *„Ja, mir geht's ja auch ganz gut.“*
Mrochen: *„Und deine Schwester, die Kira, magst du die eigentlich?“*
Kira (schweigt, sagt dann): *„Ja, schon.“*
Mrochen: *„Was wünscht sie sich von dir?“*
Kira: *„Dass ich zu ihr stehe, sie ernst nehme.“*
Mrochen: *„Und, Stier, tust du das? Und … weiß sie, dass du es tust?“*

Patientin lässt die Stier-Puppe bedächtig nicken …

Das Spiel mit den Puppen hatte die Eltern und den Bruder sehr berührt. Die Reaktionen sind in der Regel nicht verbal, sondern es handelt sich eher um Trancereaktionen (minimal cues), eine hohe Konzentration auf das Geschehen und unwillkürliche Reaktionen.

Die Verfeinerung dieses hypnosystemischen Vorgehens erfolgte dann überwiegend durch Demonstrationstherapien in weiteren Workshops und im Praxissetting. Es stellte sich heraus, dass solche Demonstrationstherapien besonders nachhaltig und wirksam zu sein schienen, weil möglicherweise nicht nur ein Therapeut sich um einen Klienten bemüht, sondern viele zuschauende anwesende Personen den Veränderungsprozess des Klienten mittragen und emotional begleiten. Ein Teilnehmer sagte einmal nach einer solchen Demonstrationsbehandlung, es sei wie eine Heilung im Gral, einer Dorfgemeinschaft, die einfach nur anwesend ist und den oder die Betroffenen wohlwollend geleiten. Die angesetzten Interventionen münden in einen generell wirksamen Reframingprozess, der zu mehr allgemeiner Akzeptanz, zu weniger Kränkung und Repression führt. Es ist strategisch von Interesse, die festgefahrenen Einstellungen und Zuschreibungen, die Enttäuschungen und Kränkungen, die eingebauten Missverständnisse zu erkennen und zu benennen.

„Über die Bande spielen“

Die gleichen inneren Prozesse, die bei der Entstehung der erwähnten familiären Problemhypnosen wirksam sind, werden auch genutzt, um deren Auflösung zu bewirken. Hypnotische Sprachmuster, sogenannte therapeutische Double Binds (nach Watzlawick, Beavin & Jackson, 2016) auch als positive paradoxe Symptomverschreibung bekannt), alogische Verknüpfungen und das Nutzen von Aphorismen wirken in positiver Weise tranceinduzierend.

Das beobachtbare Verhalten und die spätere Rückmeldung der Betroffenen zeigt, dass Eltern (unter Umständen auch Erzieher, Lehrer usw.) in der Rolle des Zuschauers entlastet sind, oft erschüttert und häufig dissoziiert – also in einem anderen psychophysiologischen Zustand, in dem unserer Einschätzung nach wirklich tiefgehende Erfahrungsveränderungen möglich sind. Das „Über-die-Bande-Spielen" in Anwesenheit der Familienmitglieder bietet darüber hinaus die Möglichkeit, indirekte Botschaften zu vermitteln und damit der Gefahr aus dem Weg zu gehen, sich in Widerspruch zu den Empfindungen einzelner Familienmitglieder zu begeben. Gerade bei Familien, in denen sehr viel um das Recht und die Wahrheit gefochten und unterbrochen wird, haben wir eine deutliche Entlastung der Atmosphäre durch dieses Setting feststellen können. So wird diese Arbeit zum Beispiel kaum durch Einwürfe oder Bewertungen der Familie unterbrochen. Durch die Zuschauerposition ist der Betreffende autonom in dem, was er annehmen und wie er es umsetzen möchte. Es werden in einer Art Metaposition innere Suchprozesse angeregt, es wird zugehört, die Aufmerksamkeit ist deutlich auf das Geschehen gerichtet. Die Atmosphäre ist geprägt von Konzentration, Interesse und manchmal wohlwollender Amüsiertheit, ja sogar einem gewissen Stolz auf die Darstellungsleistung des Kindes.

Im Folgenden findet sich das geschilderte Konzept im Überblick:

1. Feststellen prozessdiagnostischer Merkmale / Festlegungen / Haltungen / Ressourcen in der Familie
2. Veränderung des Settings in Richtung Kommunikation auf mehreren Ebenen mit dem Ziel der Weichenstellung für neue Einstellungen, Bewertungen, Haltungen
3. Methoden, die trance- und erfahrungsorientierte Lernprozesse anregen bzw. im Zuge solcher Zustände einer besonderen Aufmerksamkeit wirksam werden können

Die meisten dieser Methoden sind vermutlich hinlänglich bekannt und können je nach Persönlichkeit und Erfahrung des Therapeuten kombiniert werden. Zu diesen gehören:

- Zirkuläres Fragen
- Reframingprozesse, die die Möglichkeit eröffnen, Verhalten z. B. in einen anderen Kontext zu stellen, in dem es akzeptabel oder angebracht ist (Rahmenreframing), oder ein Verhalten anders zu bewerten (Bedeutungsreframing)
- Ressourcenevozierung und werben für das Kind („Es ist flink im Kopf, hat ein feines Gefühl für Gerechtigkeit und ist hilfsbereit.")
- Nutzen klarer selbstverständlicher Aussagen („Es ist Ihr Kind, Sie sind sein Vater" / „Du bist der große Bruder" etc., „Kleine Schwestern finden große Schwestern wichtig")
- Beliefs erfragen („Sehen Sie ihn an! Glauben Sie, dass er seinen Weg macht, dass er ‚irgendwie heil rauskommt'?")
- Appelle an die Eltern, dem Kind (wieder) eine Chance zu geben, ihm etwas zuzumuten etc.

- Zeitregressionen und Progressionen, die sich gut mit dem Timeline-Konzept verbinden lassen. (Diese Methodik wendet unter anderen Peter Nemetscheck seit vielen Jahren sehr eindrucksvoll und erfolgreich an, indem er das Leben der Familie als Flussmodell räumlich mithilfe von Seilen, vielseitigen Figuren und kraftvollen Symbolen darstellen lässt.)

In welcher Reihenfolge man vorgeht, ist unterschiedlich. In unserem Beispiel wird zunächst die Mutter eingeladen, ihre Lebenslinie mit dem Seil zu legen. Die Kinder sehen aufmerksam zu, der Ehemann rutscht unruhig auf dem Stuhl hin und her:

Die Mutter wird nach ihrer Familie befragt und danach, was sie als mittlere Schwester für ihr Leben gelernt habe, etc. Dann wird der Vater aufgefordert, das Gleiche zu tun. Der kleine Sohn hilft ihm dabei, das Seil zu ordnen, geht dann wieder in die „zweite Reihe" und schaut zu. Der Vater wird befragt und wirkt lustlos, etwas zynisch und resigniert, was sein Leben angeht. Währenddessen malen der Sohn und die Tochter spontan an einem Kindertisch Bilder, die sie unaufgefordert zum Seil von Vater und Mutter legen.

Dann wird die Mutter gefragt, was sie für Vorstellungen gehabt habe, als sie mit dem Jungen (Patient mit ADHS diagnostiziert) schwanger war, und dafür soll sie eine Handpuppe aussuchen. Es ist ein kuscheliges Häschen, das sie auf der Timeline an den Platz der Geburt legt. Dann wird sie gefragt, was heute daraus geworden sei. Sie sucht einen Drachen aus. „Ja, komisch, aber so ist es", sagt sie. Für die Tochter sucht sie ein kleines Ferkel und eine Kuh aus.

Dann wechselt der Therapeut das Setting, er holt den Jungen zu sich auf den Boden, die Eltern sind nun Zuschauer. Er darf für Papa und Mama zwei weitere Tiere aussuchen. Er wählt ein Krokodil für den Vater, ein Pferd wird für die Mutter hinzugelegt. Der Vater scheint etwas ambivalent, schmunzelt aber. Der Therapeut beginnt mit dem Jungen und den Tieren zu kommunizieren. Er spricht mit dem Krokodil und dem Drachen über Väter und Söhne, Ungerechtigkeit und Mut. Er fragt den Drachen, was er sich vom Krokodil wünsche und was er an ihm möge. „Dass es für mich kämpft und dass es so stark ist", lautet die Antwort. Der Vater ist sichtlich gerührt und nickt.

In diesem Setting kann auch das Kind oder eine andere Person eine Selbsthypnoseerfahrung machen, während die anderen Anwesenden zuhören. Automatisch gehen die Zuschauer mit in eine Trance. Milton Erickson spielte „Über die Bande", indem er die Freundin der eigentlichen Patientin, die zu ihm kam, in deren Beisein in Hypnose versetzte und so die suggestiven Botschaften indirekt an sie transportierte. So wurde das Autonomiebedürfnis respektiert und die Betroffene konnte selbst filtern, welche Inhalte sie aufnehmen möchte.

Sich lösende Hände, ein Tranceritual mit Familien oder Subsystemen

Das feste Zusammendrücken und vorsichtige Lösen der Hände in einer gemeinsamen Trance eignet sich, sofern die Bereitschaft dafür besteht, zur Begleitung von Verselbständigung, für die Themen Autonomie und Ablösung sowie Loslassen von verstorbenen Bezugspersonen, Tieren oder einer gewohnten Heimat.

Eine Mutter und die 16-jährige Tochter kamen gemeinsam in die Beratung. Das Mädchen hatte eine anorektische Phase überstanden und wollte nun ins Ausland für ein Jahr. Die Nähe zueinander wurde von beiden als „sehr stark" eingeschätzt. Gleichzeitig bestanden beiderseits deutliche Wünsche nach Unabhängigkeit und „sein eigenes Ding machen". Es gab immer wieder ungünstige Dynamiken, da die jeweiligen Bedürfnisse nach Bezogenheit einerseits und Autonomie andererseits ambivalent und nicht unbedingt synchron auftraten. Diese entluden sich regelmäßig in heftigen, wütenden Streiten mit Geschrei und gegenseitigen Abwertungen sowie anschließender „Sendepause", also Distanz, die dann wiederum als emotional negativ erlebt wurde. Das verstärkte die Idee, dass Ablösung und Autonomie sich nur mit ebendiesen destruktiven Auseinandersetzungen erreichen ließe.

Tochter und Mutter wurden nach Klärung des Settings, mit Hypnose zu arbeiten, vom Therapeuten gebeten, die Hände zu falten und zusammenzudrücken, sodass es angenehm wäre.

„Schließen Sie nun mit dem nächsten oder übernächsten Ausatmen die Augen, sodass Sie zur Ruhe kommen und sich ganz auf die inneren Bilder konzentrieren können. Genau so … Jetzt drücken Sie beide Hände fester zusammen, vielleicht denken Sie dabei daran, wie innig und eng Sie Ihr Verhältnis erleben. Mit jedem Ausatmen noch fester zusammenschmelzen, sodass es sich wie ‚eins' anfühlt, die linke Hand nicht mehr wie die linke und die rechte Hand nicht mehr wie die rechte, wie ‚eins' … Und bitte halten Sie dies so lange, wie Sie es angenehm und interessant finden, auf diese Weise zusammen, bis jede von Ihnen den Moment spürt, wo es beginnt, sich zu verändern, ganz leicht … zu lösen. Jede für sich kann damit experimentieren, sich von seinem Unbewussten leiten zu lassen, wahrzunehmen, wie die Hände sich lösen und die eine und die andere spüren, zusammen und spürbar die linke und die rechte … Die Linke weiß, dass sie die Linke und die Rechte, dass sie die Rechte ist. Sie beginnen sich zu bewegen, lösen sich weiter, verändern sich – im Abstand, in den Bewegungen – und begegnen sich wieder …"

Beide bewegten ihre Hände in unterschiedlicher Weise und der Therapeut griff in den Induktionen diese Bewegungen auf und vertiefte die Trance. Er beendete es mit einem kleinen Ritual, indem er die beiden aufforderte, die Hände mit einem Abstand von 20–30 cm vor der Brust zu halten und zwischen den Händen eine Leinwand entstehen zu lassen. Auf dieser Leinwand entstand das Wort „Wut" in Lettern und Farbe, wie es jede für sich passend fand. „Und nun beginnt etwas Merkwürdiges, die Buchstaben beginnen zu tanzen, nach einer Musik, die Sie laut oder leise wahrnehmen können … und wenn die Musik aufhört, ordnen sich die Buchstaben wieder und das Wort steht wieder da. Nur eines hat sich verändert … der erste Buchstabe steht auf dem Kopf …" Die beiden brauchten einen kleinen Moment, um den Effekt zu realisieren, dass aus „Wut" in der Trance auf diese Weise „Mut" wurde.

Um die Wirkung solcher Prozesse beim Betroffenen nicht zu stören, gibt man an dieser Stelle keine Ratschläge oder Interpretationen. Bestenfalls fragt man zirkulär, z. B. die Tochter, ob ihre Mutter „das" verstanden habe, oder macht eine posthypnotisch suggestive Aussage wie: „*… und Sie können neugierig und gespannt sein, wie sich diese Erfahrung, diese kleine Veränderung auf ihre Kommunikation und Beziehung auswirkt … wenn Mut an die Stelle von Wut tritt, Wut sich in Mut verwandelt.*"

Anhang

I. Leitfaden: Entwicklungsbericht zum Kind

Die folgenden Fragen müssen nicht alle beantwortet werden, sie dienen der Orientierung. Die Fragen können separat von den einzelnen Mitgliedern einer Familie oder auch gemeinsam beantwortet werden. Jugendliche können sie auch für sich beantworten.

Es kann interessant für alle sein, wenn jeder für sich etwas schreibt oder malt, um unterschiedlichen Sichtweisen Raum zu geben. Kinder, aber auch die Familie können etwas zu ihrem Ist-Zustand und zum Wunschzustand malen.

Wenn es sprachliche Probleme gibt, können die Fragen auch mit dem Therapeuten gemeinsam besprochen werden.

Wie hat sich dieses Kind in dieser Familie (in anderen diversen Kontexten) entwickelt?

War die „Entstehung" des Kindes ein Wunsch / ein Versehen ...?

Wie verliefen Schwangerschaft und Geburt?

Stellung in der Geschwisterreihe ...?

Gab es Trennungen und Scheidungen in der Familie vor und nach der Geburt des Kindes?

Wie ist das „Familienklima" jetzt und eventuell seit einigen Jahren?

Wie haben ältere Geschwister nach der Geburt und möglicherweise während der ersten drei Lebensjahre (manchmal auch später) reagiert ...?

In diesem Zusammenhang: Ist das Kind, um das es hier geht, selbst ein/-e „entthronter Prinz" / „entthronte Prinzessin"?

Gab oder gibt es Rivalität zwischen den Geschwistern?

Wie hat sich das Kind bis zur Einschulung entwickelt (zum Beispiel im Kindergarten oder in einer Tagesfamilie)?

Wie, durch welche „Strategien" hat es seine Ängste erworben und überwunden?

Wie ist das Kind mit inkonsequentem Erziehungsverhalten Erwachsener umgegangen?

Wie verliefen die Einschulung und das erste Schuljahr?

Wo liegen die schulischen Stärken und Schwächen des Kindes?

Wie ist es um seine Neugier und seine Lust bestellt, etwas zu lernen?

Wie geht das Kind mit anderen Kindern um? Hat es Freunde?

Leistet es seinen Anteil bei der Lösung von Konflikten unterschiedlicher Art?

Wie ist es um seine Freude an Bewegung und Sport bestellt?

Was macht das Kind besonders gern, was kann es besonders gut?

Ist es gut zu motivieren, angefangene Aufgaben zu lösen?

Wie verhält es sich bei Misserfolgen?

Mag es sich, steht es zu sich oder zweifelt es an sich (und wenn ja, in welchen Bereichen …)?

Welche Therapie hat das Kind bisher erlebt? Was haben vorherige Therapien bewirkt?

Welche davon waren in welcher Weise erfolgreich?

Fragen zur beschriebenen Problematik:

Was ist Ihre *persönliche* Einschätzung / Sichtweise zur Entstehung und Aufrechterhaltung der aktuellen Probleme?

Wie / Wodurch ist die Familie dort hingelangt, wo sie jetzt steht?

Wofür könnte das Problem auch vielleicht eine Bedeutung haben?

Was wünschen Sie sich (du dir) für die Therapie / die Sitzung?

II. Prozessdiagnostische Merkmale (Beobachtungsskalen)

(Zusammenstellung von Hiltrud Bierbaum-Luttermann, u. a. inspiriert durch Workshopitems von Jeffrey K. Zeig und Siegfried Mrochen)

Bevorzugte Repräsentationssysteme VAKOG

fokussiert	←——→	defokussiert
assoziiert	←——→	dissoziiert
achtet auf Gemeinsamkeiten	←——→	achtet auf Unterschiede
übertreibend / vergrößernd	←——→	verkleinernd / down-shifting
aktiv	←——→	passiv
mosaikhaft	←——→	linear
polarisierend	←——→	harmonisierend
gebend	←——→	nehmend
symmetrisch	←——→	komplementär
Probleme angehend	←——→	Problemen ausweichend
internal attribuierend	←——→	external attribuierend
intrapunitiv	←——→	extrapunitiv / aggressiv
impulsiv	←——→	kontrolliert / reflexiv
in time	←——→	through time / out of time
one up	←——→	one down

III. Struktur einer hypnotherapeutischen Geschichte zum täglichen Hören

Folgende Elemente sollte die Geschichte beinhalten:

- Bedeutung des Vornamens „klären“
  Beispiel Leo: *„Ein Löwe ist ruhig, angespannt und konzentriert sich auf die Beute. Er ist gleichzeitig gelassen und hochaufmerksam, wenn sich etwas Wichtiges oder Interessantes tut (Annäherungsziele im Verhalten, in der Schule einweben).“*
- Empfindungen von Gelassenheit und Ruhe erleben lassen und mit der Aufmerksamkeit nach innen gehen (mehrfach wiederholen)
- Metaziel: Selbstkontrolle, eine Lieblingsfigur, ein/-e Held/-in …
- Eine genauere Beschreibung des „Helden“ aus bekannten oder fantasierten Kontexten auf Alltagsgeschehen beziehen
- Symptome erwähnen
  (*„Deine Gedanken und inneren Bilder springen hin und her. Einerseits ist das aufregend und interessant und andererseits möchtest du Ruhe in dein Inneres bringen.“*)
- Ressourcen einfließen lassen, festgemacht an Beispielen aus dem Erleben des Klienten: Sport, Spiele usw. gekoppelt mit Autonomiekaskade, Weisheit des Organismus …
- Transfer
  (*„Vieles von dem, was du z. B. in der Schule brauchst, beherrschst du in anderen Bereichen recht gut, und wenn es in Ordnung für dich ist, kannst du es übertragen.“*)
- Posthypnotische Suggestion
  (*„Immer, wenn du diesen Text hörst, wirst du mutiger und klüger / wird dein Selbstbewusstsein größer … Hörst du ihn tagsüber / morgens, wird er dich in einen wachen und konzentrierten Tag begleiten. Hörst du den Text, wenn du zu Bett gehst, wird er dich in einen tiefen, erholsamen Schlaf gleiten lassen, damit du morgens erholt und ausgeruht aufwachst.“*)

Ein Beispiel dazu:

Hallo Leo,

finde eine bequeme Position im Sitzen oder im Liegen … und schalte innerlich auf einen Zustand der körperlichen und geistigen Entspannung.

Wenn du es zulässt, dann hilft dir die innere Verbindung zu deinem Namen … die Erinnerung an die Bedeutung deines Namens … und es ist in Ordnung, wenn du dich gelegentlich bewegst, und es ist auch in Ordnung, wenn du an manchen Stellen aufmerksamer zuhörst … als an anderen.

Geh jetzt bewusst in eine doppelte Beobachterposition, so, als ob du dir gleichzeitig von innen und von außen zusehen und dich spüren kannst. Du merkst, wie sich hier und da noch etwas bewegt, wie in deinem Kopf die Bilder rasch wechseln, wie deine Ohren noch auf ganz verschiedene Geräusche achten, deine Gedanken hin und her springen … und so wird es noch eine Weile dauern, bis du wirklich die Kontrolle über alles ausüben kannst … und ausüben wirst … was in dir und mit dir geschieht.

Dabei hilft dir dein Atem. Wenn du deinem Atem gestattest, tiefer … langsamer … und gleichmäßiger zu werden … dann wird der Vorgang des Atmens dich in Bereiche, in Bilder, Fantasien und Zustände führen, die dir helfen, entspannter und ruhiger zu denken … zu fühlen, dich zu spüren … und mit der Zeit mitzubekommen und zu genießen, was du gerade tust.

Löwen haben die Fähigkeit, sehr rasch von einem ganz entspannten in einen sehr aufmerksamen Zustand zu wechseln. Das verschafft ihnen die Möglichkeit, Kräfte zu sammeln, die sie brauchen, wenn es gilt, sich zum Beispiel bei der Jagd erfolgreich zu verhalten. Und wenn wir ehrlich sind, mögen wir uns einen zappeligen und ständig unruhigen Löwen gar nicht erst vorstellen.

Das Geheimnis, Leo, liegt im Wechsel von Entspannung, gesteigerter Aufmerksamkeit, und manchmal auch in Anspannung zur rechten Zeit, in den richtigen Situationen. Achte … während das alles in dir geschieht … darauf, wie sich in dir etwas zu verändern begonnen hat.

Einige Bereiche deines Organismus sind bereits ganz ruhig … und … ent(!)spannt … Andere sind gerade noch etwas unruhig … und leicht … angespannt … Und so machst du die Erfahrung, dass du beides gleichzeitig sein kannst: hier entspannt … und dort angespannt … und es liegt nun an dir, zu wählen, welchen Zustand du in deinem Inneren vergrößern möchtest …

Wir alle wünschen uns und dir, dass du immer besser darin wirst, deine inneren und äußeren Bewegungsabläufe wahrzunehmen … und zu kontrollieren … unkontrollierte

Bewegungen an dir selbst zu entdecken … und … auf Zeitlupe … umzustellen … mitzubekommen, wo sie beginnen … was sie mit dir machen … und wo sie enden … und auslaufen …

Aragorn, der Waldläufer, Ritter und spätere König von Arnor und Gondor, ist ein sehr gutes Vorbild für ein kluges, konzentriertes und beherrschtes Verhalten. Aragorn schickt seine Gedanken als Lied an Arwen: Omohe henjung liduh – eli siriah el silar – ai – aniron undumiel diroh – el eriah elimor – elihr enel visah oren – al aniron.

Dieses Lied in Elbensprache handelt von der Dunkelheit in der Nacht, die wir nicht mehr fürchten müssen … von Träumen, die fließen … und einem Stern, der zu scheinen beginnt. Ein Stern, der aus der Dunkelheit emporsteigt und mit seiner Melodie und seinem Glanz unser Herz erfreut.

Mit Aragorn hast du dir einen guten Begleiter, einen vorbildlichen Freund für deine Fantasien und Spiele ausgesucht … der dich eine Weile auf deinem Weg begleiten kann, um dir zu verdeutlichen, wie du mit schwierigen, anstrengenden und gefährlichen Situationen umgehen kannst.

Möglicherweise hast du schon lange verstanden, dass Völkerball, ein Spiel, das du magst, Konzentration und Bewegung, Treffsicherheit und kontrollierte Geschicklichkeit erfordert, dass Völkerball, eigentlich ein altes Kriegs- und Ritterspiel, das nicht mit Waffen, sondern mit einem Ball und konzentrierter Ruhe ausgetragen wird, ein altes Ritterspiel ist.

Bei vielem, was du gerne tust … und gut kannst … spielen … schreiben … Sport machen … lesen und andere Sachen … bei vielem wirst du entdecken, dass du einiges von dem, was du zum Beispiel in der Schule bräuchtest, bei anderen Gelegenheiten bereits kannst, manchmal noch wenig, manchmal schon richtig gut. Wodurch du in dir und mit dir schaffen kannst, deine Fähigkeiten in die Situationen zu übertragen, die einen gut gelittenen und besseren Schüler aus dir machen.

Du erinnerst dich: Alle Bewegungen deines Körpers, die zufälligen und die bewussten, die ruhigen und die unruhigen, werden in deinem Gehirn geschaltet, gehen von dort aus und laufen dort wieder zusammen.

Du stellst dir jetzt vor, was in deinem Gehirn gleich hinter deiner Stirn passiert, wenn du hibbelig, sprunghaft und unkontrolliert bist, machst dir ein Bild davon, wie es dort hinter deiner Stirn hin und her springt, und dann wechselst du langsam in ein Bild darüber, was hinter deiner Stirn in deinen Nervenbahnen deines Gehirns passiert, wenn du ruhiger wirst … du bei einem Gedanken bleibst … die Eindrücke und Gefühle … in ruhigen Bahnen ablaufen … Dein Gehirn sich … auf eine ruhige und gelassene … aber auch interessante und interessierte Art … mit einer Sache beschäftigt … über eine längere Zeit … Dabei gelingt es dir, Langeweile in Gelassenheit und entspannte Neugier zu verwandeln.

Dein Gehirn, Leo, schaltet und waltet mit deinen Bewegungen, mit den Nerven und Muskelaktivitäten, die diese Bewegungen in Gang setzen … bewusst oder unbewusst … Du jedoch bist der Chef deines Gehirns … das vielleicht schon sehnsüchtig darauf wartet, dass du endlich mehr und mehr die Kontrolle übernimmst … sehnsüchtig darauf wartet, dass du endlich mehr und mehr die Kontrolle übernimmst.

Und nun konzentrier' dich wieder auf das, was in dir passiert, auf dein gleichmäßig schlagendes Herz, deinen ruhigen Atem, der jetzt ein wenig tiefer werden kann …

Wenn du diese Selbsthypnoseübung am Tage hörst, kannst du jetzt mit der Hilfe deines Atems wieder mehr Wachheit und Klarheit in deinen Kopf und Anspannung in deine Muskulatur bringen und mitnehmen, was du verstanden und gelernt hast … und verwenden, was du verstanden und gelernt hast …

Hörst du die Aufnahme vor dem Einschlafen, dann kannst du den jetzigen Zustand benutzen, um hinüberzugleiten in einen tiefen und erholsamen Schlaf, um morgen früh … ausgeruht und konzentriert … den Tag zu beginnen.

Und zu guter Letzt, Leo: Das regelmäßige Hören dieses Textes wird dir spürbar helfen, dein Selbstbewusstsein auf eine gute Weise … auf eine gute Weise zu verändern.

IV. Standardtrance

Tranceinduktion einer Ballonfahrt mit Altersregression und Dissoziation, vertikaler Analyse und „Moment of Excellence“ (Assoziation)

Spür deinen Atem etwas deutlicher, wenn du magst, und gib das Gewicht deines Körpers an den Stuhl ab ... Schließe, wenn du so weit bist und deine Augenlider sich senken möchten, deine Augen ...

Während du jetzt mit der Aufmerksamkeit auf eine Reise nach inneren Bildern und Orten gehst, kann dein Körper mit all seinem Wissen und seinen Erfahrungen für dich sorgen ...

Stell dir ein Tor vor, das vor dir auftaucht, auf dem dein Name steht ... das zu dir führt ... und du schreitest hindurch und findest vor dir einen Platz ... eine Wiese, auf der ein Heißluftballon steht ... sicher angebunden und leicht schwebend ... und du steigst ein ... Du lässt den Ballon steigen am Seil oder einfach frei, so hoch wie du magst, verbunden oder frei fliegend, ganz wie es passt für dich ... Du bist in diesem Korb sicher, wirst getragen und schaust dich um ... auf eine Landschaft ... mit einem Fluss, dem Fluss deines Lebens hinunter ... (dissoziiert)

An dieser Stelle können unterschiedliche Lebensabschnitte von oben angeschaut, vielleicht Zusammenhänge erfasst werden, ebenso wie Ressourcen oder Krisen, Bewältigung oder offene Wunden.

Bei Bedarf kann der Ballon dann sinken: an einen Ort/eine Szene, an dem/in der du dich gut fühlst, vielleicht spielst oder liest oder was auch immer ... (Ressource)

Man betritt die Szene/den Ort (assoziiert): *Du schaust dich um ...* (vertikale Lebensanalyse)

Wo bist du? Wie ist die Welt um dich herum? (Submodalitäten VAKOG erfragen)

Was fühlst du? Wie fühlt sich dein Körper an?

Was genau machst du gerade?

Wie kannst du das, welche Ressourcen sind da?

Wie/Was bist du (Metapher) *dort ... Du bist wie ein ...*

Nimm dieses Bild in dich auf, mit ... behalt es in dir, damit – wo immer du es brauchen kannst ... – du es hervorrufen kannst ...

Rückweg zum Ballon: *Schließ auf deine Weise nun diese kleine Reise ab, geh zum Ballon und vielleicht nimmst du etwas mit oder lässt dir etwas schenken. Du steigst ein und schwebst zurück mit diesem Blick auf den Fluss deines Lebens … landest wieder auf der Wiese … gehst durch das Tor … zurück in den Raum … nimmst dich hier und jetzt wahr, auf diesem Stuhl, deine Füße auf dem Boden, und kommst wieder ganz hier bei dir in deinem Körper an … bewegst die Zehen oder Finger, reckst dich vielleicht … Und atmest noch einmal tief ein und aus …*

Bei der Landung an dem jeweiligen Ort / in der jeweiligen Szene kann auch eine alte Verletzung oder eine Krisensituation aufgesucht werden, in der dem Erleben heilsame Veränderungen hinzugefügt werden. Auch kann man an einen Ort gehen, an dem das ersehnte Ziel erreicht ist.

V. Anleitung zum Vorgehen bei einer Familienhypnosesitzung

(Nach Anregungen aus einem Workshop von Camillo Loriedo, 2018)

- Betroffenheit vom Problem benennen: Jedes Familienmitglied stuft ein, ob und inwieweit er / sie sich davon betroffen fühlt. Anschließend wird ein diesbezüglicher Wunsch formuliert und wenn möglich ein gemeinsames Ziel benannt.
- Interviewen der einzelnen Mitglieder der Familie (was sie betrifft, bekümmert, was sie vielleicht vermissen / sich wünschen).
- Herstellen von Einverständnis / Rapport für eine gemeinsame (Hypnose-)Erfahrung und Einleitung der Trance: *„Jeder, der möchte, kann jetzt auf seine Weise diese Erfahrung mitmachen oder einfach zuhören oder sich auf seine Weise Zeit für sich nehmen. Man kann das mit geschlossenen Augen oder offenen Augen tun, eigentlich gibt es aber nichts Wichtiges für die Augen zu tun für diesen Moment, die Vorstellungen kommen von innen. Geben Sie mit jedem Ausatmen etwas mehr Ihr Gewicht an den Stuhl ab und lassen Sie die Bilder und Empfindungen, die auftauchen, einfach zu.“*
- In leichter Trance nach der Induktion die Aufmerksamkeit auf den Patienten / das benannte Problem richten *(„Es geht um …“).*
- Die Geschichte der Familie unter Verwendung ihrer Sprache / Formulierungen wiederholen („limbisch“ wie auf Seite 42 erläutert, evtl. metaphorisch, Bilder der Familie aufgreifen).
- Eruieren und Bestätigen der einzelnen zuvor erfragten Perspektiven jeder anwesenden Person *(„Du, Papa, hast das Gefühl, die Tochter aus den Augen verloren zu haben …“, „Lisa, du möchtest wachsen und deinen Platz finden außerhalb und innerhalb …“ etc.).*
- (Nach Vorliebe des Therapeuten:) Erzählen einer Geschichte für die Familie / evtl. das Problem mit einer Geschichte erklären oder / und einladen, auf eine gemeinsame Reise zu gehen … *(„Es ist viel Zeit vergangen und es ist irgendwie ganz gut ausgegangen … Wo bist du, wo sind die anderen? Du tust, was du wirklich gerne tust, was du vielleicht lange vermisst hast oder was ganz neu für dich ist.“)*

- Nutzen der Trance und der Ruhe, wenn zu jedem Mitglied gesprochen wird, für die Erfahrung, einander zuzuhören und gleichzeitig bei sich zu sein.
- Benennen der Erfahrung, ganz bei sich zu sein und doch etwas gemeinsam zu erleben („*So kann jeder von euch seine eigenen Vorstellungen und Wünsche oder Träume erleben, seine eigenen Bilder haben, und gleichzeitig seid ihr gemeinsam hier in diesem Raum, miteinander in Ruhe …*“).

Folgende Interventionen können nach diesem „Fahrplan“ durchgeführt werden:

- Zaubertrank (siehe Seite 175 f.)
- Eine Zukunftsvision imaginieren, in der sich z. B. die reifen Ich-Anteile begegnen oder die Entwicklung einen guten Verlauf genommen hat.
- Ein gemeinsames Essen in der Zukunft vorstellen lassen, zu dem jeder jemanden einlädt und isst und genießt, was und wie es ihm schmeckt.
- Wünsche an die Familie und für das gemeinsame Gelingen der Entwicklung durch ein Seil fließen lassen.
- Mit rieselndem Sand, den jeder in der Hand hält, gemeinsam z. B. Spannungen loslassen.
- Vorstellung: Jeder geht seinen Weg, hat seinen Rucksack mit Ressourcen oder Herausforderungen, es kann Begegnungen oder Sichtkontakt geben. Am Ende der Wanderung oder zwischendurch gibt es ein Treffen. Jeder hat seine Erfahrungen gemacht und ist gereift, vielleicht anders als erwartet. Ziel ist, wieder neugierig aufeinander zu werden.

Literatur

D'Allancé, Mireille (2018): *Robbi regt sich auf – Robby Gets Mad*. Moritz Verlag.

Ardoris, Igor (2010): *Soul-Defence – Your Inner Leadership*. [DVD] Workshop im Rahmen des Kongresses „Mentales Stärken – Kongress für Coaching, Mentales Training, Selbsthypnose, Sporthypnose" vom 21.–24.10.2010. Auditorium Netzwerk.

Armbruster, Meinrad, Brock, Inés, Joachim, Daniel, Thiemann, Janet & Wuschig, Ilona (2015): *Selbermachen! Mit Empowerment aus der Krise* (2. Auflage). Herder.

Axline, Virginia M. (1955): Therapeutic play techniques: Symposium, 1954: 5. Play therapy procedures and results. *American Journal of Orthopsychiatry*, 25(3), 618–626.

Axline, Virginia M. (2002): *Kinder-Spieltherapie im nicht-direktiven Verfahren* (10. Auflage). Ernst Reinhardt Verlag.

Bandler, Richard & Grinder, John (2011): *Metasprache und Psychotherapie: Die Struktur der Magie 1* (12. Auflage). Junfermann.

Bandler, Richard & McDonald, Will (1990): *Der feine Unterschied: NLP-Übungsbuch zu den Submodalitäten* (6. Auflage). Junfermann.

Banyai, Istvan (2007): *Zoom*. Sauerländer.

Baum, L. Frank, Carroll, Lewis, Lofting, Hugh & Travers, Pamela L. (2010): *Fantasie, Fantadu: Kinderbox* (2. Auflage). Audio-CD. Kein & Aber.

Beaulieu, Danie (2013): *Impact-Techniken für die Psychotherapie* (6. Auflage). Carl Auer.

Beaulieu, Danie (2015): *75 Bilder für die Entwicklung der emotionalen Intelligenz von Kindern*. Carl Auer.

Benaguid, Ghita (2019): *Tranceperlen: Hypnotherapie von Frau zu Frau*. Carl Auer.

Bettelheim, Bruno (1976): *The uses of enchantment. The meaning and importance of fairy tales*. Penguin Books.

Bierbaum-Luttermann, Hiltrud (2011): Einige Grundlagen der Kinderhypnose. In: Mrochen, Siegfried, Holtz, Karl L. & Trenkle, Bernhard (Hrsg.) (2014), *Die Pupille des Bettnässers: Hypnotherapeutische Arbeit mit Kindern und Jugendlichen* (8. Auflage). Carl Auer.

Bierbaum-Luttermann, Hiltrud (2019): Vom Knüllen, Formen und Entfalten. In Ghita Benaguid (Hrsg.) (2019), *Tranceperlen*. Carl-Auer, S. 109–112.

Bierbaum-Luttermann, Hiltrud & Mrochen, Siegfried (2015): Nägelbeißen und Trichotillomanie. In: Revenstorf & Peter (Hrsg.), *Hypnose in Psychotherapie, Psychosomatik und Medizin: Manual für die Praxis*, S. 773–781.

Bierbaum-Luttermann, Hiltrud & Mrochen, Siegfried (2017): „Null Bock" und schwarze Löcher – Zugang zu verborgenen Teilen gewinnen. In: Brächter, Wiltrud (Hrsg.), *Der singende Pantomime: Ego-State-Therapie und Teilearbeit mit Kindern und Jugendlichen*. Carl Auer, S. 86–104.

Bohne, Michael (2019): *Bitte klopfen! Anleitung für emotionale Selbsthilfe* (2. unveränd. Auflage). Carl Auer.

Bongartz, Walter & Bongartz, Bärbel (2000): *Hypnosetherapie* (2. Auflage). Hogrefe.

Borg-Laufs, Michael (Hrsg.) (2007): *Lehrbuch der Verhaltenstherapie mit Kindern und Jugendlichen*. Band 2: Diagnostik und Interventionen (2. Auflage). DGVT Verlag, S. 365–385.

Brächter, Wiltrud (2016): *Geschichten im Sand: Grundlagen und Praxis einer narrativen systemischen Spieltherapie* (2. Auflage). Carl Auer.

Brächter, Wiltrud (2017): *Der singende Pantomime: Ego-State-Therapie und Teilearbeit mit Kindern und Jugendlichen*. Carl Auer.

Calì, Davide (2010): *Wanda Walfisch* (4. Auflage). Atlantis.

Croos-Müller, Claudia (2012): *Nur Mut! Das kleine Überlebensbuch: Soforthilfe bei Herzklopfen, Angst, Panik & Co*. Kösel.

Csikszentmihalyi, M. (1978): Intrinsic rewards and emergent motivation. In: Lepper, M. R. & Green, D. (Hrsg.) (2015), *The hidden costs of reward. New perspectives on the psychology of human motivation*. Taylor & Francis, S. 205–216.

Elmenthaler Saurer, Dorothea (2002): Therapeutische Interventionen im Bereich der pädiatrischen Onkologie und Hämatologie. In: Holtz, K. L., Mrochen, S., Trenkle, B. & Nemetscheck, P. (Hrsg.) (2016), *Neugierig aufs Großwerden. Praxis der Hypnotherapie mit Kindern und Jugendlichen*. Carl Auer, S. 357–370.

Engelmeier, Gregor (2019): Computerspiele: „Unser Spiel heißt Geld machen, und ihr seid darin nur eine Zahl". *Der Tagesspiegel*, 02.01.2019. Einzusehen unter ↗ https://www.tagesspiegel.de/berlin/computerspiele-unser-spiel-heisst-geld-machen-und-ihr-seid-darin-nur-eine-zahl/23808444.html (letzter Aufruf am 09.10.2019).

Erickson, Milton H. (1980): *Collected Papers Vol. I-IV*. Irvington.

Erickson, Milton H. & Rossi, Ernest L. (2008): *Hypnotherapie* (9. Auflage). Klett-Cotta.

Freud, Sigmund (1964): *New Introductory Lectures on Psycho-Analysis (The Standard Edition) (Complete Psychological Works of Sigmund Freud)*. W. W. Norton & Company.

Grawe, Klaus (2004): *Neuropsychotherapie*. Hogrefe.

Halsband, Ulrike (Hrsg.) (2004): *Hirn und Hypnose. Hypnose und Kognition: Zeitschrift für Hypnose*, Bd. 21 (Heft 1+2).

Hammerschlag, Carl A. (2003): *Die tanzenden Heiler: Lehrjahre eines Arztes bei den Indianern*. Carl Auer.

Heckhausen, Heinz, Gollwitzer, Peter M. & Weinert, Franz E. (Hrsg.) (1987): *Jenseits des Rubikon: Der Wille in den Humanwissenschaften*. Springer-Verlag.

Herpetz, Sabine, Caspar, Franz & Mundt, Christoph (Hrsg.) (2008): Störungsorientierte Psychotherapie. Urban & Fischer.

Heine, Helme (1982): *Fantadu*. Middelhauve Verlag.

Heine, Helme (2001): *Richard*. Findling.

Heine, Helme (2003): *Der Club*. Beltz und Gelberg.

Heine, Helme (2009): *Ein Fall für Freunde: Geschichten aus Mullewapp*. Deutscher Taschenbuch Verlag.

Hilgard, Josephine R. (1970): *Personality and Hypnosis: A Study of Imaginative Involvement*. University of Chicago Press.

Hilgard, Josephine R. & LeBaron, S. (1982): Relief of Anxiety and Pain in Children and Adolescents with Cancer: Quantitative Measures and Clinical Observation. *International Journal of Clinical & Experimental Hypnosis* 30:417–442.

Holtz, Karl L., Mrochen, S., Nemetschek, Peter & Trenkle, Bernhard (2000): *Neugierig aufs Großwerden. Praxis der Hypnotherapie mit Kindern und Jugendlichen*. Carl Auer.

Hombach, Stella (2019): Momo-Challenge: Der Horror für Eltern. *Zeit online*, 07.03.2019. Einzusehen unter ↗ https://www.zeit.de/digital/internet/2019-03/momo-challenge-horrorfigur-internet-videos-kinder-suizid (letzter Aufruf am 09.10.2019).

Hüther, Gerald & Bonney, Helmut (2002): *Neues vom Zappelphilipp: ADS – Ritalin ist keine Lösung*. Patmos.

Johnstone, Matthew (2008): *Mein schwarzer Hund: Wie ich meine Depression an die Leine legte* (15. Auflage). Kunstmann.

Johnstone, Matthew (2015): *Resilienz: Wie man Krisen übersteht und daran wächst.* Kunstmann.

Jonas, A. D. & Daniels, A. (1996): *Was Alltagsgespräche verraten: verstehen Sie limbisch?* (3. Auflage). Huttenscher Verlag.

Kachler, Roland (2005): Meine Trauer wird dich finden! Ein neuer Ansatz in der Trauerarbeit (13. Auflage). Kreuz.

Kanfer, Frederick H., Reinecker, Hans & Schmelzer, Dieter (2012): *Selbstmanagement-Therapie: Ein Lehrbuch für die klinische Praxis* (5. Auflage). Springer.

Kohen, Daniel P. (1991): Applications of Relaxation/Mental Imagery (Self-Hypnosis) for Habit Problems. *Pediatric Annals* 20(3) 136–144.

Kohlheim, Rosa & Kohlheim, Volker (2016): *Lexikon der Vornamen: Herkunft, Bedeutung und Gebrauch von über 8000 Vornamen* (7. Auflage). Bibliographisches Institut GmbH.

Krause, Frank & Storch, Maja (2018): *Ressourcen aktivieren mit dem Unbewussten: die ZRM-Bildkartei in Theorie und Praxis* (2. Auflage). Hogrefe.

Künzel, Wolfgang (2018): *Die Geschichte der Hypnose.* Einzusehen unter ↗ https://dolphin-power.eu/hypnose/die-geschichte-der-hypnose.html (letzter Aufruf am 08.10.2019).

Kuhl, Julius (2012): *Bilderwelten: Wie funktionieren intelligente Bedürfnisse.* (DVD) Auditorium Netzwerk.

Kuttner, Leora (1986): *No fears, no tears … 13 years later: Children with cancer coping with pain.* Video und Manual. British Columbia.

Kuttner, Leora (1989): Management of young children's acute pain and anxiety during invasiv medical procedures. *Pediatrician* 16: 39–44.

Lazarus, Arnold A. & András, Julia (2006): *Innenbilder: Imagination in der Therapie und als Selbsthilfe* (4. Auflage). Klett-Cotta.

Levine, Peter A. & Kline, Maggie (2013): *Verwundete Kinderseelen heilen: Wie Kinder und Jugendliche traumatische Erlebnisse überwinden können* (11. Auflage). Kösel.

Linden, Michael (2017): *Verbitterung und Posttraumatische Verbitterungsstörung.* Hogrefe.

Loriedo, Camillo (2018): *Hypnosis with Families* (Handout). Workshoptagung „Teiletagung 2018", Heidelberg.

Miller, Scott D., Duncan, B. L. & Hubble, M. (2004): Beyond Integration: the Triumph of Outcome Over Process in Clinical Practice. *Psychotherapy in Australia* Vol 10, No. 2, 1–20.

Mills, Joyce C., Crowley, Richard J. & Tholen, Elke (2011): *Therapeutische Metaphern für Kinder und das Kind in uns* (4. Auflage). Carl Auer.

Montessori, Maria (1914): *Dr. Montessori's Own Handbook.* Loki's Publishing.

Mrochen, Siegfried & Vogt-Hillmann (2006): Teilearbeit mit Handpuppen. In: Vogt-Hillmann, Manfred & Burr, Wolfgang (Hrsg.), *Kinderleichte Lösungen: lösungsorientierte kreative Kindertherapie* (5. Auflage). Borgmann Publishing, S. 201–216.

Mrochen, Siegfried, Holtz, Karl L. & Trenkle, Bernhard (Hrsg.) (2014): *Die Pupille des Bettnässers: Hypnotherapeutische Arbeit mit Kindern und Jugendlichen* (8. Auflage). Carl Auer.

Nauen, Anna & Rieder, Lisa (2012): *Martin E. P. Seligman und die Positive Psychologie.* Grin.

Nauman, Ebi (2019): *Das rote Ding.* Aladin.

Neumeyer, Annalisa (2013): *Einführung in das therapeutische Zaubern.* Carl-Auer.

Neumeyer, Anna-Elisabeth (2016): *Die Angst vergeht, der Zauber bleibt: Therapeutisches Zaubern® in Arztpraxen und Krankenhäusern.* Mabuse-Verlag.

NIFBE (Hrsg.) (2011): *Bildung braucht Beziehung: Selbstkompetenz stärken – Begabungen entfalten*. Herder.

OAKLANDER, VIOLET (2016): *Gestalttherapie mit Kindern und Jugendlichen* (17. Auflage). Klett-Cotta.

OLNESS, KAREN & GARDNER, GAIL G. (1988): *Hypnosis and Hypnotherapy with Children*. Grune & Stratton.

OLNESS, KAREN & KOHEN, DANIEL P. (2001): *Lehrbuch der Kinderhypnose und -hypnotherapie* (1. Auflage). Carl Auer.

OLNESS, KAREN & KOHEN, DANIEL P. (2006): *Lehrbuch der Kinderhypnose und -hypnotherapie* (2. überarb. Auflag). Carl Auer.

PETERMANN, FRANZ & PETERMANN, ULRIKE (2012): Training mit aggressiven Kindern (13. überarbeitete Auflage). Beltz.

PETERMANN, ULRIKE & PETERMANN, FRANZ (2018): *Therapie-Tools Kinder- und Jugendlichenpsychotherapie*. Beltz.

PIAGET, JEAN (1992): *Das Erwachen der Intelligenz beim Kinde*. Deutscher Taschenbuch Verlag.

PIAGET, JEAN (2009): *Nachahmung, Spiel und Traum. Die Entwicklung der Symbolfunktion beim Kinde* (6. Auflage). Klett-Cotta.

PIGORSCH, BORIS (2019): Der innere Kritiker von Psychotherapeutinnen und Psychotherapeuten: Selbstabwertung und übertriebene Zweifel entmachten. Beltz.

PRIOR, MANFRED (2017): *MiniMax-Interventionen: 15 minimale Interventionen mit maximaler Wirkung* (15. Auflage). Carl Auer.

PRIOR, MANFRED (2018): *Beratung und Therapie optimal vorbereiten: Informationen und Interventionen vor dem ersten Gespräch* (8. Auflage). Carl Auer.

PRUCKNER, HILDEGARD (2001): *Das Spiel ist der Königsweg der Kinder: Psychodrama, Soziometrie und Rollenspiel mit Kindern*. inScenario.

REVENSTORF, DIRK & PETER, BURKHARD (2015): *Hypnose in Psychotherapie, Psychosomatik und Medizin: Manual für die Praxis*. Springer.

ROSEN, SIDNEY (2009): *Die Lehrgeschichten von Milton H. Erickson* (10. Auflage). Iskopress.

ROSENBERG, JACK LEE & KITAEN MORSE, BEVERLY (o. J.): *Integrative Body Psychotherapy: Sustaining Love and Sexuality in Long Term Intimate Relationships*. Einzusehen unter: ↗ http://www.ibponline.org/resources/Couples_Therapy.pdf (letzter Aufruf am 11.09.2019).

ROSENBERG, MARSHALL B. (2016): *Gewaltfreie Kommunikation: Eine Sprache des Lebens* (12. Auflage). Junfermann.

ROTH, G. (2003): *Fühlen, Denken, Handeln. Wie das Gehirn unser Verhalten steuert*. Suhrkamp.

SCHICK, KLAUS H. (Hrsg.) (2004): *NLP und Rechtschreibtherapie: Praxishilfen für Unterricht und Therapie* (3. Auflage). Junfermann.

SCHMIDT, GUNTHER (2018): *Einführung in die hypnosystemische Therapie und Beratung* (8. Auflage). Carl Auer.

SCHMIDTCHEN, ST. (2001): *Allgemeine Psychotherapie für Kinder, Jugendliche und Familien*. Kohlhammer.

SCHWARTZ, JEFFREY (2011): *You Are Not Your Brain: The 4-Step Solution for Changing Bad Habits, Ending Unhealthy Thinking, and Taking Control of Your Life*. Penguin.

SELIGMAN, MARTIN E. P. (2005): *Der Glücks-Faktor: Warum Optimisten länger leben* (12. Auflage). Bastei Lübbe.

STEINER, GERHARD (2008): *Lernen. 20 Szenarien aus dem Alltag* (4. Auflage). Huber.

STORCH, MAJA & RIEDENER, ASTRID (2018): *Ich packs! – Selbstmanagement für Jugendliche. Ein Trainingsmanual für die Arbeit mit dem Zürcher Ressourcen Modell* (4. Auflage). Hogrefe.

Thompson, R. F. (1993): *The Brain. A Neuroscience Primer* (3. Auflage). W. H. Freeman & Co.

Thomson, Linda (2017): *Harry the Hypno-Potamus: More Metaphorical Tales for Children.* Crown House Publishing.

Trenkle, Bernhard (2016): *3 Bonbons für 5 Jungs: Strategische Hypnotherapie in Fallbeispielen und Geschichten.* Carl Auer.

Vogt-Hillmann, Manfred & Burr, Wolfgang (2009): *Kinderleichte Lösungen: lösungsorientierte kreative Kindertherapie* (6. Auflage). Borgmann Publishing.

Watzlawick, Paul (2009): *Anleitung zum Unglücklichsein* (15. Auflage). Piper.

Watzlawick, Paul, Beavin, Janet & Jackson, Don (2016): *Menschliche Kommunikation: Formen, Störungen, Paradoxien* (13. Auflage). Hogrefe, S. 231–241.

Wewetzer, Gunilla & Wewetzer, Christoph (2017): *Therapie-Tools Zwangsstörungen im Kindes- und Jugendalter.* Beltz.

Wirl, Charlotte (2015): Psychosomatische Beschwerden bei Kindern und Jugendlichen. In: Peter, Burkhardt & Revensdorf, Dirk (Hrsg.), *Hypnose in Psychotherapie, Psychosomatik und Medizin: Manual für die Praxis.* Springer, S. 761–772.

Wolde, Gunilla (1974): *Karin und Karin Anders.* PIXI-Serie 56, Nr. 421 (3. Auflage). Carlsen.